Jutta Hinrichs / Bernd Pohlmann-Eden

Neurologische Erkrankungen

Lehrbuch für Physiotherapeuten

PFLAUM PHYSIOTHERAPIE

Herausgeberin: Anneliese tum Suden-Weickmann

Jutta Hinrichs
Bernd Pohlmann-Eden

NEUROLOGISCHE ERKRANKUNGEN

Lehrbuch für Physiotherapeuten

2., völlig neu überarbeitete Auflage, Neuausgabe

PFLAUM

Jutta Hinrichs
Leitende Lehrkraft der Schule für Physiotherapeuten am Klinikum Mannheim gGmbH, Käfertalerstr. 162, 68167 Mannheim.

Bernd Pohlmann-Eden
Prof. Dr. med., Oberarzt der Neurologischen Universitätsklinik, Klinikum Mannheim gGmbH, Fakultät für Klinische Medizin Mannheim der Universität Heidelberg, 68135 Mannheim.

Die Deutsche Bibliothek – CIP-Einheitsaufnahme

Hinrichs, Jutta:
Neurologische Erkrankungen : Lehrbuch für Physiotherapeuten / Jutta Hinrichs ; Bernd Pohlmann-Eden. – 2., völlig neu überarb. Aufl., Neuausg.
München : Pflaum, 1999
(Pflaum Physiotherapie)
ISBN 3-7905-0790-3

ISBN 3-7905-0790-3

Sämtliche Zeichnungen gezeichnet von Carmen Orben.

Gesamtherstellung: Pustet, Regensburg

Inhalt

III. Psychologische Aspekte in der Physiotherapie

IV. Neurologische Syndrome: Pathophysiologie und Prinzipien der Physiotherapie

V. Neurologische Krankheitsbilder und spezifische Konzepte der Physiotherapie

ERKRANKUNGEN DES PERIPHEREN NERVENSYSTEMS (PNS) — 267

Vorwort

zur 1. Auflage

Der Kenntnisstand über neurologische Erkrankungen hat sich durch neue diagnostische Methoden erheblich erweitert. Auch von den Grundlagenwissenschaften (Molekularbiologie, Neurogenetik) gehen in zunehmendem Maße Impulse und Erkenntnisse aus, die das Krankheitsverständnis neurologischer Erkrankungen erheblich erweitern. Parallel hierzu eröffnen sich immer mehr medikamentöse Therapiemöglichkeiten, die in der Akut- und Postakutphase sowie auch in der Prophylaxe wirksam werden. Die eher empirisch arbeitende Krankengymnastik/Physiotherapie hat trotz dieser Entwicklungen in allen Phasen neurologischer Erkrankungen ihren überragenden Stellenwert behalten. Ein aktueller Kenntnisstand aller Berufsgruppen ist jedoch unverzichtbare Voraussetzung, um gemeinsam mit den behandelnden Ärzten ein Behandlungskonzept zu entwickeln, Tendenzen der Verschlechterung oder auch Verbesserung von Erkrankungen zu erkennen und zu verstehen. Hier versucht das Buch eine Verbindung zu schaffen, indem einerseits modernste Entwicklungen in der Medizin für Krankengymnasten und hier vor allem für Schüler verständlich erklärt werden sollen, andererseits die krankengymnastische Behandlung durch Zuordnung von neurologischen Symptomen zu Syndromkomplexen in ihrer Zielsetzung systematisiert wird. Das Buch versteht sich als völlige Neubearbeitung des zuletzt in 3. Auflage erschienenen Buches von Arns/Hüter-Becker, das über viele Jahre hinweg durch seinen didaktischen Aufbau wertvoll bei der Ausbildung von Krankengymnasten war. Mit der Wahl des Titels soll den gesetzlichen Veränderungen Rechnung getragen werden, wobei im laufenden Text aber noch der Begriff Krankengymnastik verwandt wird.
Die Einführung in neuroanatomische Grundlagen ist als Fundament für das Krankheitsverständnis zu verstehen und erhebt keinen Anspruch auf Vollständigkeit.
Der zweite Teil des Buches ist der neurologischen Befundaufnahme inklusive apparativer Zusatzmethoden gewidmet.

In dem bewußt ausführlich gestalteten dritten Teil werden einzelne Syndrome (= typische Symptomkonstellationen) vorgestellt, wie man sie bei vielfältigen neurologischen Erkrankungen trotz unterschiedlicher Ätiologie häufig vorfindet.

Will der Leser über dieses syndromale Wissen hinaus Informationen über spezielle Diagnostik, Verlauf, Prognose und Besonderheiten krankengymnastischer Behandlung, so bietet sich hierzu der vierte Teil an, wobei hier immer wieder Hinweise auf den Syndromteil erfolgen. Dieser Teil hält sich im Aufbau an die Systematik des ersten Teils: es werden zunächst Erkrankungen des zentralvenösen Systems, dann Erkrankungen des peripheren Systems dargestellt.

Abschließend möchten wir uns ganz besonders bei folgenden Personen bedanken, die wesentlich zum Gelingen des Buches beigetragen haben. Die Schreibarbeiten führten zuverlässig Frau Regine Frey und Frau Claudia Schlumberger aus, die Zeichnungen wurden in vorbildlicher Manier von Frau Carmen Orben hergestellt. Zahlreiche Abbildungen verdanken wir Herrn Prof. Dr. Andreas Schwartz, dem Neuroradiologen unserer Klinik. Unser Dank gilt auch den Patienten/-innen, die sich für Fotoaufnahmen zur Verfügung stellten, besonders aber Frau Susanne Schulz, die sich immer wieder geduldig als Modell zur Verfügung stellte.

Korrekturarbeiten, die uns wertvolle Hinweise erbrachten, führten Frau Gabriele Fischer, Frau Susanne Schulz, Herr Klaus Wagner und Herr Dr. Oliver Bartholomä aus. Besonders danken möchten wir den Schülern der Krankengymnastikschule Mannheim, die uns durch ihre Fragen immer wieder auf ihre Schwierigkeiten bei neurologischen Erkrankungen hinwiesen und uns ermutigten, dieses Projekt in Angriff zu nehmen. Dem Pflaum Verlag danken wir für die unkomplizierte, konstruktive Kooperation. Wir wünschen dem Buch eine weite Verbreitung und sind dankbar für Anregungen für eventuelle zukünftige Auflagen.

Mannheim, 1995 *Jutta Hinrichs und Bernd Pohlmann-Eden*

zur 2. Auflage

Nach knapp 4 Jahren bereits ist eine 2. Auflage des Lehrbuches erforderlich. Wir als Autoren haben uns über die hohe Akzeptanz des Buches gefreut, das inzwischen als Standardwerk in der Ausbildung zur Physiotherapic gilt. Möglicherweise ist der Erfolg auf die von uns angestrebte klare Gliederung mit einem propädeutischen Teil, Vorstellung sämtlicher Untersuchungsmethoden, einer Syndromlehre mit einer systematischen Zusammenstellung zentraler und peripherer neurologischer Krankheitsbilder zurückzuführen. Die rasante Entwicklung im Verständnis neurologischer Erkrankungen und der damit verbundenen erweiterten Zusatzdiagnostik hat eine komplette Überarbeitung in vielen Details erforderlich gemacht, ohne daß die Konzeption wesentlich geändert wurde.

Wir möchten uns dieses Mal ganz herzlich zusätzlich bei der Physiotherapeutin und Lehrkraft am hiesigen Klinikum, Frau Elke Braun, der Lehrkraft für Physiotherapie Frau Karin Meier und dem angehenden Neurologen, Herrn Dr. Hans-Jörg Bäzner, für kritische Korrekturlesung und Anregungen bedanken. Hier sind wertvolle Details zusätzlich eingeflossen. Dem Pflaum Verlag München, namentlich Herrn Gottfried Kannegiesser, und der Herausgeberin, Frau tum Suden-Weickmann, danken wir an dieser Stelle besonders für die Möglichkeit einer Aktualisierung und Überarbeitung. Auch in Zukunft sind wir für kritische Rückmeldungen und Anregungen dankbar.

Mannheim, 1999

Die Autoren

I.

Einführung in die funktionelle Neuroanatomie

Funktion und Stellenwert des Nervensystems

Der Organismus des Menschen als differenziertem Lebewesen ist so aufgebaut, daß er einerseits in der Lage ist, aktiv und passiv mit seiner Umwelt zu kommunizieren, andererseits die eigenen Organsysteme unterhalten und sinnvoll koordinieren kann (*Abb. 1*).
Diese *Interaktion* wird maßgeblich vom Nervensystem betrieben, wobei man ein signalaufnehmendes »Merksystem«, das *sensorische System* (afferentes System) von einem »Wirksystem«, dem *motorischen System* (efferentes System) unterscheidet. Das *vegetative System* (autonomes System) als weiterer Bestandteil des Nervensystems hat die Funktion, die

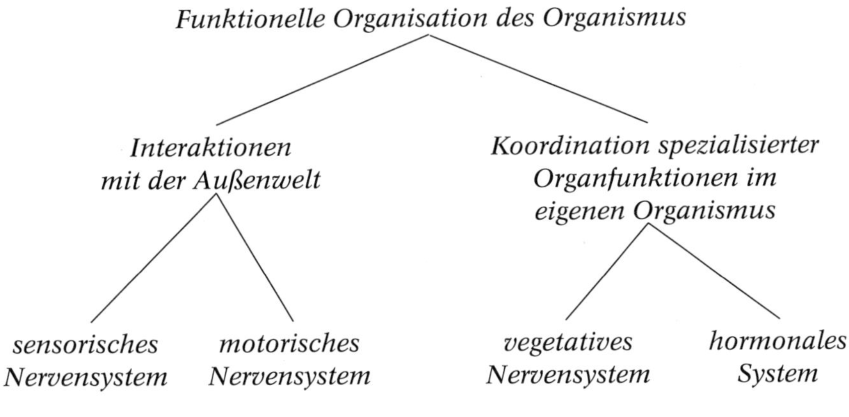

Abb. 1: *Organisationsplan des Organismus (nach* SPECKMANN*).*

Organe des Magen-Darm-Trakts, des Herz-Kreislauf- und des sonstigen Stoffwechselsystems (Leber / Niere) zu koordinieren und die Körpertemperatur zu regulieren. Dadurch wird eine reibungslose Arbeit des lebensnotwendigen Stoffwechsels (Aufnahme, Verwertung, Ausscheidung etc.) gewährleistet. Es wird hierbei durch ein *hormonales System* unterstützt und modifiziert.

Aufbau des Nervensystems

Das Nervensystem kann grob in zwei Teile aufgeteilt werden:
Der erste Teil wird durch das sog. »*zentrale Nervensystem*« (ZNS) repräsentiert. Es gilt als Kontrollzentrum für das komplizierte Netzwerk des gesamten Nervensystems. Neuroanatomisch entspricht es dem Gehirn und dem Rückenmark, die jeweils durch knöcherne Hüllen (Schädelskelett, Wirbelsäule) geschützt werden.
Der zweite Teil untersteht der Kontrolle des ersten Teils und wird *peripheres Nervensystem* (PNS) genannt. Es handelt sich um ein weitverzweigtes Netz von Nervengeflechten und -strängen, die bis in die peripheren Teile des Organismus ziehen und verschiedene Funktionen aufrechterhalten, z. B. Muskeln innervieren (efferentes System) oder Information aus der Peripherie zum zentralen Nervensystem vermitteln (afferentes System).
ZNS und PNS sind gemeinsam verantwortlich für die Informationsverarbeitung von der Signalerzeugung, Signalweiterleitung, Signalspeicherung, Signalverarbeitung bis zur Signalbeantwortung.

In der *Feinstruktur des Nervensystems* (mikroskopische Analyse) sind grundsätzlich zwei Typen von Nervenzellen zu unterscheiden:
- die Gliazellen (Stützzellen = Neuroglia)
- die reinen Nervenzellen (Neurone, Ganglienzellen).

Den Gliazellen kommt hauptsächlich eine Stütz- und Schutzfunktion im Nervensystem (»Nervenbindegewebe«) zu. Sie machen die Hauptmasse des ZNS aus, von ihnen gehen gehäuft die später beschriebenen Hirntumoren (S. 201) aus.
Die Nervenzellen (Neurone) sind die Grundbausteine des Nervensystems. Grundsätzlich läßt die Nervenzelle folgende Gliederung erkennen:
- Zelleib (Soma, Perikaryon)
- Nervenfortsatz mit effektorischer Funktion (Axon)
- Nervenfortsatz mit rezeptiver Funktion (Dendrit),

wobei in Abhängigkeit vom Sitz der Nervenzelle im Nervensystem sehr variable Ausgestaltungen der Nervenfortsätze zu finden sind (*Abb. 2*).

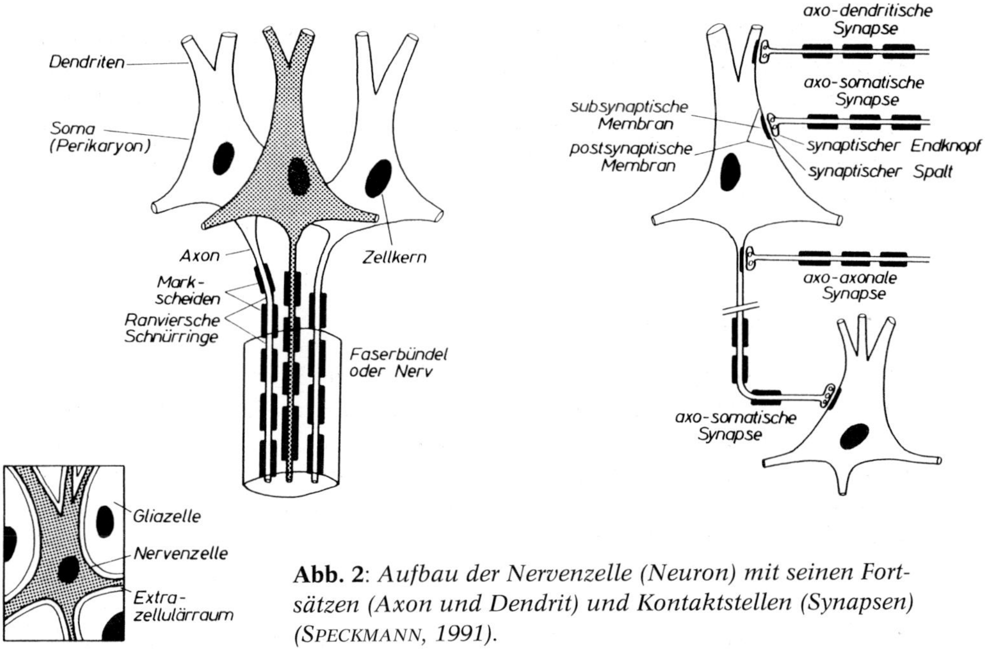

Abb. 2: *Aufbau der Nervenzelle (Neuron) mit seinen Fortsätzen (Axon und Dendrit) und Kontaktstellen (Synapsen) (SPECKMANN, 1991).*

Während die Axone die neuronale Information direkt aus dem Perikaryon über entsprechende Verbindungsstellen (s. unten) ans Zielsystem (z. B. Muskel) weitergeben, und hierbei eine Länge von 1 m oder mehr erreichen können, haben die Dendriten die Funktion der Kontaktaufnahme mit anderen Neuronen. Die Axone können sich in viele Äste aufgabeln. Sie werden von markscheidenhaltigen, isolierenden Hüllzellen umgeben (im PNS heißen diese Schwann-Zellen), die im Abstand von 2–3 mm unterbrochen sind. Dies ist die Grundlage der springenden (»saltatorischen«) Erregungsleitung, wobei elektrische Erregungsvorgänge die Informationsträger darstellen und diese durch Veränderungen des Nervenmembranpotentials ausgelöst werden. Bezüglich der exakten neurophysiologischen und neurochemischen Prozesse sei auf die einschlägige Literatur verwiesen (SPECKMANN, 1991). Die Neurone kommunizieren untereinander über Nervenverbindungsstellen (Synapsen). An diesen Stellen ist der Axonfortsatz kolbenförmig aufgetrieben und marklos. Er tritt über Nervenüberträgerstoffe (Neurotransmitter), die in Bläschen deponiert sind und bei Impulsübertragung freigesetzt werden, mit der benachbarten Struktur in Kontakt. Dies können andere Axone, aber auch das Soma oder Dendriten sein. Auch hier ist der entscheidende Signalübertragungsprozeß eine Änderung von Membranpotentialen. Eine vergleichbare »synaptische Transmission« findet auch an der motorischen Endplatte statt, der Kontaktstelle des peripheren motorischen Nervs, die die Signale auf den Muskel überträgt.

Makroskopische Anatomie des Gehirns, Funktionen einzelner Hirnstrukturen und Hirnlappen

Das **Großhirn** (Zerebrum) läßt zwei Hirnhälften (Hemisphären) erkennen, die durch eine Längsfurche getrennt sind. Diese beiden Hälften kommunizieren über den Balken (Corpus callosum) miteinander (*Abb. 3:* Ansicht auf eine Hirnhälfte von der Mittellinie aus). Jede Hemisphäre besteht ferner aus einem Frontallappen (Lobus frontalis, Stirnlappen), Parietallappen (Lobus parietalis, Scheitellappen), Temporallappen (Lobus temporalis, Schläfenlappen) und Okzipitallappen (Lobus occipitalis, Hinterhauptslappen), siehe auch *Abb. 3.* Die Großhirnrinde (Cortex), die nur wenige Millimeter dick ist, besteht aus dichtgepackten Nervenzellverbänden (»graue Substanz«). Hier werden Informationen aus der Peripherie verarbeitet (z. B. Sehrinde), von hier gehen die entscheidenden Impulse für den Bereich der Motorik aus (»Willkürmotorik«).

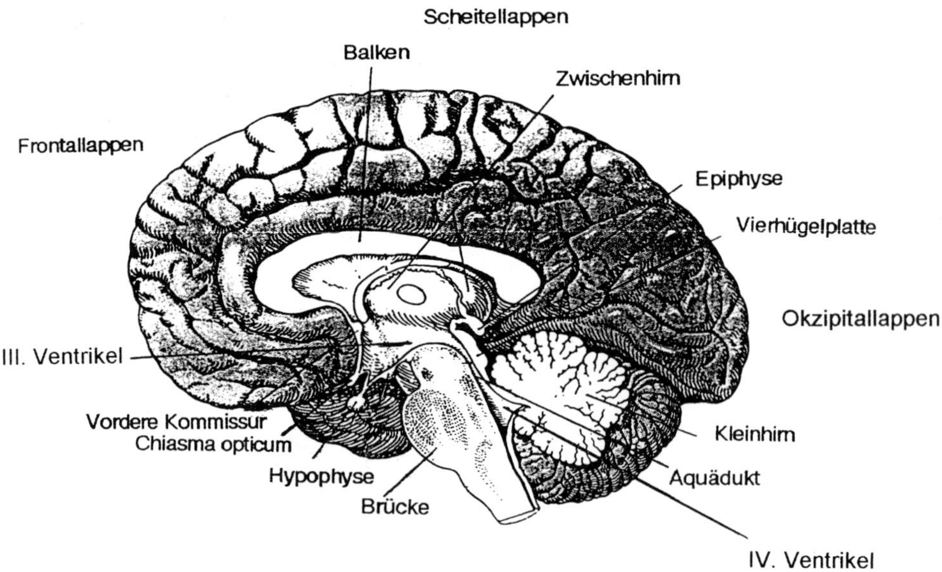

Abb. 3: *Medianschnitt durch das menschliche Gehirn. (Modifiziert nach* KAHLE, LEONHARD, PLATZER *1991)*

Die motorische Rinde entspricht dem Gyrus praecentralis, einer Querfurche unmittelbar vor dem ebenfalls querverlaufenden Sulcus centralis. Unmittelbar dahinter liegt die sensible Rinde, der Gyrus postcentralis. »Landkartenartig« findet man sowohl für die motorischen wie auch für

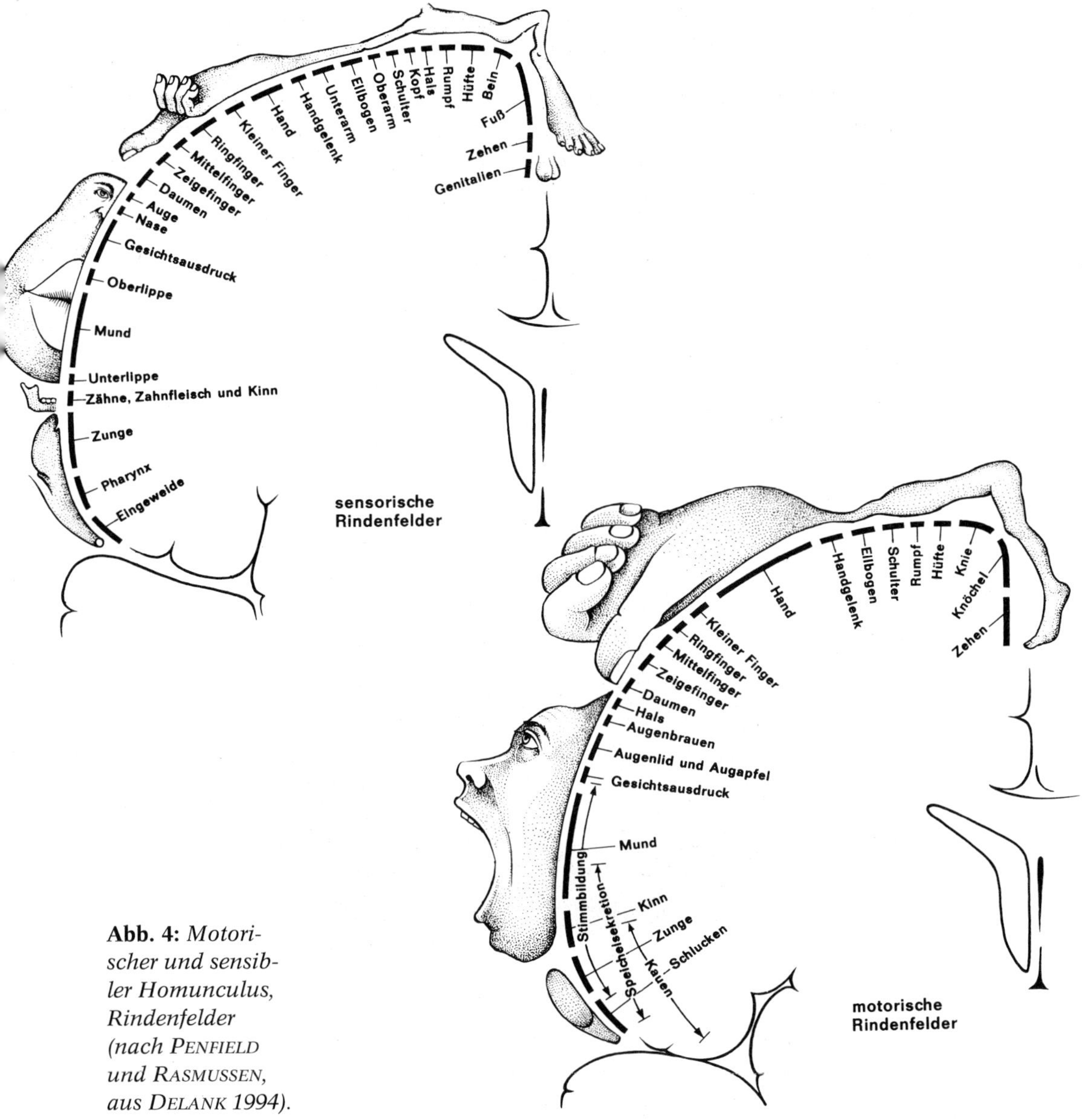

Abb. 4: *Motorischer und sensibler Homunculus, Rindenfelder (nach* PENFIELD *und* RASMUSSEN, *aus* DELANK *1994).*

die sensiblen Funktionen entsprechende Repräsentationsfelder in der Rinde, wobei die Größe des Gebietes in Abhängigkeit von der Bedeutung des Körperteils ausfällt. So ist im Bereich der Motorik das Handareal sehr groß angelegt, im Bereich der Sensibilität das Lippenareal überproportional repräsentiert (*Abb. 4*). Diese landkartenartige Gliederung nennt man den motorischen oder sensiblen Homunculus. Die Rindenfelder der anderen Regionen, sämtlich Bestandteil der »grauen Substanz«, haben vielfältige, teils komplizierte Aufgaben und stehen über Netzwerke miteinander in enger Verbindung. Sie werden schematisch unter den näher beschriebenen Lappensyndromen (S. 21), teilweise auch im Untersuchungsteil (S. 51), beschrieben. Im Unterschied zur zelldichten »grauen Substanz« versteht man im ZNS unter »weißer Substanz« die weißlich erscheinenden, oft sehr markreichen Bahnsysteme, die den eigentlichen Axonen entsprechen und so z. B. die »graue Substanz« der Großhirnrinde mit untergeordneten Strukturen, z. B. dem Hirnstamm, verbinden.

Das Mittelhirn (Mesencephalon), die Brücke (Pons) und das verlängerte Rückenmark (Medulla oblongata) bilden als funktionelle Einheit den **Hirnstamm**. Der Hirnstamm untersteht der Kontrolle des Großhirns. Schädigungen in seinem Bereich können aufgrund folgender Besonderheiten katastrophale, oft tödliche Folgen haben:

1. Er beherbergt die Kerngebiete der meisten Hirnnerven.
2. Hier finden sich wichtige Kreislauf- und Atmungszentren sowie die den Wach-/Schlafrhythmus bestimmende Strukturen, z. B. die Formatio reticularis.
3. Hier laufen dichtgedrängt zahlreiche Leitungsbahnen, z. B. mit Informationen aus dem sensorischen System und Signalen für das motorische System.

Abb. 5 zeigt in seitlicher Schnittführung und in Ansicht von unten den Hirnstamm, die darin enthaltenen Hirnnervenkerne, ihre Austrittszone und schematisch auch ihre Funktionen. Diese werden detailliert im Untersuchungsteil (S. 32 ff) beschrieben.

▷

Abb. 5: *Hirnstamm in seitlicher Schnittführung (Py = Pyramidenbahnen, L.m.= Lemniscus medialis = zentrales sensibles Bahnsystem) und in Ansicht von unten mit austretenden Hirnnerven und schematisierter Funktion (nach Duus, 1980).*

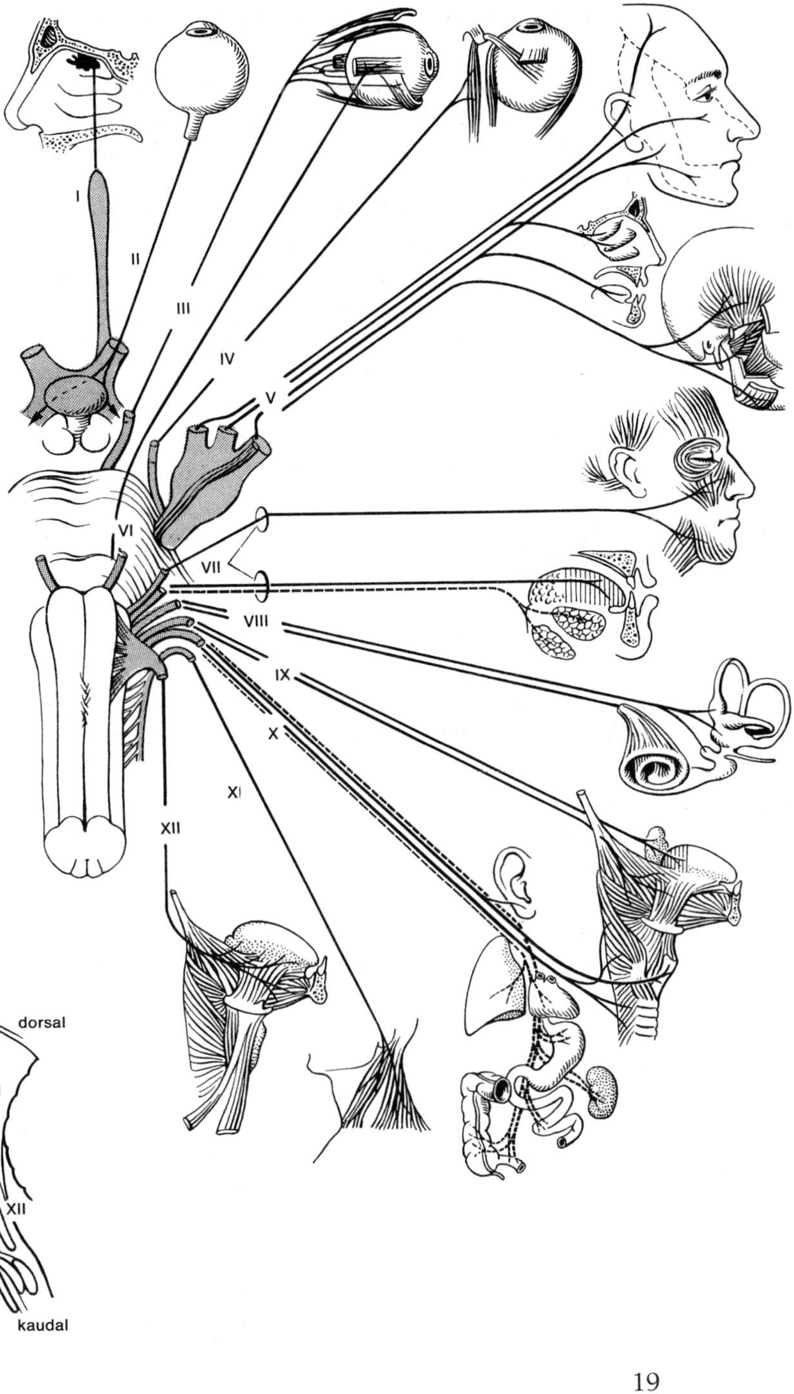

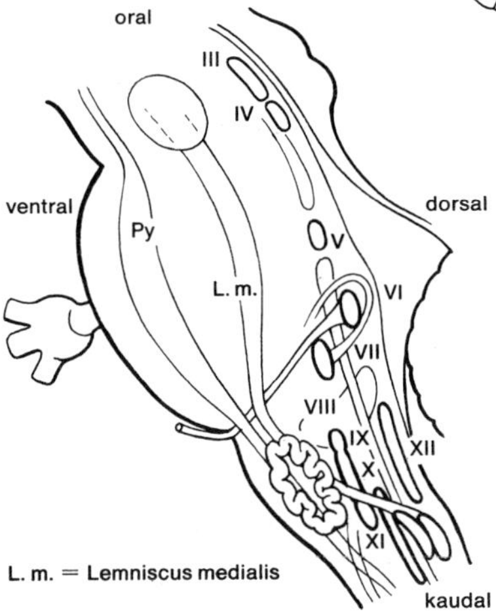

L. m. = Lemniscus medialis

Das **Kleinhirn** sitzt dem Hirnstamm in der hinteren Schädelgrube auf. Es hat zahlreiche Verbindungen zum Hirnstamm, insbesondere zu Hirnnervenkernen, die für die Innervation der Augenmuskeln und des Gleichgewichtsorgans zuständig sind, zur Großhirnrinde und erhält Informationen aus dem peripheren Nervensystem. Es hat eine Schlüsselrolle in der Koordinierung von Muskelbewegung und der Regulierung des Muskeltonus.

Dem **Zwischenhirn** (Diencephalon) werden vor allem Stoffwechsel- und Hormonsituation regulierende Strukturen wie der Hypothalamus, die nachgeschaltete Hypophyse und der Thalamus als die komplexe Schaltstation u. a. für eingehende (afferente) sensible Impulse, die teils zum sensiblen Kortex weitergegeben werden, zugeordnet.

Die inneren **Liquorräume**, von denen in der Seitenansicht in *Abb. 3* der III. und IV. Ventrikel (die sog. Hirnkammern) erkennbar sind, sind mit wasserklarer Flüssigkeit (Liquor) gefüllt und stehen untereinander durch einen engen Kanal im Hirnstamm (Aquädukt) in Verbindung. Der Liquor wird hier und in den in dieser Ansicht nicht einsehbaren Seitenventrikeln (I. und II. Ventrikel) von speziell dafür eingerichteten Zellen (Plexus choroideus) täglich neu gebildet. Er durchströmt nicht nur das innere Kammersystem, sondern umflutet auch die Großhirnhemisphären und das Rückenmark innerhalb des Subarachnoidalraums (äußerer Liquorraum). Der Liquor übernimmt für Gehirn und Rückenmark als Puffer Schutzfunktion, außerdem dient er dem Stoffaustausch und übernimmt Funktionen, die sonst im Körper die Lymphe erfüllt.

Weitere spezielle Teile des ZNS (z. B. extrapyramidalmotorisches System, motorisches System) werden im Untersuchungsteil bzw. bei den jeweiligen Krankheitsbildern vorgestellt.
Die Kenntnis der Funktion der Struktur einzelner **Hirnlappen des Großhirns** *(Abb. 6)* ist für die Physiotherapie von großer Bedeutung, da Schädigungen in diesen Strukturen unabhängig von der Ursache der Störung (z. B. Blutung, Tumor, Entzündung) zu ähnlichen Symptomkomplexen (Syndromen) führen können.

Frontallappen

Wie *Abb. 6* zeigt, umfaßt der Frontallappen ein weit gespanntes Areal, das sich nach hinten zu vom Parietallappen durch den Sulcus centralis und nach unten zu durch die Sylvische Fissur vom Temporallappen abgrenzt. Der im Klinikalltag verwandte Pauschalbegriff des »Frontalhirnsyndroms« oder »Stirnhirnsyndroms« ist problematisch und wird der Vielfalt der beherbergten Funktionen des Frontallappens nicht gerecht. Aus unserer

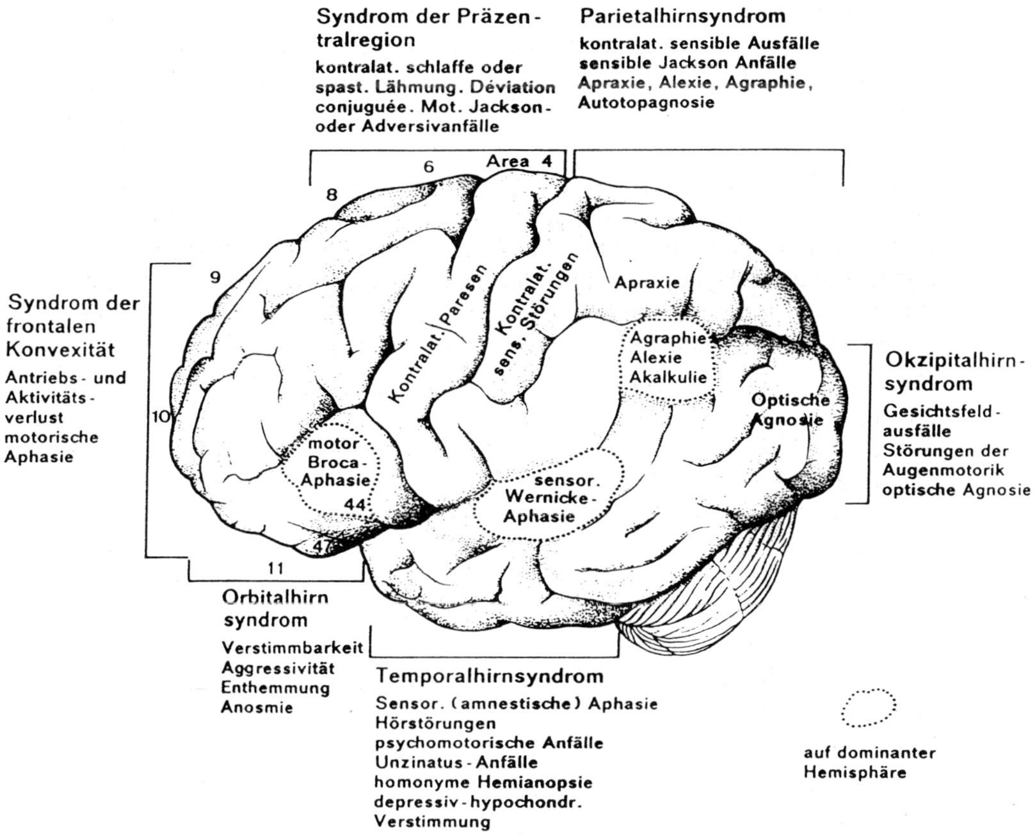

Abb. 6: *Hirnlappensyndrome und Funktion einzelner Rindenfelder (aus DELANK, 1994).*

Sicht hat sich eine Unterteilung der Frontallappenfunktionen in ein Syndrom der frontalen Konvexität, ein Orbitalhirnsyndrom und ein Syndrom der Präzentralregion bewährt.

Syndrom der Präzentralregion

Eine wesentliche Funktion des Frontallappens stellt die Steuerung der Willkürmotorik dar. Ist die Area 4 (Gyrus praecentralis) mit dem motorischen Homunculus (s. Abb. 4) als Ursprungsort des 1. motorischen Neurons (»Pyramidenbahn«) betroffen, sind kontralaterale Paresen zu erwarten, die sich entsprechend der somatotopen Gliederung des Homunculus zeigen. Diese können schlaff sein, wenn *isoliert* Hirnrindenareale betroffen sind. Sie sind gleichfalls schlaff in der Initialphase einer im Verlauf zentralen »spastischen« Lähmung, wobei diese sich durch eine Mitbeteiligung subkortikaler, extrapyramidaler Strukturen pathophysiologisch ergibt. Liegt die Schädigung mittelliniennah im Bereich der Mantelkante, resultiert eine beinbetonte Lähmung und bei weiter nach frontal liegender Störung oft auch eine zentrale Blasenstörung. Ist der motorische Homunculus dagegen im Bereich der lateralen Konvexität geschädigt, stehen Lähmungen der oberen Extremitäten und des Gesichtes im Vordergrund (brachiofazialer Lähmungstyp). Entstehen aus der Area 4 epileptische Erregungsprozeße, so finden sich klinisch rhythmische Muskelzuckungen im Bereich der betroffenen kontralateralen Extremität (Myoklonien), oft mit Ausbreitungstendenz in benachbarte Strukturen (sog. »Jackson-Anfall«). Der primär motorische Kortex (Area 4) steht in enger Wechselbeziehung zum sensiblen Homunculus, der durch den Sulcus centralis abgegrenzt wird und schon dem Parietallappen zugeordnet wird. Die weiter frontal gelegene Area 6 entspricht dem sog. »motorischen Assoziationskortex«. Eine Schädigung führt hier zum prämotorischen Syndrom: Der Patient ist dann nicht mehr in der Lage, komplexe motorische Programme und Rechts-links-Koordinationen (z. B. Kraulbewegungen, Nachtrommeln eines Rhythmus) durchzuführen. Eine ähnliche Störung komplexer motorischer Programme findet man bei Beteiligung der supplementär-motorischen Region, gleichfalls dem motorischen Assoziationskortex zugehörig, die im Bereich der Mantelkante liegt und eine große Rolle in der Bewegungsinitiierung und Auslösung von Bewegungssynergien (z. B. Initiierung sprechmotorischer Bewegungen) hat. Bei Affektion der Area 8 ist die konjugierte Blickmotorik des Patienten nach kontralateral gestört. Es entsteht die typische »Déviation conjugée« mit dem Bild, daß der Patient »seinen Herd anschaut«. Bei Rechtshändigkeit des Patienten ist eine Sprachdominanz linkshemisphärisch zu erwarten. Eine Schädigung des hinteren Drittels der dritten Stirnhirnwindung (Gyrus frontalis inferior) führt zum typischen Bild der sog. Broca-Aphasie (Störung der expressiven Sprachfunktion und des Sprachentwurfs). Bei kontralateraler Schädigung steht dagegen eine Störung der Sprechmotorik (Dysarthrie) und Störung der Sprechmelodie (Prosodie) im Vordergrund.

Orbitalhirnsyndrom

In unmittelbarer Nachbarschaft zur Area 44 liegen die basalen Abschnitte des Frontallappens in enger Beziehung zu beiden knöchernen Augenhöhlen (Orbitae), was den Namen Orbitalhirnsyndrom erklärt. Oft sind die in unmittelbarer Nähe verlaufenden Riechfasern (Fila olfactoria) mitgeschädigt. Dies führt zur Störung des Geruchsvermögens (Hyp- oder Anosmie). Ausgedehnte Schädigungen in diesem Bereich führen zu einem charakteristischen psychopathologischen Bild mit Störung der Impulskontrolle und distanzlos-antisozialem Verhalten, der sog. Pulsvariante des »Stirnhirnsyndroms« (PROSIEGEL, 1998). Der Patient ist oft unvorhersehbar aggressiv und enthemmt (auch sexuell), klagt subjektiv über erhebliche Stimmungschwankungen. Es besteht häufig eine Anosognosie (Unfähigkeit, die Erkrankung als solche zu erkennen).

Syndrom der frontalen Konvexität

Hier ist bei unilateraler, noch deutlicher aber bei bilateraler Schädigung die Minusvariante des Stirnhinsyndroms (PROSIEGEL, 1998) im Vordergrund mit Antriebslosigkeit und Aktivitätsverlust. Dieses Bild findet sich häufig bei bifrontalen Kontusionen im Rahmen eines Schädelhirntraumas. Motorisch imponieren »Gegenhalten« (passiver Widerstand gegen Stellungsänderung der Gliedmaßen) und »Haltungsverharren« (passiv hergestellte Haltungen werden vom Patienten ungewöhnlich lange durchgehalten). Im kognitiv-neuropsychologischen Bereich fallen vor allen Dingen Störungen des problemlösenden Denkens, des Planens und der Handlungskontrolle auf, die in entsprechend konzipierten neuropsychologischen Testbatterien, z. B. im Wisconsin-Card-Sorting-Test, deutlich werden (PROSIEGEL, 1998). Eher als Enthemmungsphänomene werden die Tendenz des Patienten interpretiert, motorische Handlungen stereotyp zu wiederholen (»Echopraxie«) oder auch gehörte Worte monotop zu wiederholen (»Echolalie«).

Parietalhirnsyndrom

Der Parietallappen wird nach frontal zu durch den Sulcus centralis klar, nach lateral und dorsal eher unscharf zum Temporallappen und Okzipitallappen abgegrenzt. Störungen der sensiblen Reizverarbeitung und Bewußtwerdung durch Affektion des postcentral gelegenen sensiblen Kortex stehen ganz im Vordergrund. Sie führen entsprechend des analogen sensiblen Homunculus zu kontralateral halbseitigen Sensibilitätsstörungen. Bei den meisten Schädigungsmustern ist eine Mitbeteiligung des nahegelegenen motorischen Kortex zu erkennen. Oft stehen Störungen der räumlichen Orientierung und der eigenen Körperwahrnehmung im Vordergrund (Autotop-Agnosie = Körperschemastörung). Besonders nach rechtsseitigen Parietallappenläsionen wird der Hemineglect und das »Pusher-Syndrom« beobachtet. Beim Hemineglect entwickelt der Patient eine Vernachlässigung der betroffenen kontralateralen Körperseite, die vom Ausmaß so groß sein kann, daß er eine komplette Lähmung als solche nicht realisiert. Beim »Pusher-Syndrom« handelt es sich gleichfalls um eine Störung nach rechtshirniger Schädigung, die erstmals von der Bobath-Instruktorin PATRICIA DAVIS beschrieben wurde, bei der der Patient als eines der wesentlichen Kennzeichen eine Tendenz zeigt, seinen Körper zur hemiparetischen linken Seite hinüber zu stoßen. Zugrunde liegt wahrscheinlich eine Störung der Wahrnehmung der eigenen Körperlängsachse, wobei der Patient seine subjektive visuelle Vertikale nach rechts verschiebt (PROSIEGEL, 1998). Diese Verlagerung des Schwerpunkts auf die gelähmte Seite hat erhebliche Folgen für die Physiotherapie.

Bei Schädigungen auf der dominanten Seite stehen Störungen des Lesens (Dyslexie, Alexie), des Schreibens (Agraphie) und des Rechnens (Dyskalkulie, Akalkulie) im Vordergrund. Auch kann es zu Störungen in der Gliederung und Ausführung von komplexen Handlungen (Apraxie) kommen. Vielfältige Formen der Agnosien (Nichterkennen von Sinnesqualitäten) können neben der Autotop-Agnosie (s. o.) auftreten, so beispielsweise eine visuelle Agnosie (Nichterkennenkönnen gesehener Gegenstände), eine auditorische Agnosie (Nichtidentifizierenkönnen von Lauten), eine Prosopagnosie (Nichterkennen von vertrauten und bekannten Gesichtern) bis hin zur umfassenden Anosognosie, bei der die gesamte eigene Erkrankung als solche nicht erfaßt wird. Epileptische Anfälle im Bereich des Parietallappens führen zu entsprechend skurrilen Symptomen; verdächtig ist hier immer eine Stereotypie einer subjektiven Wahrnehmung. Bei Beteiligung des sensiblen Kortex resultieren sehr selten auch rein sensible epileptische Anfälle.

Temporalhirnsyndrom

In den basalen Abschnitten des Temporallappens verlaufen die Riechbahn und Teile der Hörbahn, so daß im Schädigungsfall Geruchs-, Geschmacks- und Hörstörungen resultieren. Mesiobasale Temporallappenstrukturen, zu denen der Hippokampus und der Mandelkern (Amygdala) gehören, sind wesentlicher Bestandteil gedächtnisrelevanter Hirnrindenareale. Bei bitemporalen Schädigungen, z. B. im Rahmen einer schweren Herpes-simplex-Virus-Enzephalitis, kann als typisches Langzeitschädigungsmuster ein

global-amnestisches Syndrom resultieren, bei dem der Patient auch einfachste Gedächtnisinhalte nur kurzfristig behält (Korsakow-Syndrom). Neuropsychologische Untersuchungen haben gezeigt, daß dominante Temporallappenabschnitte eher für das verbale Gedächtnis, nicht dominante Temporallappenabschnitte, in der Regel rechtsseitige, eher für das figurale Gedächtnis verantwortlich sind. Sind diese Strukturen im Rahmen von Temporallappenepilepsien mitbeteiligt, so resultiert der typische komplex-fokale oder »psychomotorische« Anfall mit einer ganz im Vordergrund stehenden Bewußtseinsstörung und einer anschließenden Erinnerungslücke (Amnesie). Hier ist in der Regel eine Mitbeteiligung bilateraler Strukturen zu fordern. Durch die Nähe zur Riechbahn können auch epileptische Anfälle sich in paroxysmalen Geruchsstörungen äußern (sog. »Unzinatus-Anfälle«). Da die Sehbahn vom Thalamus zum Okzipitallappen durch den Temporallappen verläuft, kann bei entsprechend ausgedehnter Schädigung, z. B. durch einen Schlaganfall, eine kontralaterale homonyme Hemianopsie (zur Gegenseite gerichtete halbseitige Gesichtsfeldstörung) resultieren. Sind laterale Schläfenlappenabschnitte unmittelbar im Bereich der Sylvischen Fissur gegenüber dem angrenzenden Parietallappen betroffen, so resultiert die sog. Wernicke-Aphasie, eine Wortverständnisstörung. Das Sprachverständnis des Patienten ist erheblich beeinträchtigt. Er kann angebotene Gegenstände nicht richtig benennen. Es resultieren teilweise vollständig entstellte Sätze (Paragrammatismus) oder Wörter (Umschreibungen: semantische Paraphasien; Lautenstellungen: phonematische Paraphasien). Psychopathologisch fallen Patienten mit Temporallappensyndromen durch Verstimmbarkeit und Reizbarkeit, gelegentlich auch Enthemmung sowie Hypochondrie auf.
Der mediobasale Temporallappen ist insgesamt sehr stark empfindlich auf Sauerstoffmangel (Hypoxie), was erklärt, daß um den Geburtszeitpunkt erworbene Narben in diesem Bereich zu späteren fokalen epileptischen Anfällen führen können. Im Erwachsenenalter resultiert (z. B. nach Herz-/Kreislaufstillstand) eine deutliche Gedächtnisstörung.

Okzipitallappenhirnsyndrom

Der Okzipitallappen nimmt insgesamt das kleinste Areal gegenüber den anderen beschriebenen Hirnlappen ein, läßt sich unscharf nur gegen das Parietalhirn und das Temporalhirn abgrenzen. Die größere Fläche des Okzipitallappens liegt in der Mittellinie entlang der Falx. Die in der Retina beginnende, über den Thalamus verlaufende, durch das Temporalhirn ziehende Sehbahn endigt hier in einer kompliziert aufgebauten Sehrinde. Es handelt sich um ein äußerst neuronendichtes Areal, was möglicherweise erklärt, daß Störungen in diesem Bereich besonders häufig bei Erkrankungen mit neuronaler Erregbarkeit, wie Epilepsien und Migräne, beobachtet werden. Als typische Folge eines einseitigen Schädigungsmusters findet sich der kontralaterale halbseitige Gesichtsfeldausfall. Sind nur Teile der dort endenden Sehbahn betroffen, so kann gelegentlich auch nur eine Quadrantenanopsie (Ausfall eines Viertels des Gesichtsfeldes) nachweisbar sein. Agnosien (Nichterkennenkönnen) im visuellen Bereich können sich auf komplexe Vorgänge, Strukturen oder auch Farben (Farbagnosie) beziehen. Eine konstante komplette Hemianopsie kann zu einer erheblichen Beeinträchtigung im Alltag mit Anstoßen an Gegenständen, im Türrahmen usw. führen. Diese Störung ist nicht vereinbar mit einer Kraftfahrtauglichkeit.

Anatomie des Rückenmarks

Das Rückenmark läßt sich wie das Großhirn in graue und weiße Substanz aufteilen, wobei die graue Substanz schmetterlingsförmig im Oval des Gesamtrückenmarks liegt und aus einem dichten Netz synaptisch miteinander verbundener Nervenzellen besteht. Die umgebende weiße Substanz wird gebildet aus Leitungsbahnen des ZNS, wobei motorische Bahnen absteigen und sensible Bahnen über verschiedene Schaltstellen zum Thalamus bzw. zur sensiblen Großhirnrinde aufsteigen. Wie aus der funktionell-anatomischen Darstellung (*Abb. 7*) weiter hervorgeht, verläuft das Pyramidenbahnsystem in unmittelbarer Nachbarschaft des Vorderseitenstrangs (Tractus spinothalamicus lateralis) und läßt auch im Rückenmark eine Topographie von außen nach innen (Bein-Rumpf-Arm) erkennen. Dies hat praktische Bedeutung, da z. B. ein raumfordernder Prozeß im Zervikalmark zunächst die außen liegenden Pyramidenbahnen für die untere Extremität funktionell betrifft und somit eine beinbetonte Ausfallsymptomatik auslöst.

Das Rückenmark ist gewissermaßen die Schaltstelle zwischen Gehirn und PNS und wird in der anatomischen Systematik dem ZNS zugeordnet, auch wenn man auf Segmentebene den Beginn des peripheren motorischen Nervensystems findet. Im Vorderhorn der grauen Substanz erfolgt die synaptische Umschaltung der Pyramidenbahn auf das 2. motorische Neuron, also auf eine Nervenzelle (motorische Vorderhornzelle), deren Axon der periphere motorische Nerv ist. Die motorischen Axone aus den jeweiligen Segmenten ziehen über die Vorderwurzeln in den Plexus und verlaufen dann als gemischter sensomotorischer peripherer Nerv in die Peripherie. Als afferente Bahnsysteme ziehen die sensiblen Fasern über die Hinterwurzeln ins Rückenmark, wobei sich Fasern für unterschiedliche

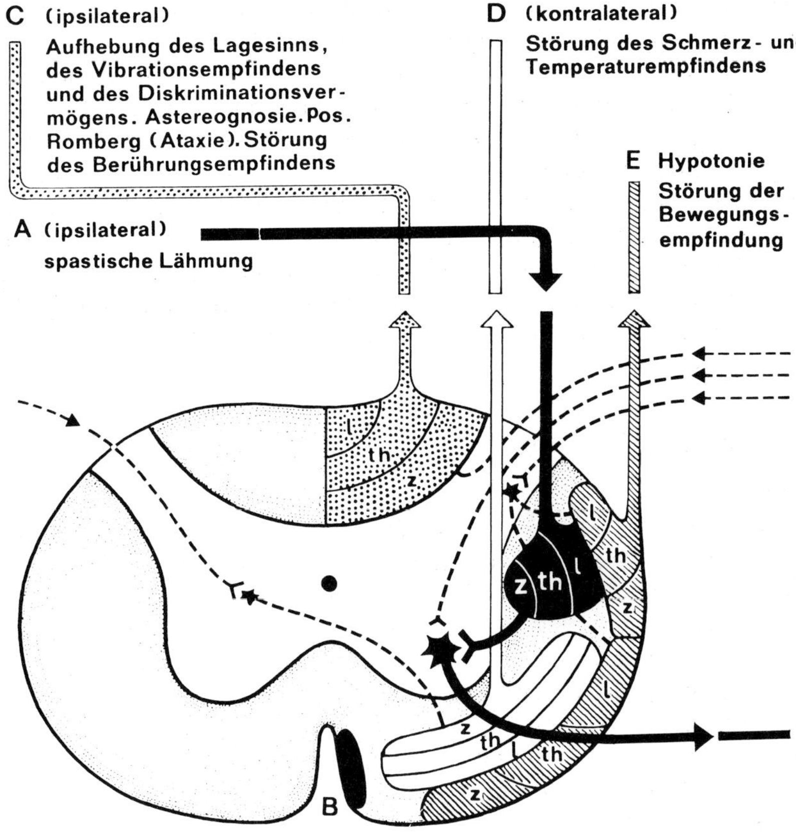

z = zervikal (für Arm)
th = thorakal (für Rumpf)
l = lumbal (für Bein)

A Tractus corticospinalis lat. (Py.-Seitenstrang)
B Tractus corticospinalis ant. (Py.-Vorderstrang)
C Hinterstränge (Goll u. Burdach)
D Tractus spinothalamicus
E Tractus spinocerebellaris dors. (Flechsig) et ventr. (Gower)

Abb. 7: *Topographische Darstellung funktioneller Bahnsysteme im Rückenmark (aus* DELANK*, 1994).*

Qualitäten verschieden verhalten. So werden die Axone für das Schmerz- und Temperaturempfinden in der grauen Substanz des Rückenmarks umgeschaltet, kreuzen in der Commissura anterior nach kontralateral und verlaufen über den Tractus spinothalamicus kontralateral in der weißen Substanz über den Thalamus zur sensiblen Rinde. Dagegen bleiben die sensiblen Fasern für Lagesinn, Vibrationsempfinden, Diskriminationsvermögen (Tiefensensibilität) ipsilateral und verlaufen als sog. »Hinterstrangsystem« (Fasciculus Goll und Fasciculus Burdach) ipsilateral bis auf Höhe des unteren Hirnstamms. Erst hier erfolgt eine Umschaltung nach kontralateral über den Nucleus cuneatus und den Nucleus facilis.

Das Rückenmark (Spinalmark) ist wie das Großhirn von den weichen und harten Hirnhäuten umgeben. Es »schwimmt« im Duralsack, der liquorgefüllt ist und kontinuierlich mit dem Liquorsystem im Großhirnbereich kommuniziert. Im Bereich des Zervikal- und des Lumbosakralmarks findet sich eine sichtbare Auftreibung des Rückenmarks (Intumescentiae cervicales et lumbosacrales) als Ausdruck der Nervenzelldichte in diesem Bereich und der abgehenden großen Nervenstämme (Arm- und Beinplexus).

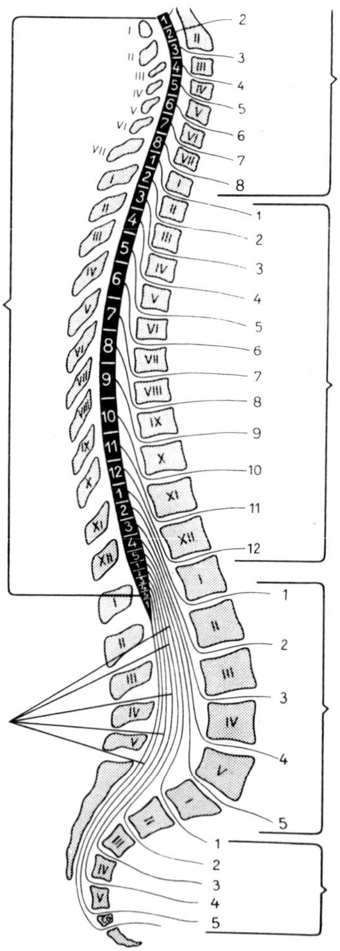

Abb. 8: *Topographische Beziehung zwischen Rückenmark und Wirbelsäule (aus Arns/Hüter-Becker, 1983).*

Zu beachten ist ferner, daß das Spinalmark mit der knöchernen Entwicklung der Wirbelkörper nicht schrittgehalten hat, und die Sakralsegmente auf Höhe des Wirbelkörpers TH12 bzw. L1 in Form des Conus medullaris enden. Die Nervenwurzeln aus dem Sakralmark ziehen im Duralsack zu den entsprechenden Austrittstellen der tiefergelegenen Wirbelkörper und bilden so die Cauda equina (*Abb. 8*).

ZUR WIEDERHOLUNG

1. Beschreiben Sie die Informationsweiterleitung durch das Nervensystem, und nennen Sie die für eine Interaktion notwendigen Flußrichtungen der Information.
2. Nennen Sie die beiden makroskopischen Einteilungsmöglichkeiten, die man zur Gliederung des Gehirns vornehmen kann.
3. Bitte ergänzen Sie:

   Der Teil des Rückenmarks, der ZNS und PNS zugeordnet werden kann, ist die ...

II. Untersuchungsmethoden

Unter den Untersuchungsmethoden hat die exakte Erhebung der Krankengeschichte (Anamnese) neben der Erstellung des klinischen Befundes eine ganz zentrale Funktion und erlaubt bereits erste Rückschlüsse auf den zugrundeliegenden Krankheitsprozeß und eine erste Arbeitshypothese. Anamnese und sorgfältige klinische Untersuchung sind eine unabdingbare Voraussetzung für die dann gezielt eingesetzte Zusatzdiagnostik.

1. ANAMNESE

Eine sorgfältige, sensible, individuell abgestimmte Anamneseerhebung ist der wesentliche Grundstein für die Diagnosefindung. Es erfordert das persönliche Geschick, das Feingespür des Untersuchers, das Gespräch zu strukturieren, zu unterbrechen, nachzufragen, bei bestimmten Sachverhalten hellhörig zu werden, vielleicht aber auch das ausufernde Gespräch wieder auf die wesentlichen Punkte zurückzuführen usw.. In einzelnen Fällen kann durch die Art der Erkrankung die Anamneseerhebung gänzlich unmöglich sein, so z. B. bei Prozessen, die mit Bewußtseinsstörungen, Sprachstörungen oder deutlichem Abbau von Gedächtnisfunktionen einhergehen. Gelegentlich kann der Patient auch zu einzelnen Krankheitsbildern überhaupt keine Angaben machen, da er eine Erinnerungslücke für diesen Vorgang hat, wie z. B. beim epileptischen Anfall vom Typ des psychomotorischen Anfalls oder beim Grand mal. In diesen Fällen ist man auf eine sorgfältige Fremdanamnese und die Fremdbeobachtung in der Vorgeschichte angewiesen.
Ist eine Anamneseerhebung mit dem Patienten selbst möglich, so kann man eine *allgemeine Anamnese* unterscheiden von Beschwerden, die

jetzt im Blickpunkt der eigentlichen Untersuchungssituation stehen, was man auch als *Akutanamnese* oder akuten Beschwerde- und Symptomenkomplex bezeichnen kann. Hier ist es wichtig, die Übergänge zwischen beiden Bereichen zu erkennen, also beispielsweise Risikofaktoren bereits aus der allgemeinen Vorgeschichte (z. B. hohen Blutdruck oder Diabetes mellitus) zu erfassen, die das akute Ereignis, z. B. eine plötzliche Durchblutungsstörung im Gehirn (»Schlaganfall«) erklärbar machen.
Bei der Anamnese wird chronologisch vorgegangen: So wird zunächst nach dem Geburtsverlauf gefragt, dann die frühkindliche psychomotorische Entwicklung bis zum Schulalter genauer ergründet. Hier werden insbesondere typische oder auch schwerwiegende Kinderkrankheiten, Verletzungen, Stürze, Operationen usw. genauer erfaßt und beschrieben. Es folgt die Beschreibung relevanter Krankheitszustände in der Jugend und im späteren Erwachsenenalter. Schließlich wird der jetzt zur Vorstellung führende akute Beschwerdekomplex mit Beginn, Ausweitung, typischer zeitlicher Gliederung (tageszeitliche Betonung) und Belastungsabhängigkeit erfragt und dokumentiert.
Ganz wesentlich für die korrekte Erfassung der Anamnese ist die Beleuchtung der familiären, persönlichen und beruflichen Situation des Patienten, seine berufliche Stellung, sein Ausbildungsgang, mögliche akute Konfliktsituationen, Beziehungskrisen usw. (*Sozialanamnese*).
Die genauere *Berufsanamnese* zielt auf die Erfassung toxischer Einflüsse und berufsbedingter Beschwerden.
Bei Erkrankungen, bei denen erbliche Faktoren diskutiert werden, wie z. B. Muskelerkrankungen, bestimmte Formen von Epilepsien usw., ist das gezielte Erfragen von weiteren Erkrankungsfällen in der näheren und weiteren Verwandtschaft unerläßlich (*Familienanamnese*).
Schließlich sollte die Sucht- und Medikamentenanamnese des Patienten ebenfalls gezielt angesprochen werden. Regelmäßige, möglicherweise die psychomotorischen Funktionen beeinträchtigende Medikationen sollen erfaßt werden, Lebensgewohnheiten wie Rauchen, Alkohol trinken, ggf. auch andere Rauschdrogen näher erfragt werden.
Es liegt im Wesen einer Anamneseerhebung, daß diese sich häufig in Abhängigkeit von der Situation und von demjenigen, der sie erhebt, anders darstellt. Insofern ist auch im weiteren Krankheitsverlauf und in der weiteren Betreuungssituation ggf. eine Korrektur oder ein Nachtrag erforderlich.

2. ALLGEMEINER ASPEKT, GANGBILD (SICHTBEFUND)

Die klinisch-neurologische Untersuchungssituation beginnt mit der ersten Kontaktaufnahme zum Patienten und nicht erst im gezielten Erheben von Reflexabläufen, Prüfen von Kraft usw. Das heißt, bereits die Beobachtung, wie sicher der Patient in die Untersuchungssituation kommt, welche Kompensationsleistungen er vollbringt, wie seine allgemeine Haltung wirkt (selbstbewußt, eher aufrecht, gebeugt, gebunden, ausfahrend, ungeschickt, ungelenk) erlaubt eine Intuitivdiagnose oder einen wesentlichen ersten Eindruck, der die Krankheitssymptome im Detail besser verstehen läßt. Insbesondere ist hierbei darauf zu achten, wie geschickt der Patient feinmotorische Leistungen wie Mantelaufknöpfen, Schlüsselumdrehen usw. beherrscht. Besondere Wichtigkeit hat die Analyse des *Gangbilds*: Ist es flüssig, koordiniert, bestehen Seitendifferenzen, sind gangtypische Armbewegungen seitengleich, wird ein Bein hinterhergezogen, besteht eine Schmerz- oder Schonhaltung beim Gehen, ist die Schrittfolge normal, eher kleinschrittig oder finden sich Hinweise auf eine »WERNICKE-MANN-Haltung«, mit der eine charakteristische motorische Schablone bei einer zentral bedingten Halbseitenlähmung gemeint ist (S. 90).
Auch der zwischenmenschliche Kontakt (problemlos, locker, eher gezwungen, schleppend, schwierig) sollte beschrieben werden.
Schließlich wird der Patient untersucht hinsichtlich allgemein-internistischer Auffälligkeiten wie Allgemein- und Ernährungszustand, Körpergröße, Hautkolorit, Narben, Knochendeformitäten usw. Vor der Erfassung der gezielten neurologisch-krankengymnastischen Grundkonstellationen werden auch Herz-Kreislauf-Funktionen (Puls, Blutdruck, Orthostase-Test) und vegetative Funktionen wie Temperatur, Atmung, Schwitzen gezielt getestet.

3. NEUROLOGISCHE UNTERSUCHUNG

Ziel einer neurologischen Untersuchung ist die Erfassung normaler und pathologischer Funktionszustände des peripheren und zentralen Nervensystems. Dadurch, daß einerseits viele nervale Leistungen (Muskeleigenreflexe, Kraftentwicklung, Hirnnervenfunktionen, sensible Versorgungsgebiete) symmetrisch im menschlichen Körper repräsentiert sind und andererseits Funktionen von Nerven, Muskeln, sensibler Versorgung bestimmten anatomischen Strukturen (z. B. dem Großhirn, Kleinhirn,

Rückenmark oder dem peripheren Nervenverlauf) zugeordnet werden können, erlaubt die sorgfältige klinische Untersuchung bereits eine gezielte Diagnostik in Form von Seitendifferenzen (Lateralisationshinweise) oder in Form von Etagendiagnostik (z. B. segmentartige Ausfälle beim Bandscheibenvorfall). Dieser diagnostische Zugang (durch eine gezielte Untersuchungstechnik die Läsionen räumlich im zentralen oder peripheren System näher zu bestimmen) wird auch *Topodiagnostik* genannt.
Ein schwerwiegender Fehler des Untersuchers ist es, wenn er frühzeitig aufgrund einer Arbeitshypothese schwerpunktmäßig untersucht und den allgemeinen neurologischen Aspekt in den Hintergrund stellt.
Klassische Hilfsmittel in der neurologischen Untersuchung sind neben den eigenen Sinnesqualitäten des Untersuchers der Reflexhammer, ein Augenspiegel, eine hell leuchtende Taschenlampe, eine Stimmgabel (zur Bestimmung des Vibrationsempfindens), ein spitzer Gegenstand (zur Überprüfung der Schmerzempfindlichkeit), schließlich ggf. auch Reagenzgläschen (die mit heißem oder kaltem Wasser zur Überprüfung des Temperatursinnes gefüllt werden).
Im Bereich des Kopfes werden die aktive und passive Beweglichkeit nach vorne und hinten, zur Seite und die Rotation geprüft. Möglicherweise wird ein Zahnradphänomen im Bereich der Nackenmuskulatur erfaßt, wie es typisch für hypokinetisches-hypertones Syndrom ist, (S. 136 ff). Eine schmerzhafte Nackensteifigkeit kann Hinweis auf ein meningeales Syndrom (= Reizung der Hirnhäute durch entzündliche Prozesse, Blutungen) sein. Die Nackenmuskulatur wird systematisch nach Muskelverspannungen abgetastet. Außerdem wird auf Klopfschmerz der Schädeldecke (Kalottenklopfschmerz) untersucht.

HIRNNERVEN

N. olfactorius (I)

Der Riechnerv wird durch Anbieten von aromatischen Geruchsproben (Kaffee, Rosenöl, Fichtennadeln) seitengetrennt über jedem einzelnen Atemloch geprüft, wobei Bagatellerkrankungen wie Schnupfen berücksichtigt werden müssen. Eine *Anosmie* findet sich typischerweise als Komplikation nach Schädel-Hirn-Verletzungen, Medikamentennebenwirkungen oder auch als Ausdruck eines Tumors im Bereich des N. olfactorius.

N. opticus (II)

Der Sehnerv wird in vielfältiger Hinsicht geprüft. Anamnestisch werden Beeinträchtigungen in der Sehschärfe erfragt. Gezielt untersucht der Neurologe den Augenhintergrund, wobei hier typische Befunde *Stauungspapille* (Vorwölbung des Sehnerven in der Eintrittszone der Netzhaut, z. B. bei raumfordernden Prozessen im Gehirn), *temporale Abblassung* (typisches Zeichen der Nervenbahndegeneration bei Sehnervenentzündung im Rahmen der Encephalomyelitits disseminata) sind. Die direkte Reaktion der Pupillen auf Licht, aber auch die gleichzeitige Mitreaktion der gegenseitigen Pupille auf Licht (sog. konsensuelle Reaktion) wird geprüft. Die Pupillenweite wird im Rechts-Links-Vergleich (gleich weit = isokor; ungleich weit = anisokor) beschrieben. Die Reaktion der Pupillen auf Konvergenz (z. B. Vorhalten der Uhr zum Ablesen mit der normalen Reaktion einer Verengung der Pupille = *Miosis*) wird gleichfalls getestet. Eine wichtige Befunderhebung stellt auch die Überprüfung des Gesichtsfeldes (GF) dar, wobei sich charakteristische Befunde in Abhängigkeit vom Schädigungsort der Sehbahn finden (*Abb. 9*).
Hierzu sitzt der Patient dem ärztlichen Untersucher im Abstand von ca. 60–80 cm genau gegenüber, schließt ein Auge und fixiert mit dem anderen die Nase des Untersuchers. Dieser bewegt dann seine Finger von der Peripherie herkommend langsam aus unterschiedlichen Richtungen in das Gesichtsfeld des Patienten, der diese als solche identifizieren muß. Hierbei sind folgende Besonderheiten zu beachten. Aufgrund der Linsenfunktion der Pupille mit Kreuzung der Optik ist für das temporale Gesichtsfeld der nasale Anteil der Retina verantwortlich. Fasern der nasalen Sehneurone kreuzen im Chiasma nach kontralateral, während die Fasern aus den temporalen retinalen Abschnitten ipsilateral bleiben, sich mit den nasalen kontralateralen Anteilen hinter dem Chiasma opticum vereinigen und zum Corpus geniculatum laterale ziehen. Hier erfolgt eine Umschaltung auf das 3. Neuron der Sehbahn, die weiter durch das parietale Marklager bis zur okzipitalen Sehrinde zieht. Ist der N. opticus einseitig, z. B. durch eine Verletzung, geschädigt, dann ist aufgrund dieser prächiasmatischen Läsion das gesamte Auge erblindet. Liegt dagegen ein raumfordernder Prozeß (z. B. ein Aneurysma) im Bereich des Chiasma opticum vor, so resultiert ein *bitemporaler Gesichtsfeldausfall.* Bei den Sehbahnstörungen hinter dem Chiasma opticum findet sich kontralateral zur Läsion ein halbseitiger Gesichtsfeldausfall auf beiden Augen (*kontralaterale homonyme Hemianopsie*). In Abhängigkeit einer Schädigung der Sehbahn in tiefer gelegenen temporalen oder höher gelegenen parietalen Abschnitten kann das einseitige Gesichtsfeld auch nur quadrantenförmig eingeschränkt sein.

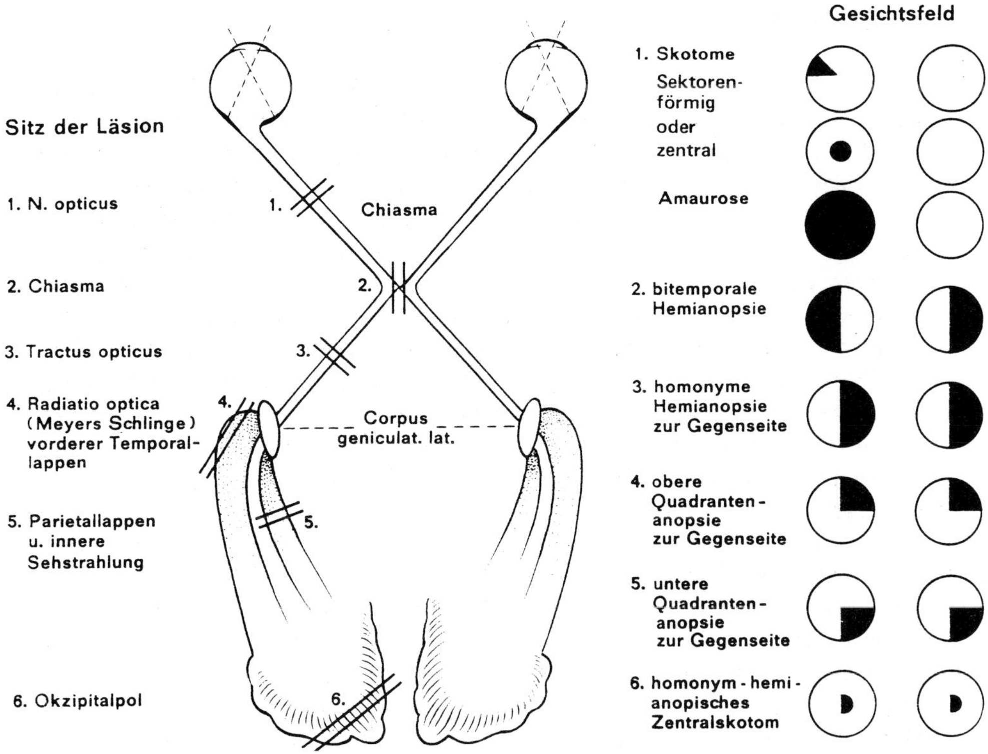

Abb. 9: *Gesichtsfeldausfälle bei unterschiedlicher Lokalisation von Herden (aus* DELANK, *1994).*

N. oculomotorius (III), N. trochlearis (IV), N. abducens (VI)

Diese 3 Nerven sorgen im Zusammenspiel für ein gleichmäßiges, gekoppeltes Gleiten der beiden Augäpfel in sämtlichen Achsen; ein einseitiger Ausfall eines Nerven bedingt charakteristische Achsenfehlstellungen und subjektiv *Doppelbilder.* Der N. abducens (VI) versorgt den M. rectus lateralis, der auf dem jeweiligen Auge die horizontale Bewegung des Bulbus bewirkt. Der N. trochlearis (IV) bewirkt über eine Innervation des M. obliquus superior eine Führung des Auges nach unten außen. Der N. oculomotorius versorgt alle anderen Augenmuskeln (M. rectus internus, M. rectus superior, M. rectus inferior, M. obliquus inferior), ein Ausfall ergibt charakteristische Doppelbilder. Zusätzlich versorgt er auch den

Augenlidheber (M. levator palpaprae), der im Lähmungsfalle zu einem Herabsinken des Lides führt (*Ptose*). Mit dem N. oculomotorius laufen Fasern zur Pupillenversorgung (parasympathische Fasern), die eine Engstellung der Pupille, z. B. bei Lichteinfall, über den M. sphincter pupillae garantieren. Im Falle einer Pupillendifferenz spricht man von *Anisokorie.* Die häufigste isolierte Augennervenparese ist die Abduzensparese, die man besonders beim alten Patienten oder beim Diabetiker findet.

N. trigeminus (V)

Der N. trigeminus ist im wesentlichen ein sensibler Nerv, hat aber auch einen motorischen Anteil, der für die Kaumuskulatur verantwortlich ist. Fällt dieser aus, kommt es zur Abweichung des Unterkiefers beim Öffnen des Mundes zur gelähmten Seite hin. Die drei sensiblen Äste des Nerven versorgen die gesamte Gesichtshaut, weite Teile des Scheitels bds., die Nasen- und Mundschleimhaut, Nasennebenhöhlen und auch die Hornhaut (Cornea). Bei einer peripheren sensiblen Störung unterscheidet man Ausfälle je nach dem Ausbreitungsgebiet des betroffenen Nerven (N. ophthalmicus: Stirn- und Augenpartie bds. und Nasenrücken, N. maxillaris bds.: Wangenregion, N. mandibularis: Kieferast). Bei einer Störung der Trigeminus-Hirnnervenkerne findet man zwiebelschalenartig angeordneten Sensibilitätsausfall.
Eine intakte Sensibilität im Bereich des N. ophthalmicus ist Voraussetzung für einen unauffälligen Cornealreflex (Berühren der Cornea führt zum sofortigen Lidschluß), wobei der Trigeminusanteil die afferente Seite eines Reflexbogens repräsentiert. Ist die efferente Seite des Cornealreflexes (Lidschluß) gestört im Rahmen einer N. fazialis-Irritation, so ist der Cornealreflex ebenfalls gemindert.

N. facialis (VII)

Der N. facialis ist ein rein motorischer Nerv, der die gesamte mimische Muskulatur im Gesicht versorgt. Er wird durch gezielte Aufforderungen an den Patienten wie »Naserümpfen«, »Lippenspitzen«, »Augenschließen«, »Stirnrunzeln«, »Wangenaufblasen«, »Pfeifen«, »Zähnezeigen« geprüft. Charakteristischerweise findet man bei peripherer Lähmung des N. facialis eine Beeinträchtigung aller gleichseitigen motorischen Funktionen im Gesicht (Stirnast, Kieferast, Mundast). Beim Versuch, das Auge zu schließen, wird eine Bulbusbewegung nach oben sichtbar, da das Auge nicht mehr geschlossen werden kann (Bell-Phänomen). Dies ist physiologisch, wird aber durch das normalerweise geschlossene Auge nicht sichtbar. Aufgrund einer beidseitig im Großhirn angelegten Versorgung des Stirnastes findet man bei einer zentralen Fazialislähmung eine Aussparung

Abb. 10:
Unterscheidung periphere/zentrale Fazialisparese (DELANK, 1994).

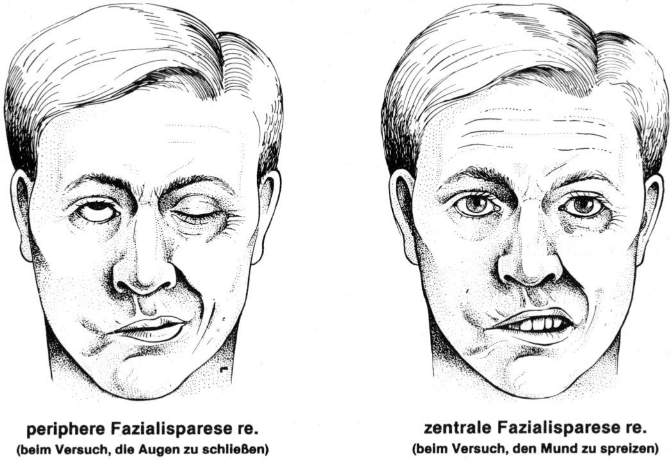

des Stirnastes, so daß das klinische Bild häufig nicht so dramatisch erscheint (*Abb. 10*).

N. vestibulocochlearis (VIII)

Dieser Nerv ist für eine sichere Hör- und Gleichgewichtsfunktion von großer Wichtigkeit. Hinweise auf eine Störung ergeben sich durch eine subjektive Hörminderung, Ohrgeräusche oder plötzlichen Hörverlust im Rahmen einer Irritation des akustischen Anteils. Ist der Vestibularisanteil beeinträchtigt, so fallen eine gleichseitige Fallneigung, ein heftiger Drehschwindel und ein Nystagmus auf. Unter Nystagmus versteht man unwillkürliche Bulbusbewegungen (»Augenzittern«). Er hat eine langsame Komponente, die der eigentlichen Reizung des Vestibularapparates entspricht und eine rasche Korrekturkomponente, die in aller Regel für die Richtungsangabe genommen wird.

N. glossopharyngeus (IX), N. vagus (X)

Beide Nerven zusammen versorgen die Schlund-, Gaumen- und Kehlkopfmuskulatur und sind auch für den Würgreflex verantwortlich. Der N. glossopharyngeus versorgt das hintere Drittel der Zunge mit Geschmacksfasern und hat sensible Fasern für den weichen Gaumen. Eine Irritation führt u. a. zu Schluckstörungen, Verziehen des Zäpfchens auf eine Seite, Abschwächung des Würgreflexes, ggf. auch Stimmstörungen. Große Anteile des N. vagus sind verantwortlich für die vegetative Innervation von Brust- und Bauchorganen.

N. accessorius (XI)

Es handelt sich hierbei um einen rein motorischen Nerv, der den gleichseitigen M. sternocleidomastoideus (bewirkt Rotation zur Gegenseite und Lateralflexion zur gleichen Seite) und den M. trapezius versorgt.

N. hypoglossus (XII)

Der N. hypoglossus versorgt die vielen Muskeln der Zunge, wobei es bei einer einseitigen Hypoglossuslähmung beim Herausstrecken der Zunge zur Abweichung zur gelähmten Seite kommt. Eine chronische Hypoglossusläsion führt zu deutlich sichtbarem Muskelschwund (Atrophien), gelegentlich wird auch feinstes Muskelzittern (Fibrillation) als Ausdruck des Nervenuntergangs sichtbar.

MOTORIK

Die Motorik befaßt sich mit dem Zustand der Muskulatur: dem Muskeltonus, der Trophik, der Kraftentwicklung einzelner Muskeln und auch größerer Muskelgruppen und der Beweglichkeit. Hierbei werden Beeinträchtigungen dokumentiert, die von einfacher leichter Schwäche (= Parese) bis zur vollständigen Lähmung (= Plegie, Paralyse) reichen können.

Tab. 1: Markante klinische Unterschiede zwischen zentraler und peripherer Parese.

	Periphere Parese	**Zentrale Parese**
Schädigungsort	II. Motoneuron Vorderhornzelle (Rückenmark), Nervenwurzeln, Plexus, peripherer Nerv	I. Motoneuron Pyramidenbahn (= motorische Leitungsbahnen im Gehirn und Rückenmark)
Tonus	↓	↑
Pyramidenbahnzeichen	–	+
Muskeleigenreflexe (MER)	↓	↑
Atrophien	+	–
Faszikulationen Fibrillationen	+	–

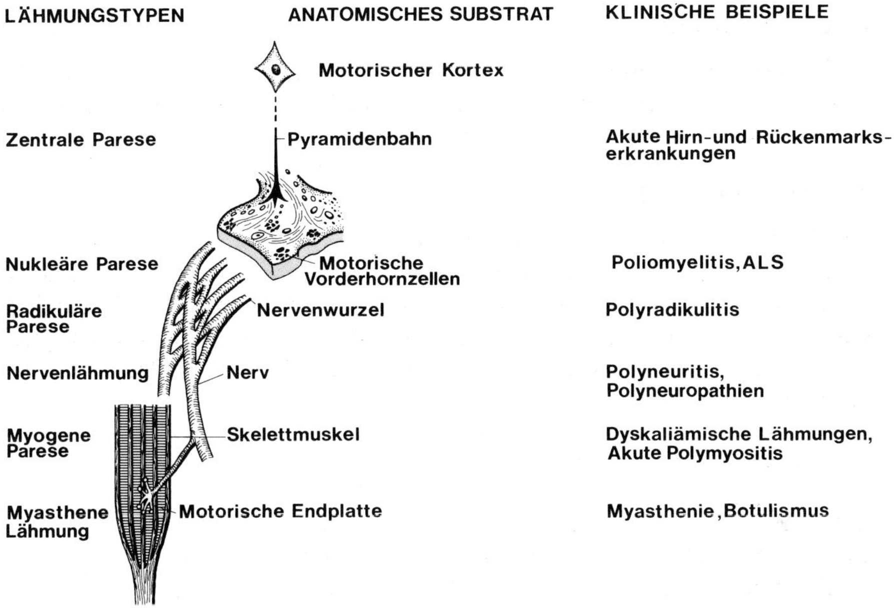

Abb. 11: *Lähmungstypen in Abhängigkeit vom neuroanatomischen Schädigungsort (aus STÖHR, 1990).*

Es stellt sich insbesondere die Frage, ob die motorische Störung sich zuordnen läßt zu bestimmten Strukturen des zentralen oder peripheren Nervensystems. Hier wird es vor allem auch darum gehen, eine *periphere* von einer *zentralen Parese* differenzieren zu können (*Tab. 1*). Motorische Leistung und die Willkürmotorik im engeren Sinne können beeinträchtigt sein durch Störungen folgender Systeme (*Abb. 11*):

Pyramidenbahn – I. Motorisches Neuron (Bahnsystem, das seinen Ursprung von der motorischen Großhirnrinde nimmt, durch das zentrale Marklager einer Großhirnhälfte zieht, schließlich in den Hirnstamm übergeht, dort im unteren Bereich auf die Gegenseite kreuzt und an der Vorderhornzelle endet.)

Peripheres Neuron – II. Motorisches Neuron (Beginn an der Vorderhornzelle, Übergang in vordere Nervenwurzel, Plexus, periphere Nerven.)

Motorische Endplatte (Übertragungsort von neurochemischen Vorgängen zwischen peripherem Neuron und Muskulatur.)

Extrapyramidales System (= Stammganglien, symmetrische Kerngebiete in unmittelbarer Nachbarschaft des III. Ventrikels, die die Willkürmotorik in vielfältiger Hinsicht modulieren, verändern können.)

Kleinhirn (Essentiell für die Verarbeitung motorischer Programme und Koordination, außerdem für den Aufbau des Muskeltonus.)

Die Untersuchung der Motorik beginnt mit der Beschreibung des Sichtbefundes:

- Finden sich umschriebene oder auch generalisierte Verminderungen von Muskelmasse (*Muskelatrophien*)?
- Lassen sich unwillkürliche Muskelzuckungen im Bereich einzelner Muskeln nachweisen (sog. *Faszikulationen*, wenn mit Bewegungseffekt = *Myoklonien*)?
- Findet man bereits auffällige Körperhaltungen, wie z. B. eine Schmerzschonhaltung, ein typisches Lähmungsbild mit Nachziehen eines Fußes, eine Halbseitenlähmung im Sinne der *Wernicke-Mann-Haltung* oder eine gebundene Körperhaltung wie beim *Morbus Parkinson?*

  In einem weiteren Schritt wird versucht, die motorischen Ausfallerscheinungen zu quantifizieren, in meßbaren Größen zu bestimmen bzw. nach möglichen Läsionsorten zu erfassen (Topodiagnostik):

  Beurteilung der Kraft

  Muskeleigenreflexe

  Fremdreflexe

  Pyramidenbahnzeichen

  Tonusveränderungen.

Beurteilung der Kraft

Die Prüfung der Kraft erfolgt in der Weise, daß der willkürlichen Muskelanspannung ein Widerstand durch den Untersucher entgegengesetzt wird (bei freier Beweglichkeit der Gelenke und Kooperationsfähigkeit des Patienten). Neben dieser Prüfung einzelner Muskelgruppen erbringen die sog. *Vorhalteversuche* einen Hinweis auf ausgedehntere, komplexere Paresen:

Arme: Arme bds. vorgestreckt, Handflächen nach oben (Supination mit gespreizten Fingern), Augen geschlossen.
Pathologisch: Absinken, Innenrotation der Arme, Einwärtsdrehung der Hände (Pronation), subjektives Schweregefühl.

Beine: Die Vorhalteversuche im Bereich der *unteren Extremitäten* werden in liegender Position geprüft, indem die Beine in Hüft- und Knieflexion angehoben und gehalten werden.
Pathologisch: Absinken des Beins, evtl. mit Abduktion und Außenrotation, subjektives Schweregefühl.

Die Kraftgrade werden in internationaler Übereinstimmung von 0–5 (gemäß British Medical Research Council BMRC) angegeben (*Tabelle* 2).

Tab. 2: Motorische Kraftgrade (Paresegrade) nach British Medical Research Council (BMRC).

Kraftgrad	Definition
0	keine Muskelkontraktion erkennbar
1	erkennbare Muskelanspannung ohne Bewegungseffekt
2	Bewegung eines Gliedmaßenabschnittes bei Ausschalten der Schwerkraft
3	Aktive Bewegungen gegen Schwerkraft gerade möglich
4–	Aktive Bewegungen gegen leichten Widerstand möglich
4	Aktive Bewegungen gegen mäßigen Widerstand möglich
4+	Aktive Bewegungen gegen schweren Widerstand möglich
5	Normale Kraft

Da der Muskelwert 4 eine besonders große Spannbreite umfaßt, wurde eine weitere Differenzierung vorgenommen, um für den Alltag relevante, genauere Aussagen treffen zu können.

Neben Paresen einzelner Muskelgruppen werden folgende Fachbegriffe für globale motorische Ausfallerscheinungen verwendet:

- Hemiparese / Hemiplegie (= Lähmung einer Körperhälfte)
- Paraparese / Paraplegie (= Lähmung beider Beine)*
- Tetraparese / Tetraplegie (= Lähmung aller Extremitäten)*
- Monoparese / Monoplegie (= Lähmung einer Extremität).

Generalisierte Atrophien findet man häufig auch bei intensivpflichtigen, immobilen Patienten im Sinne sogenannter Inaktivitätsatrophien, die bei regelmäßiger krankengymnastischer Behandlung komplett reversibel sind.

* Zusätzlich Bauch- und Rückenmuskeln betroffen.

Muskeleigenreflexe (MER)

Bei Muskeleigenreflexen (= Dehnungsreflexen) löst ein Schlag mit dem Reflexhammer auf den Sehnenansatz eine Muskeldehnung aus, was zur Erregung des Muskelspindelrezeptors führt. Diese aktivieren über sensible Fasern (die von der Hinterwurzel ins Rückenmark eintreten = afferente Fasern) eine motorische Nervenzelle, deren Axon über die Vorderwurzel das Rückenmark wieder verläßt, den Muskel erreicht und eine Muskelkontraktion bewirkt (= efferente Fasern) (*Abb. 12*). Bei Muskeleigenreflexen liegen Auslösungsort und Erfolgsort also im selben Organ. Sie werden meist über ein, selten über wenige Segmente des Rückenmarks verschaltet.

Beispiel: Ein rasches Beklopfen der Bizepssehne führt zu einer unmittelbaren Beugung des Unterarms.

Da Muskeleigenreflexe über bestimmte Segmente verlaufen und symmetrisch angelegt sind, erlaubt ein Ausfall bereits einen Hinweis, auf welcher Seite und in welcher Höhe eine Schädigung zu erwarten ist. Generell gilt, daß bei peripheren Läsionen die MER in diesem Bereich abgeschwächt, bei Schädigung des zentralen Motoneurons (das bis zur Vorderhornzelle reicht) im Niveau angehoben, also pathologisch gesteigert sind.
Kloni der großen MER sind ein Zeichen gesteigerter Eigenreflextätigkeit. Sie sind als pathologisch bei Seitendifferenzen und bei Unerschöpflichkeit anzusehen.

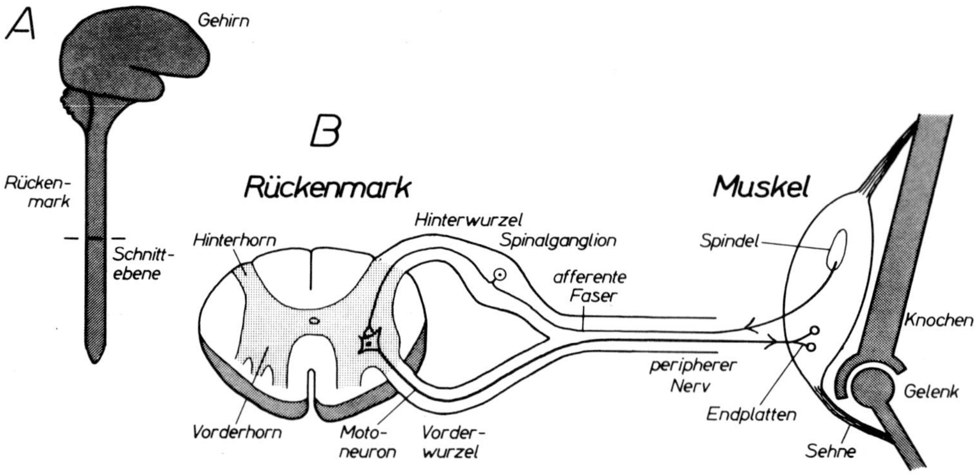

Abb. 12: *Schematischer Muskeleigenreflexbogen (aus* SPECKMANN*, 1991).*

Beispiel Fußklonus: Ruckartiges Auslösen des Achillessehnenreflexes (ASR): rasche passive Dorsalextension des Fußes führt zu rhythmischen Kontraktionen des M. triceps surae, die sich selbst weiter triggern.

Fremdreflexe

Im Unterschied zu den MER werden die Fremdreflexe über mehrere Segmente verschaltet, so daß es sich nicht nur um einfache Rückkopplungskreisläufe handelt. Hier sind Reizort und Erfolgsort verschieden.

Beispiel Bauchhautreflex: Bei Überstreichen der Bauchhaut von lateral nach medial kommt es zu einer deutlich sichtbaren Kontraktion der Bauchmuskulatur mit Verziehen des Bauchnabels zur Reizseite. Dieser Reflex läßt sich in drei Etagen bds. auslösen.

Tab. 3 gibt einen Überblick über die wichtigsten Muskeleigen- und Fremdreflexe.

Tab. 3: Segmentale Zuordnung von Muskeleigen- und Fremdreflexen (Überblick).

Muskeleigenreflexe	**peripherer Nerv**	**Segment**
Bizepssehnenreflex (BSR)	N. musculocutaneus	(C5) C6
Radiusperiostreflex (RPR)	N. radialis	(C5) C6
Trizepssehnenreflex (TSR)	N. radials	C7 (C8)
Fingerbeugereflexe (Trömner, Knips)	N. med. u. ulnaris	C7 (C8)
Adduktorenreflex (ADR)	N. obturatorius	L2, L3
Patellarsehnenreflex (PSR)	N. femoralis	(L2) L3, L4
Tibialisposteriorreflex (TPR)	N. tibialis	L5
Achillessehnenreflex (Trizepssuraereflex) (ASR)	N. tibialis	S1
Fremdreflexe		
Cornealreflex (CR)	N. trig. / N. facialis	Pons
Würgreflex	N. glossopharyngeus, N. vagus	Medulla oblongata
Bauchhautreflex (BHR)	Nn. intercostales	Th5–12
Kremasterreflex	N. genitofemoralis	L1–2
Analreflex	N. pudendus	S3–S4
Bulbocavernosusreflex	N. pudendus	S3–S4

Abb. 13a bis c geben die radikuläre und periphere Innervation der einzelnen Muskeln für die Abschnitte der oberen Extremität, der Rumpfmuskulatur und der unteren Extremität wieder.

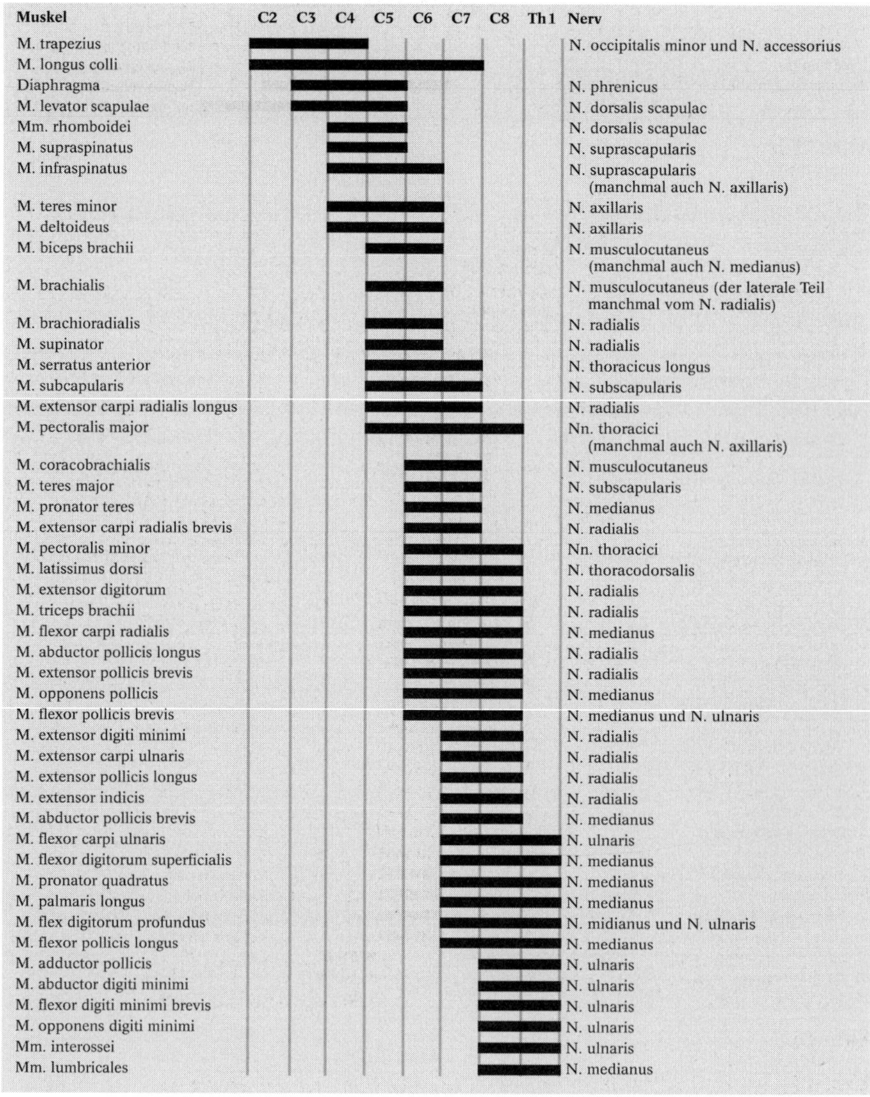

Abb. 13a

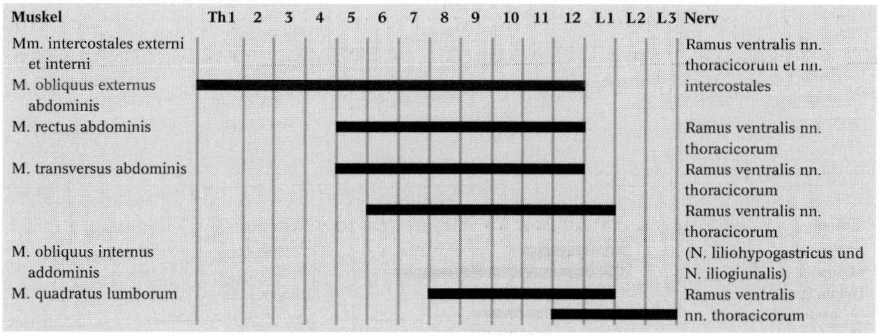

Abb. 13 b

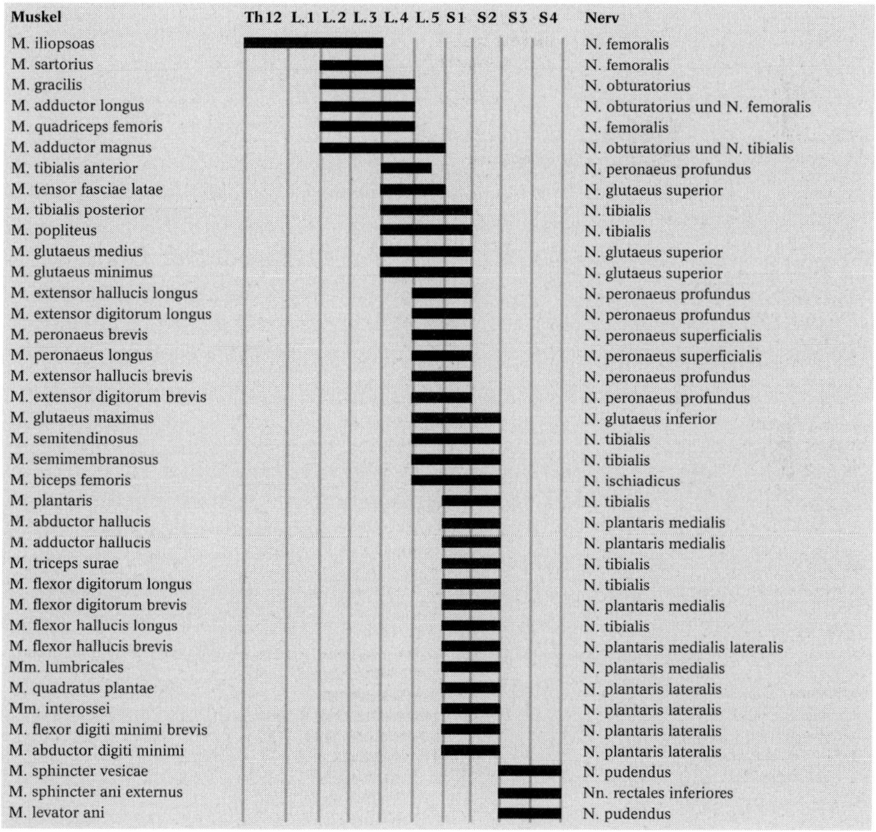

Abb. 13 c

Abb. 13 a bis c: *Radikuläre und periphere Innervation der Muskeln (nach* S*CHEID, 1980).*

Pyramidenbahnzeichen (PBZ)

Sie sind, wie der Name schon sagt, Hinweise darauf, daß das zentrale motorische Neuron (die Pyramidenbahnen) geschädigt ist. Am bekanntesten und sichersten ist das Babinski-Zeichen.

Auslösung: Bestreichen des lateralen Fußrandes von proximal nach distal führt zu einer Extension der Großzehe und gleichzeitiger Abduktion und Flexion der Zehen 2–5. Dieses Zeichen ist physiologisch im Säuglingsalter, verschwindet dann aufgrund der hemmenden Funktion des sich entwickelnden Großhirns, und taucht im Kindes- und Erwachsenenalter bei Schädigung der zentralmotorischen Bahnen wieder auf (*Abb. 14*).

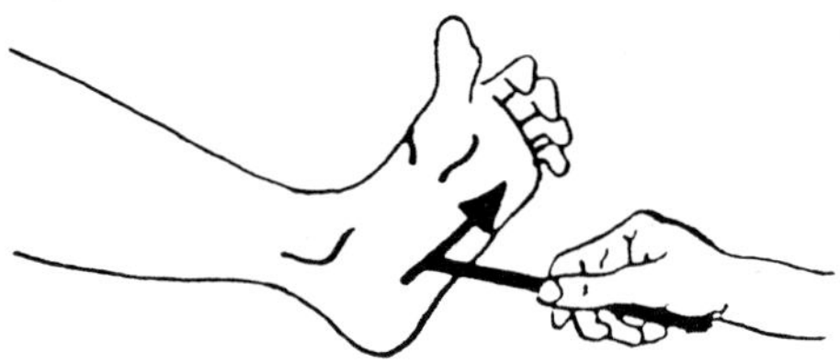

Abb. 14: *Zeichen nach* B*ABINSKI.*

Weitere weniger zuverlässige PBZ sind die nach Oppenheim, Gordon und Strümpell (näheres s. DELANK, 1994).

Tonusveränderungen

Hier ist meist eine *Erhöhung* der Muskelspannung (Hypertonus) gemeint.

Beispiele:
Spastizität – Typischer Befund bei zentralen motorischen Paresen mit geschwindigkeitsabhängigem Widerstand der Muskulatur, der in der Anfangsphase des Bewegens hoch ist und dann im Sinne eines sogenannten »Taschenmesserphänomens« plötzlich zusammenbricht (S. 89).

Rigor – Zahnradartige Tonuserhöhung bei passivem Bewegen über das gesamte Bewegungsausmaß, die sich beispielsweise im Handgelenk und auch im Nackenbereich darstellen läßt und typisch ist für extrapyramidalmotorische Erkrankungen, z. B. beim Morbus Parkinson (S. 136 ff).

Eine *Tonusminderung* (Hypotonus) wird typischerweise bei peripheren Nervenläsionen und gelegentlich bei Kleinhirnschädigung ipsilateral zur Schädigung gefunden.

KOORDINATION

Eine genaue Abstimmung (= Koordination) synergistischer, agonistischer und antagonistischer Muskelinnervation ist für einen flüssigen Bewegungsablauf wichtig. Eine zentrale Rolle nimmt hierbei das Kleinhirn (Zerebellum) ein, da hier die Verschaltung von Informationen aus verschiedenen anderen Systemen, der Okulomotorik, der Gleichgewichtsorgane (Labyrinthorgane) und aus den Rezeptoren der Oberflächen- und Tiefensensibilität stattfindet. Störungen der Koordination bezeichnet man als Ataxie. Diese können als zerebelläres Syndrom, bei Störungen im Bereich des Großhirns (z. B. des Stirnhirns), aber auch bei Störungen der Tiefensensibilität auftreten. Entsprechend der jeweiligen anatomischen Funktionsstörung unterscheidet man im wesentlichen

- eine zerebelläre Ataxie (S. 163)
- eine spinale Ataxie (S. 172).

Vereinfachend werden folgende klinische Tests zur Erfassung der Koordination durchgeführt:

Stand- und Gehprüfung

Zunächst wird das Gangbild beurteilt, danach erfolgen Gehproben wie der Seiltänzergang, das Einbeinhüpfen usw.

Beim *Romberg – Stehversuch* steht der Patient mit geschlossenen Augen, enger Standbreite und waagrecht gehaltenen, außenrotierten Armen. Es wird nach einer systematischen Fallneigung geschaut. Ist der Patient nicht mehr in der Lage zu stehen oder zu sitzen, spricht man von *Astasie* bzw. *Abasie.* Beim *Unterberger Tretversuch* muß der Patient aus gleicher Ausgangsposition 30 Schritte ausführen. Eine reproduzierbare Abweichung von 90 Grad zur Ausgangsposition gilt als pathologisch.

Zielversuche (Agonist-/Antagonistabstimmung)

Mit den Zielversuchen wie *Finger-Nase-Versuch* (mit dem Zeigefinger auf die Nase treffen, wobei der gesamte Arm im großen Bogen bewegt wird), verlängerter *Knie-Hacken-Versuch* (die Ferse auf die Patella aufsetzen und am Schienbein entlang nach unten fahren) und *Barany – Zeigeversuch* (mit dem Zeigefinger jeweils den sich bewegenden Finger des Therapeuten treffen), wird die Sicherheit der Zielbewegung geprüft. Findet man eine deutlich über das Ziel hinausschießende Bewegung, spricht man von *Hypermetrie,* ist die Bewegung schwankend, unsicher, spricht man von *Gliedmaßenataxie.* Läßt sich eine im Endabschnitt der Bewegung zunehmende zitternde Bewegung darstellen, so wird von *Intentionstremor* gesprochen.

Eine Störung der Koordination kann sich auch im Bereich der Sprechmuskeln äußern. Dann wird die Sprache verwaschen, unkoordiniert, was als *Dysarthrie* bezeichnet wird.
Eine Störung beim raschen Wechsel von Agonisten- und Antagonisteninnervation (z. B. »Glühbirnen einschrauben«) wird als *Dysdiadochokinesie* bezeichnet.

SENSIBILITÄT

Die Untersuchung der Sensibilität setzt große Geduld des Untersuchers und auch die Kooperationsfähigkeit des Patienten voraus. Im Einzelfall ist eine akribische Untersuchungstechnik erforderlich. Eine gestörte Sensibi-

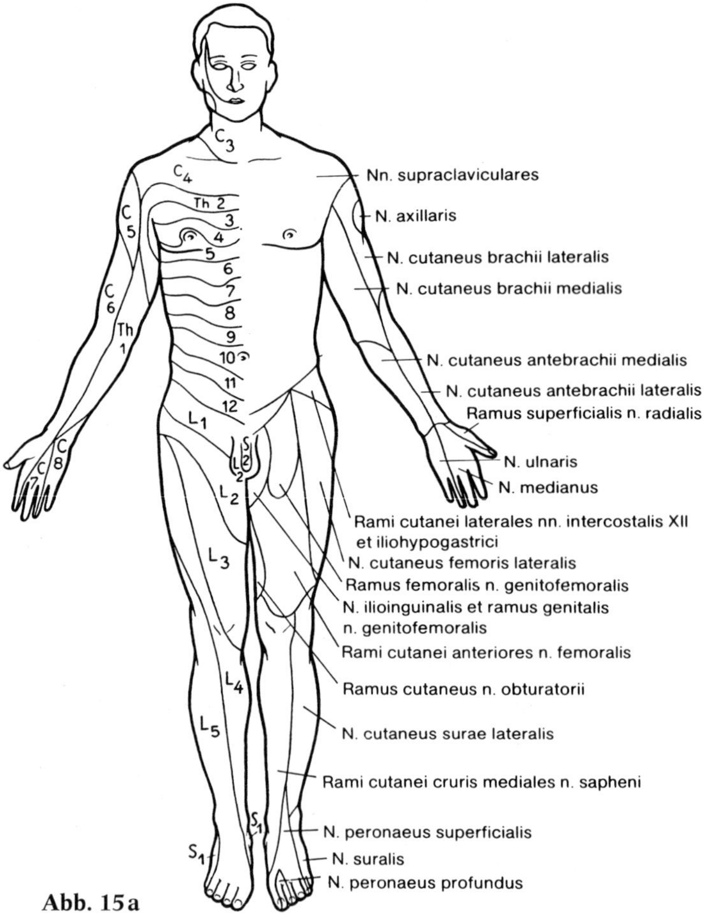

Abb. 15a

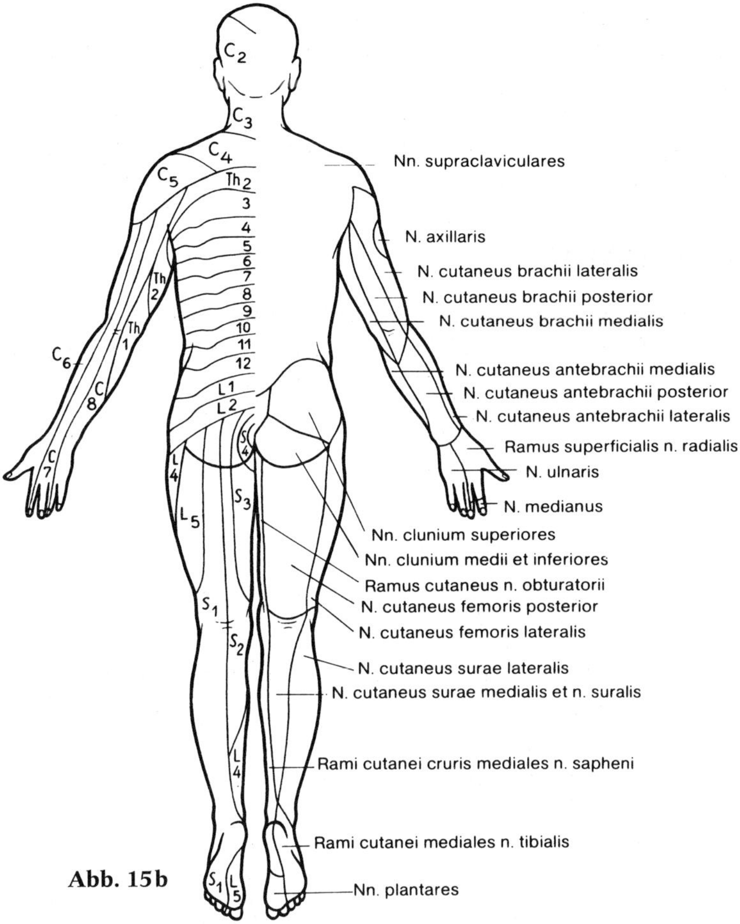

Abb. 15b

Abb. 15a und b: *Sensible Versorgung der Haut – radikuläre und periphere Innervationsgebiete (aus* S*CHEID*, *1980).*

lität erlaubt Rückschlüsse auf Funktionsausfälle in den sensiblen Bahnen (im peripheren Nerven, der Hinterwurzel oder auch im Bereich der sensiblen aufsteigenden Bahnen im Rückenmark). *Abb. 15 a und b* geben einen Überblick über die sensible Versorgung der Haut, wobei man *Dermatome* (= Gebiete, die dem exakten Innervationsgebiet der jeweiligen Hinterwurzel entsprechen) von solchen Gebieten unterscheidet, die dem sensiblen Innervationsgebiet des gemischten (motorischen-sensiblen) oder des rein sensiblen peripheren Nerven entsprechen.
Grundsätzlich unterscheidet man Oberflächen- und Tiefensensibilität.

Oberflächensensibilität

Bei der Oberflächensensibilität werden Berührungs-, Schmerz- und Temperatursinn geprüft. Bei Herabsetzung des *Berührungsempfindens* – geprüft durch sanftes Bestreichen der Haut mit einem Wattebausch – wird dies als *Hypästhesie* bezeichnet, ein Verlust desselben als *Anästhesie*, eine Überempfindlichkeit auf diesen Reiz hin als *Hyperästhesie*. Führt eine leichte Hautberührung zu veränderten Sinnesqualitäten, z. B. »Ameisenlaufen«, »Elektrisiergefühl«, wird von *Parästhesie* oder *Allästhesie* gesprochen.
Eine Herabsetzung des Schmerzempfindens, geprüft durch leichte Quetschung von Hautfalten und durch Stiche mit spitzen Einmalinstrumenten (z. B. Zahnstocher) wird als *Hypalgesie* bezeichnet, eine Überempfindlichkeit wird als *Hyperalgesie* oder *Hyperpathie* dokumentiert. Eine Reduktion des Temperaturempfindens – geprüft durch warme und kalte Reagenzgläschen auf der Haut – wird als *Thermhypästhesie*, bei Verlust als *Thermanästhesie*, bei Überempfindlichkeit als *Thermhyperästhesie* bezeichnet.

Tiefensensibilität

Hier prüft man Lage-, Bewegungssinn und Vibrationsempfinden, sowie 2-Punkt-Diskrimination. Ein pathologischer *Lagesinn*, z. B. durch eine Schädigung der Rezeptoren (der Gelenkkapsel, der Bänder oder der Sehnen), der sensiblen Nervenfasern oder der Hinterstrangbahnen im Rückenmark ist dann vorhanden, wenn der Patient bei geschlossenen Augen nicht in der Lage ist, eine eingenommene Gelenkstellung zu identifizieren und sie auf der Gegenseite zu simulieren. Ein gestörtes *Bewegungsempfinden* lässt sich durch einfache geführte Zehenbewegungen nach oben und unten darstellen, die der Patient normalerweise zweifelsfrei ohne hinzuschauen benennen kann. Ist das *Vibrationsempfinden* reduziert (wird geprüft durch Aufsetzen der schwingenden Stimmgabel auf Knochenfortsätze), spricht man von *Pallhypästhesie*.
Die Fähigkeit, zwei umschriebene Punktreize als solche zu erkennen, wird mit der 2-Punkt-Diskrimination geprüft.

VEGETATIVE FUNKTIONEN

Hier werden vor allen Dingen Störungen in folgenden Bereichen erfaßt:

- Trophik (z. B. Funktionszustand der Haut: geschmeidig? Gut abgeheilte Verletzungen? Durchblutung?)
- Schweißfunktionen (Norm-, Hyp- oder Hyperhidrosis?)

- Hautinnervation (Überempfindlichkeit auf leichte Hautreizung durch rasches Erröten, sog. Dermographismus)
- Herz-Kreislauf-Funktionen (z. B. rascher Blutdruckabfall beim Aufstehen, Schellong-Test).
- Blasen-/Mastdarmfunktionen (Potenz).

NEUROPSYCHOLOGISCHER BEFUND

Es handelt sich um ein komplexes Gebiet, das Störungen höhergeordneter, meist in der Hirnrinde repräsentierter (kortikaler) Leistungen betrifft. Für den Klinikalltag relevante Begriffe sind:

Aphasie	=	Störung der Sprache
Agraphie	=	Unfähigkeit zu schreiben
Alexie	=	Unfähigkeit zu lesen
Akalkulie	=	Unfähigkeit zu rechnen
Apraxie	=	Ungeschicklichkeit im zielorientierten Handeln und in einfachen Alltagsverrichtungen (z. B. Kaffeekochen, Anziehen)
Agnosie	=	Störung im Erkennen bestimmter definierter Sinnesfunktionen (z. B. optische Agnosie, akustische Agnosie)
Autotopagnosie	=	Störung der Orientierung am eigenen Körper (Körperschemastörung)
Anosognosie	=	Unfähigkeit, erlittene Defizite als solche zu erkennen
Hemineglect	=	Vernachlässigung einzelner Funktionen einer Körperhälfte.

Die *Aphasie* soll näher erläutert werden, da sie streng zu trennen ist vom Befund der Dysarthrie (= Störung der Sprechfunktion). Bei der Aphasie ist der höhere Entwurf der Sprache, der Wortbildung und der Grammatik gestört. Bei der *motorischen Aphasie* (*Broca Aphasie*) hat der Patient einen deutlich gestörten Redefluß. Es finden sich erhebliche Wort- und Satzfehlbildungen mit deutlichen grammatikalischen Fehlern, so daß die Unfähigkeit, sich sprachlich normal auszudrücken, im Vordergrund steht (deshalb auch »expressive Aphasie«). Das Wortverständnis ist meist kaum beeinträchtigt. Hier ist typischerweise ein Teil des Frontalhirns geschädigt. Im Unterschied dazu kann bei der *sensorischen Aphasie* (*WERNICKE Aphasie*) der Redefluß durchaus flüssig sein, wobei der Patient aufgrund eines gestörten Sprachverständnisses Wörter und Sätze scheinbar sinnlos zusammensetzt und verbale Aufforderungen des Untersuchers nicht richtig versteht und umsetzt. Hier ist eine Schädigung im Temporallappen zu erwarten. Sehr häufig sind motorische und sensorische Aphasie kombiniert im Sinne einer *globalen Aphasie.* Bei Rechtshändigkeit sind in aller Regel die Sprachzentren in der linken, dann dominanten Hirnhälfte zu erwarten. Bei Linkshändern sind die Verhältnisse nicht ganz analog. Hier findet man häufig beidseitig das Sprachzentrum angelegt und im Falle von Großhirnschädigungen entsprechend geringere Ausfälle.

Für die Physiotherapie relevant ist ferner die *Apraxie,* die bei der Befunderhebung und Behandlung verwirren kann. Unter Apraxie wird ein gestörter Handlungsentwurf, bzw. eine gestörte Handlungsausführung bei intakter elementarer Beweglichkeit (d. h. z. B. ohne erkennbare Lähmung) verstanden. Im Vordergrund steht die Unfähigkeit des Patienten, eine sinnvolle Auswahl und Aneinanderreihung von Bewegungs- oder Handlungsabschnitten zu gestalten. Beschränkt sich dieses Unvermögen auf kurze gegliederte Bewegungsabläufe, die auf Auftrag hin durchgeführt werden sollen (z. B. Drohgebärde machen, Zunge herausstrecken, Ball kicken), so spricht man von einer *ideomotorischen Apraxie.*

Ist dagegen ein komplexer Handlungsablauf gestört (z. B. Kaffeekochen), und kommt es teilweise zu chaotischen Verwechslungen der einzelnen Handlungsabschnitte, so ist der Befund einer *ideatorischen Apraxie* gegeben (Sonderbeispiel: Ankleideapraxie, der Patient weiß z. B. nicht zu entscheiden, in welcher Reihenfolge Unterhemd, Hemd und Jacke angezogen werden). Beide Störungen finden sich gehäuft bei Schädigungen der dominanten Hemisphäre.

Auch eine *Anosognosie* kann die physiotherapeutische Befunderhebung und Behandlung erheblich irritieren. Man versteht hierunter eine Sonderform der Agnosie, bei der der Patient ein erworbenes Defizit als solches nicht erkennt und auch nicht verbalisieren kann. Der Patient nimmt so beispielsweise eine schwere Lähmung oder sogar auch eine Blindheit nach beidseitiger Zerstörung der Sehrinde (»Anton-Syndrom«) nicht wahr und gibt z. B. an, gehen oder sehen zu können. Als schwächere Variante gilt eine halbseitige Vernachlässigung des Körpers oder des Umfelds, der sogenannte *Hemineglect* (motorisch, aber auch sensorisch, z. B. visuell möglich). Häufigster Schädigungsort für diese Störungen ist der Parietallappen der nicht-dominanten Hemisphäre.

Weitere Details zu neuropsychologischen Störungen sind aktuellen Übersichten zu entnehmen. (Prosiegel, 1998).

PSYCHOPATHOLOGISCHER BEFUND

Es werden Einbußen oder Störungen erfaßt bzgl.

- Antriebslage (überschießend, eher gehemmt)
- Gedächtnisfunktionen
- Aufmerksamkeitsspanne
- Kritik- und Urteilsfähigkeit
- Labilität in den Gefühlsfunktionen.

Die Arbeit in der Physiotherapie kann erheblich durch solche Störungen geprägt sein und die Kooperationsfähigkeit des Patienten einschränken. Als Beispiel seien hier das »amnestische Syndrom« des Alkoholikers, (Unfähigkeit, Gedächtnisinhalte abzuspeichern), die Demenz des hochbetagten Patienten (zunehmender Abbau von Konzentration, Gedächtnis, Lernfähigkeit, Orientierung und vieler weiterer höherer kognitiver Funktionen) oder Primitivreaktionen, Distanzlosigkeit und Enthemmung als Durchgangsstadien beim schweren Schädelhirntrauma erwähnt.
Störungen der Aufmerksamkeit erfordern eine sorgfältige Behandlungsplanung:
Die Behandlungssituation fordert vom Patienten, über einen längeren Zeitraum reaktionsbereit zu sein (= Daueraufmerksamkeit). Ist dies nicht möglich, sollte die Behandlung auf mehrere, kürzere Sequenzen verteilt werden. Ruhephasen nach Therapieeinheiten sind einzuplanen.
Kann der Patient durch äußere Reize leicht abgelenkt werden (= Störung der selektiven Aufmerksamkeit), so ist eine »reizarme« Behandlungssituation wichtig. Behandlung in Mehrbettzimmern oder Therapieräumen, die von mehreren Behandlern gleichzeitig genutzt werden, sollten vermieden werden. Da nicht nur optische, sondern auch akkustische Reize ablenken, ist ein geschlossener Raum das Mittel der Wahl.
Besteht das Problem, in der Behandlung Gelerntes in den Alltag zu übertragen, kann es daran liegen, daß mehrere Dinge nicht gleichzeitig durchgeführt werden können (= Störung der geteilten Aufmerksamkeit). Ein Beispiel: Ein Patient unterbricht das Gehen, wenn er ihm gestellte Fragen beantwortet. Ähnliche Situationen müssen dann in die Therapiesituation eingebaut werden.
Auch wenn schwerwiegende *Gedächtnisstörungen* vorliegen, ist motorisches Lernen möglich. Erklärungen zu Übungen sind dann meist nicht mehr umsetzbar.
Für die Behandlung gilt dann:

- Bewegungen häufig wiederholen
- komplexe Bewegungsabläufe in Einzelteilen vorüben

– Bewegungen durch »Führung« des Behandlers erleichtern (siehe auch Bobath-Konzept S. 101 ff).

4. APPARATIVE ZUSATZDIAGNOSTIK

Neurophysiologische Untersuchungsmethoden haben zum Ziel, den Funktionszustand von Strukturen des ZNS oder PNS zu registrieren. Im Unterschied dazu sind Untersuchungen zu sehen, die morphologische, d. h. gewebetypische Veränderungen aufzeigen sollen wie die bildgebenden Verfahren oder die Direktentnahme von Geweben (Biopsien).

NEUROPHYSIOLOGISCHE UNTERSUCHUNGSMETHODEN

Elektroenzephalographie (EEG)

Es handelt sich um ein Funktionsdiagramm der bioelektrischen Aktivität des Gehirns. Die sich überlagernden Potentialschwankungen der Ganglienzellen in der Hirnrinde werden mittels Oberflächenelektroden registriert, anschließend verstärkt und entweder in Form eines laufenden Papierausdrucks dokumentiert oder mittels modernster Computertechnik digital gespeichert. In der Routinediagnostik handelt es sich meist um ein Skalp (Kopfschwarten)-EEG, wobei die Oberflächenelektroden nach einem international standardisierten System im Abstand von 3–4 cm in Längs- und Querreihen (sog. 10–20-System) mit einer Kontaktpaste fixiert werden. Genaugenommen werden beim Skalp-EEG die Potentialschwankungen oder -differenzen zwischen den einzelnen Elektroden aufgezeichnet, verstärkt und dann in der Kurve (*Abb. 16*) wiedergegeben. In der Routinediagnostik großer Kliniklabors hat sich eine Aufzeichnung durchgesetzt, bei der gleichzeitig das Verhalten des Patienten während der Ableitung (evtl. spontane Äußerungen oder motorische Bewegungsabläufe) dokumentiert werden kann (sog. Video-EEG-Doppelbildaufzeichnungen). Mit dieser verbesserten Technik können Auffälligkeiten, z. B. während eines epileptischen Anfalls, den entsprechenden EEG-Kurvenveränderungen zugeordnet werden. In spezialisierten Untersuchungseinheiten kann mit dieser Technik ein Langzeit-Monitoring über viele Tage durchgeführt werden.

Eine Domäne der Elektroenzephalographie ist die Diagnostik, Abklärung und Therapiekontrolle von Epilepsien. Hier findet man typischerweise

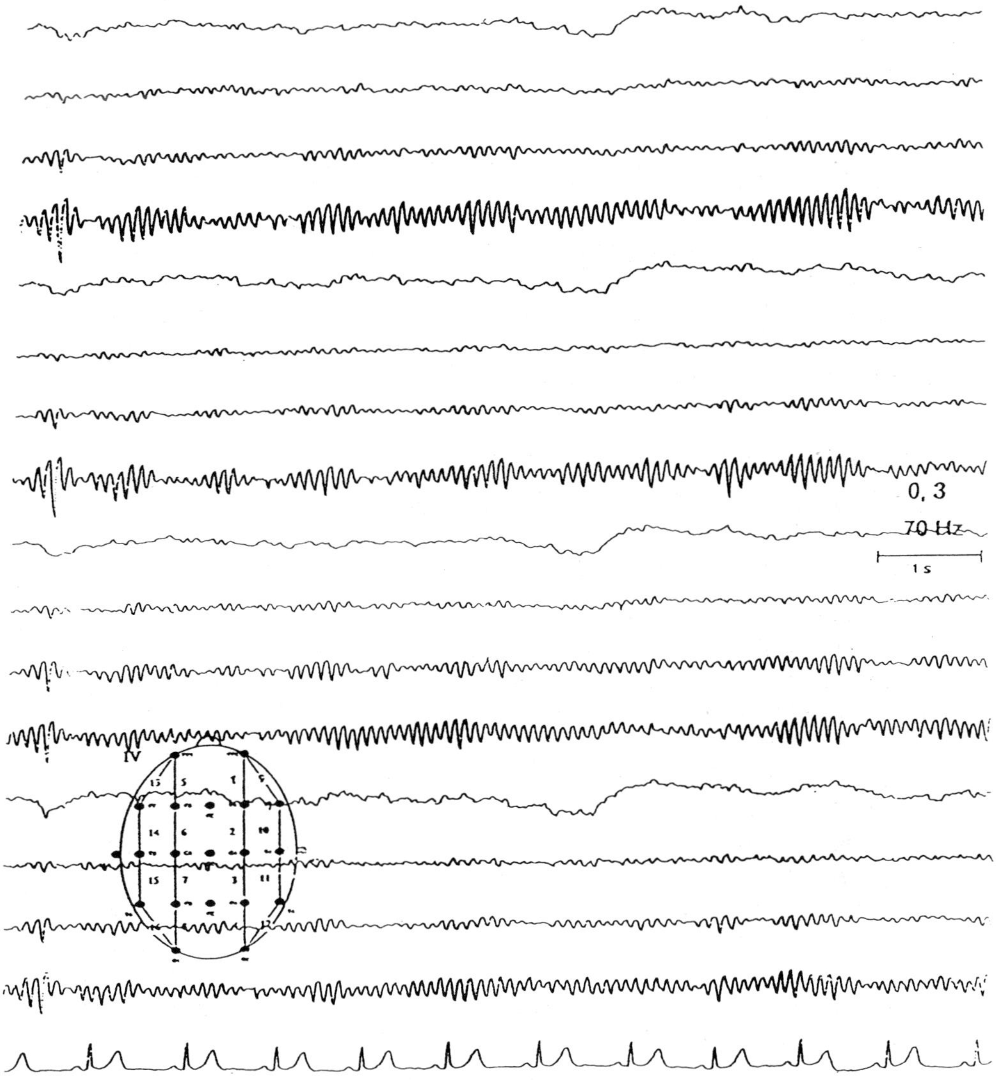

Abb. 16: *Normales EEG mit Ableitungsschema für die Kopfelektroden. (Eigenes EEG-Archiv, Patient 18 Jahre ♂, Normalbefund)*

hochamplitudige, spezifische Spitzenentladungen (sog. »Spikes«, »Sharp-waves«) und zusammengesetzte Muster wie Spike wave und Sharp-slow-wave-Komplexe. Zwischen einzelnen Anfällen kann das EEG völlig normal sein.
Weitere Einsatzgebiete der Elektroenzephalographie sind:

- Dokumentation von Bewußtseinsstörungen/-trübungen
- Stoffwechselstörungen mit Einfluß auf das Gehirn (Enzephalopathien)
- Herddiagnostik (z. B. Hirntumor)
- Intoxikationen
- Diagnose des Hirntodes.

Im normalen EEG herrscht eine 8–13/s Aktivität (Alphaaktivität) vor. Die Diagnosestellung der oben erwähnten Krankheitsbilder beruht entweder darauf, daß Abweichungen von der beschriebenen Grundaktivität (meist Verlangsamung) in beiden Hirnhälften gefunden werden, oder daß sich eine eher umschriebene feldförmige Veränderung findet. Im Rahmen der Hirntoddiagnose ist ein Erlöschen sämtlicher Hirnfunktionen zu erwarten, so daß man auch von einem sogenannten Nullinien-EEG spricht.

Elektrodiagnostik, Elektromyographie (EMG), Elektroneurographie (ENG)

Elektrodiagnostik

Einige grundlegende neurophysiologische Begriffe aus der Elektrodiagnostik, die zum Teil für die Befundaufnahme der Physiotherapeutin relevant sind, sollen in diesem Abschnitt erklärt werden. In der einfachen, konventionellen Untersuchung von Nerven und Muskeln wird mit faradischem und galvanischem Strom gereizt, wobei eine unipolare von einer bipolaren Reiztechnik unterschieden wird.

> Bei der *unipolaren Reizung* wird die Reizelektrode, die negativ geladen ist (Kathode), auf das Reizgebiet aufgesetzt, die größere Vergleichselektrode (indifferente Elektrode), die positiv geladen ist (Anode), im Bereich der untersuchten Extremität fixiert.
> Bei der *bipolaren Reizung* liegen beide Elektroden dicht beieinander, sind meist in einem Reizkopf untergebracht und werden direkt auf den Nerven oder den Muskel aufgesetzt.

Muskeln können direkt gereizt werden (*direkte Reizung*) oder sekundär durch einen Stromimpuls auf den Nerven, der diesen Muskel versorgt (*indirekte Reizung*), erregt werden.

Bei der *Reizung mit faradischem Strom* werden in Abständen von mindestens 20 ms Impulse mit einer kurzen Dauer von 0,3 und 1,0 ms im Bereich von 2–10 mA auf den Nerv gegeben, worauf eine deutlich sichtbare Muskelkontraktion zu beobachten ist. Bei der *galvanischen Reizung* wird ein Gleichstromstoß von erheblich längerer Dauer, nämlich von 100 ms Dauer, auf den Nerv gegeben, wobei auch hier die Reaktion eine deutlich sichtbare Muskelzuckung ist.
Bei diesen unterschiedlichen Reiztechniken zeigen sich charakteristische Reaktionen des Muskels bei Funktionsstörungen oder Funktionsverlust des peripheren Nerven. Man unterscheidet folgende Formen der Nervenverletzung (*Abb. 17*):

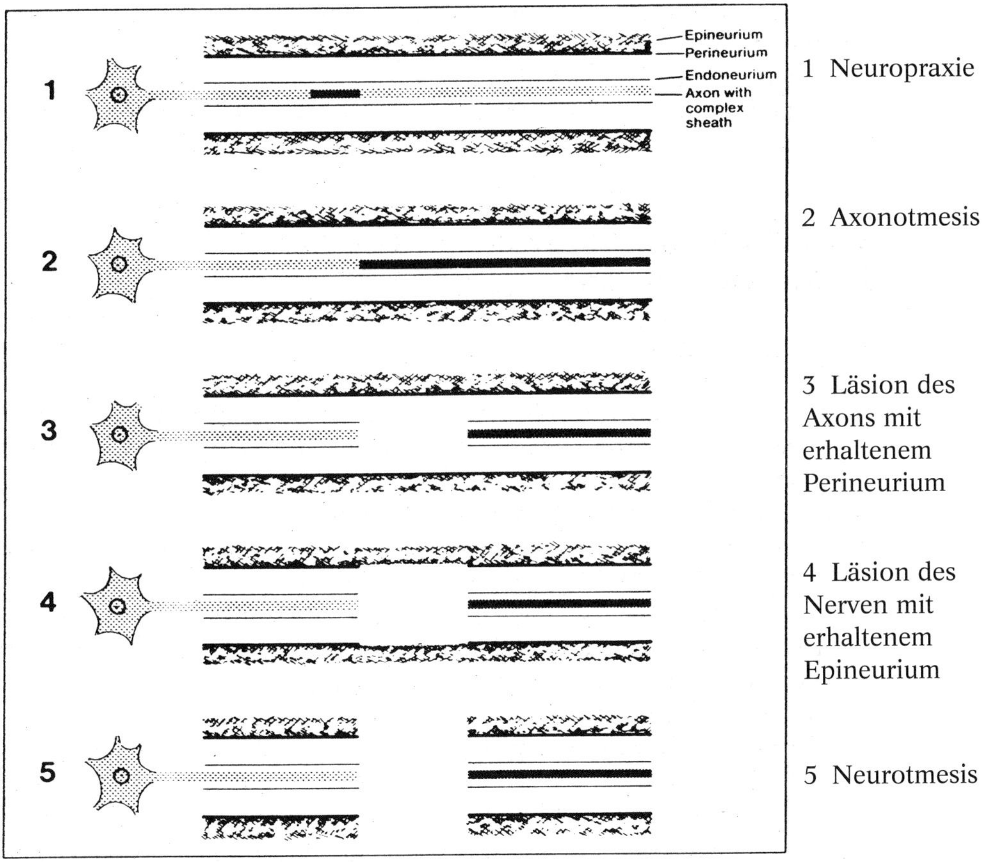

Abb. 17: *Formen peripherer Nervenverletzung (aus BRANDT, DICHGANS, DIENER, 1993).*

- *Neurotmesis* = vollständige Durchtrennung des Nerven, d. h. Zerstörung der myelinhaltigen Hüllstrukturen, die ganz wesentlich für die Leitung sind, und auch der der Axone.
- *Axonotmesis* = Zerstörung der Axone bei erhaltenen Myelinstrukturen.
- *Neurapraxie* = funktionelle Blockierung der Erregung bei fehlenden morphologischen Veränderungen.

Bei Nervenschädigungen beobachtet man nach elektrischer Reizung des Muskels die sogenannte *Entartungsreaktion* (EaR). Ist der Nerv völlig durchtrennt, geht die indirekte Erregbarkeit des Muskels durch die unterbrochenen Nervenstrukturen verloren, eine faradische Reizung bewirkt keinerlei Zuckungen. Eine galvanische Reizung läßt lediglich eine träge »wurmförmige« Kontraktion erkennen (sog. *totale Entartungsreaktion*). Auch bei der *partiellen Entartungsreaktion* ist die faradische Erregbarkeit aufgehoben, die galvanische Reizung führt zu einer vergröberten und verlangsamten Muskelkontraktion.

Elektrodiagnostische Untersuchungen sind hilfreich bei Verlaufsuntersuchungen vorgeschädigter Nerven, um ein weiteres Fortschreiten (Progression) oder eine Rückbildung von Funktionsstörungen (Remission) zu dokumentieren. Außerdem liefern sie Parameter zur Reizstrombehandlung der Muskulatur. Wichtig bei der Durchführung elektrodiagnostischer Untersuchungen ist, daß immer eine Zuckung derselben Intensität erreicht wird.

Unter einer **It-Kurve** versteht man eine Aufzeichnung der Stromstärke, die bei verschiedenen Reizzeiten zur Muskelzuckung führt. Die seriell-graphisch aufgezeichnete Kurve erlaubt die Verlaufsuntersuchung peripherer Nervenschädigungen, das Verhältnis der Werte zueinander charakterisiert den Zustand der Muskulatur.

Rheobase und Chronaxie: (Reizung mit Rechteckstrom)

Rheobase = Mindeststromstärke nach galvanischer Reizung, die eine Muskelkontraktion bewirkt.

Chronaxie = kürzester Zeitraum, nach dem mit verdoppelter Rheobase eine Zuckung angegeben werden kann. Bei Reizgeräten mit Konstantstromausgang liegt die Chronaxie normalerweise unter 1 ms.

Als Parameter zur Behandlung wird neben Chronaxie und Rheobase auch die Akkomodationsfähigkeit (= Anpassung auf Dreieckstrom) der Muskulatur in einer zweiten It-Kurve bestimmt. Hierzu wird ebenfalls die Min-

deststromstärke ermittelt, die bei Dreiecksimpulsen zu einer Kontraktion führt (= Akkomodationsschwellenwert).
Die Akkomodationsfähigkeit ergibt sich aus dem Verhältnis des Akkomodationsschwellenwertes zur Rheobase.
(Für weitere ausführlichere Informationen sei das Buch Gillert/Rulffs/Boegelein: Elektrotherapie, 3. Auflage empfohlen.)

Elektromyographie (EMG)

Die Elektromyographie untersucht die bioelektrische Aktivität des Muskels unter Ruhe- und Aktionsbedingungen, die Elektroneurographie die Leitfähigkeit des peripheren Nerven. Beide Untersuchungen sind damit wichtig zur Beurteilung und Erfassung akuter und chronischer Schädigungen im Bereich der Muskulatur und der peripheren Nervenabschnitte. Auch bei Pyramidenbahnläsionen oder anderen zentralnervösen Störungen des motorischen Systems kann die Elektromyographie zusätzliche Informationen liefern.
Das EMG erlaubt die Erfassung von evozierten Muskelaktionspotentialen (EMAP). Damit kann die Funktionstüchtigkeit einer motorischen Einheit (kleinste willkürlich aktivierbare Einheit im Muskel, bestehend aus der motorischen Vorderhornzelle im Rückenmark, den von hier ausgehenden Neuriten und den Muskelfasern, die von ihrem Axon versorgt werden) beurteilt werden. Als Beurteilungskriterien dienen: Form, Dauer und Amplitude des EMAP. Bei dieser sehr wichtigen, gelegentlich etwas schmerzhaften Untersuchung werden an vielfältigen Stellen des Muskels in unterschiedlicher Tiefe mit Nadelelektroden einzelne Muskelaktionspotentiale abgeleitet und auf einem Bildschirm optisch (Oszillograph) aufgezeichnet. Eine gleichzeitige akustische Registrierung ist unerläßlich.
Aufgrund bestimmter Veränderungen dieser Muskelaktionspotentiale unter Ruhebedingungen, unter mäßiger Willkürinnervation und nach maximaler Willkürinnervation lassen sich charakteristische Muster erkennen, die die Differenzierung eines *primär myogenen* Prozesses (z. B. alle Muskelerkrankungen) von einem *primär neurogenen* Prozeß mit sekundärer Muskelbeteiligung (z. B. schwere Plexusläsionen) erlauben.

Elektroneurographie (ENG)

Die Elektroneurographie (= Erfassen der Nervenleitgeschwindigkeit) wird in der Routinediagnostik bei neurologischen Erkrankungen mit Verdacht auf Schädigungen im Bereich der peripheren Nervenstrukturen angewandt. Die Nervenleitgeschwindigkeit ist besonders stark reduziert, wenn die Erkrankung zur Degeneration der myelinhaltigen Hüllstrukturen führt, weniger deutlich bei langsamer Degeneration von Axonfasern. *Abb. 18* gibt ein Beispiel für den Nervus peronaeus.

Prinzip: Der Nerv wird supramaximal an mindestens zwei Stellen stimuliert, z. B. im Sprunggelenkbereich und unterhalb des Fibulaköpfchens. Gleichzeitig erlaubt eine Oberflächenelektrode über dem Muskel, in diesem Fall dem M. extensor digitorum brevis, eine Registrierung von motorischen Antwortpotentialen (EMAP). Die Leitgeschwindigkeit errechnet sich als Quotient aus der Latenzzeitdifferenz dieser EMAP und der Distanz zwischen proximalem und distalem Reizpunkt. In unserem Beispiel betrug die Latenzzeitdifferenz 7 ms, die Reizortdifferenz 36 cm, und es errechnete sich eine Nervenleitgeschwindigkeit von 51,4 m/s. Die Nervenleitgeschwindigkeit kann auch für sensible periphere Nerven gemessen werden.

Wichtigste Anwendungs-(Indikations-)gebiete in der Neurologie sind:
- diffuse oder umschriebene Erkrankungen des Nerven (Polyneuropathien)
- Engpaßsyndrome (z. B. Karpaltunnelsyndrom, Sulcus ulnaris-Syndrom)
- Nervenwurzelerkrankungen (z. B. Bandscheibenvorfall, Radikulitis).

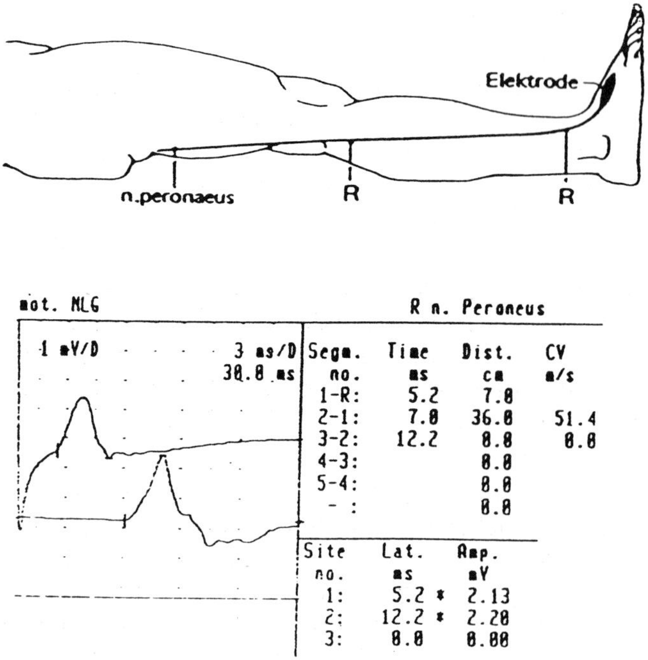

Abb. 18: *Technik der Nervenleitgeschwindigkeitsbestimmung (eigenes EMG-Labor, Normalbefund).*

Evozierte Potentiale

Die Darstellung von evozierten Potentialen beruht auf dem Prinzip, daß es nach sinnesspezifischen Reizungen (z. B. optisches Signal, akustischer oder sensibler Reiz) zu Erregungen der spezifischen Sinnessysteme und zur Fortleitung in die entsprechenden Rindenfelder des Gehirns (sog. kortikale Repräsentationsareale) kommt. Mittels Oberflächenelektroden werden diese sehr niedrigen Potentialantworten über den stimulierten Hirnarealen registriert (z. B. nach visueller Reizung ist ein entsprechendes visuell evoziertes Potential über dem Okzipitallappen zu erwarten). Da sich diese kleinen Potentiale von der EEG-Hintergrundsaktivität herausheben müssen, ist eine Verstärker- und Aufsummations-(»Averaging«) Technik notwendig. In Analogie zur peripheren Neurographie (ENG) werden auch bei diesen zentralen Neurographien die Potentialform, die Potentiallatenz, ggf. auch die Leitgeschwindigkeiten bestimmt. Grundsätzlich unterscheidet man folgende Reizmodalitäten, die die Funktionstüchtigkeit der verschiedenen Sinnessysteme untersuchen:

- visuell evozierte Potentiale (VEP)
- akustisch evozierte Potentiale (AEP)
- somatosensibel evozierte Potentiale (SEP)
- motorisch evozierte Potentiale (MEP).

Bei den **visuell evozierten Potentialen** sitzt der Patient einem Bildschirm gegenüber, auf dem er einen roten Punkt fixieren muß. Die Netzhautabschnitte werden durch ein in rascher Folge regelmäßig wechselndes Schachbrettmuster (sog. Kontrast-VEP) stimuliert. Die Ableitung erfolgt über der okzipital gelegenen Sehrinde.

Klassische Indikation:
Sehnerventzündung (Retrobulbärneuritis) z. B. bei Multipler Sklerose.

Bei den **akustisch evozierten Potentialen** werden bis zu 2000 akustische Klicks über einen Kopfhörer seitengetrennt für jedes Ohr angeboten. Eine Ableitung der Antworten erfolgt mit entsprechenden Oberflächenelektroden im Bereich der Schädelbasis (zentrale Hörbahn).

Klassische Indikation:
Erkrankungen im Bereich des Hörnerven, z. B. Akustikusneurinom.

Bei den **somatosensibel evozierten Potentialen** werden gemischte motorische und sensible Nerven (meistens N. medianus für die obere Extremität und N. tibialis für die untere Extremität) gereizt, so daß man gerade eine leichte motorische Reaktion sieht. Erfaßt werden können die sensiblen Antwortpotentiale in verschiedenen Etagen der sensiblen Leitungsbahn (sakrale, lumbosakrale, zervikale Plexusantworten, subkortikale und kortikale Antworten).

Klassische Indikation:
Entmarkungserkrankungen (z. B. Multiple Sklerose), Nachweis von psychogenen Sensibilitätsstörungen.

Bei den **motorisch evozierten Potentialen** werden das motorische Rindenfeld und das Zervikalmark mit einer großflächigen Magnetspule stimuliert; die motorisch evozierten Potentialantworten werden bei deutlich sichtbaren Muskelkontraktionen mittels Oberflächenelektroden an der oberen Extremität (meist M. interosseus dorsalis 1) und unteren Extremität (meist M. tibialis anterior) abgeleitet. Mit dieser Untersuchungstechnik lassen sich Störungen des peripheren Motoneurons, aber auch Störungen der Pyramidenbahn (des zentralen motorischen Neurons) erfassen.

Klassische Indikationen:

- Erkrankungen des motorischen Systems
- Querschnittsyndrom
- Myelopathien.

Doppler- und Duplexsonographie

Die Dopplersonographie im Rahmen der neurologischen Zusatzdiagnostik ist eine Ultraschallmethode zur Beurteilung des Strömungsverhaltens der Hirnarterien außerhalb und innerhalb der Schädelkalotte (extra- und intrakranielle Dopplersonographie). Charakteristische Strömungsveränderungen, die auf einem Monitor dargestellt werden, erlauben die Dokumentation eines Verschlusses der großen zuführenden Gefäße (Carotis interna-Verschluß) bzw. auch die Beschreibung einer umschriebenen oder längerstreckigen Einengung (Stenose). Damit ist diese Untersuchung eine wichtige Vorfelddiagnostik für invasive Verfahren wie die zerebrale Angiographie.

Wichtigste Indikationen sind:

- Beurteilung von Stenosen und Verschlüssen der intra- und extrakraniellen Hirnarterien
- Verlaufsuntersuchungen der Strömungsgeschwindigkeiten in den Hirngefäßen nach intrazerebralen Blutungen (z. B. Subarachnoidalblutung).

Mit der Duplexsonographie besteht seit kurzem auch die Möglichkeit, farbcodiert die Flußgeschwindigkeiten und das Strömungsverhalten der Hirnarterien in Bildern darzustellen.

Computerdynographie

Die Computerdynographie (CDG) ist ein neues Verfahren, das zur quantitativen Ganganalyse eingesetzt wird. Dabei messen für jeden Fuß acht in Spezialsohlen eingebettete Sensoren die auf den Boden wirkende Kraft während des Gehens. Die graphische Darstellung (*Abb. 19a bis d und 20a bis d*) der computerunterstützt analysierten Daten erlaubt z. B. Aussagen über Gangsicherheit und eventuell vorhandene Seitenunterschiede. Dadurch ist es möglich, die Auswirkungen medikamentöser Therapie zu verfolgen oder den Erfolg der Physiotherapie zu dokumentieren.

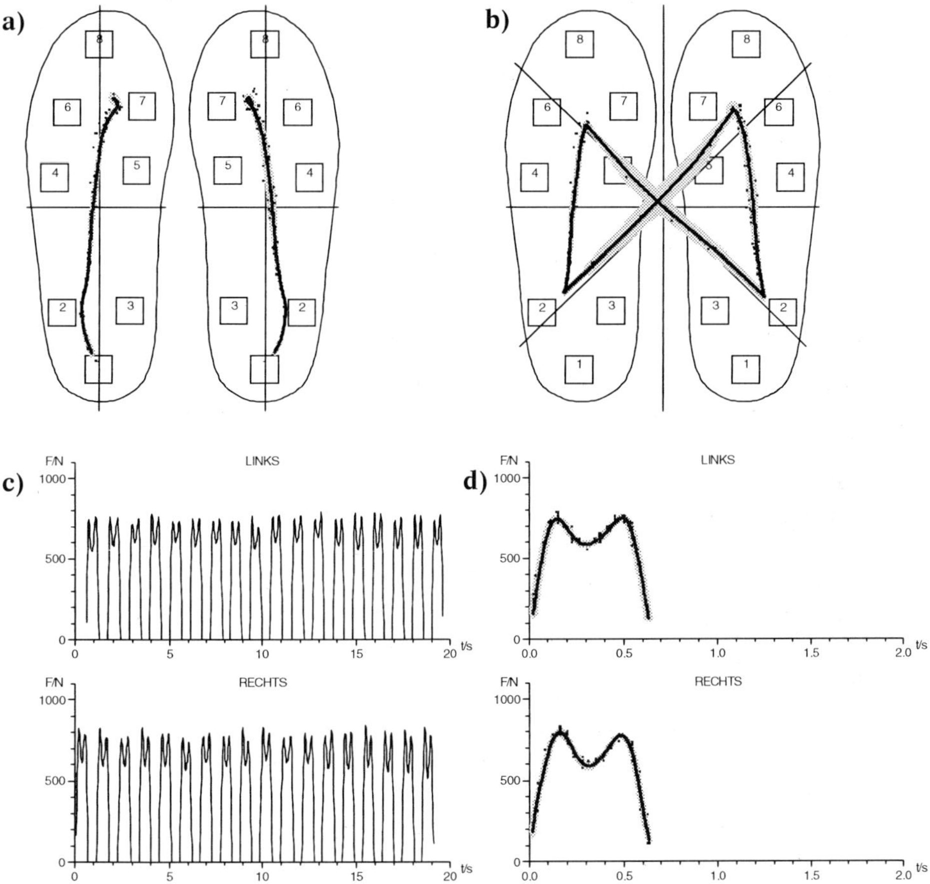

Abb. 19a bis d: *CDG bei normalem Gang*

a) Ganglinien | *c) Boden-Reaktions-Kräfte*

b) Zyklogramm | *d) Gemittelte Boden-Reaktions-Kräfte.*

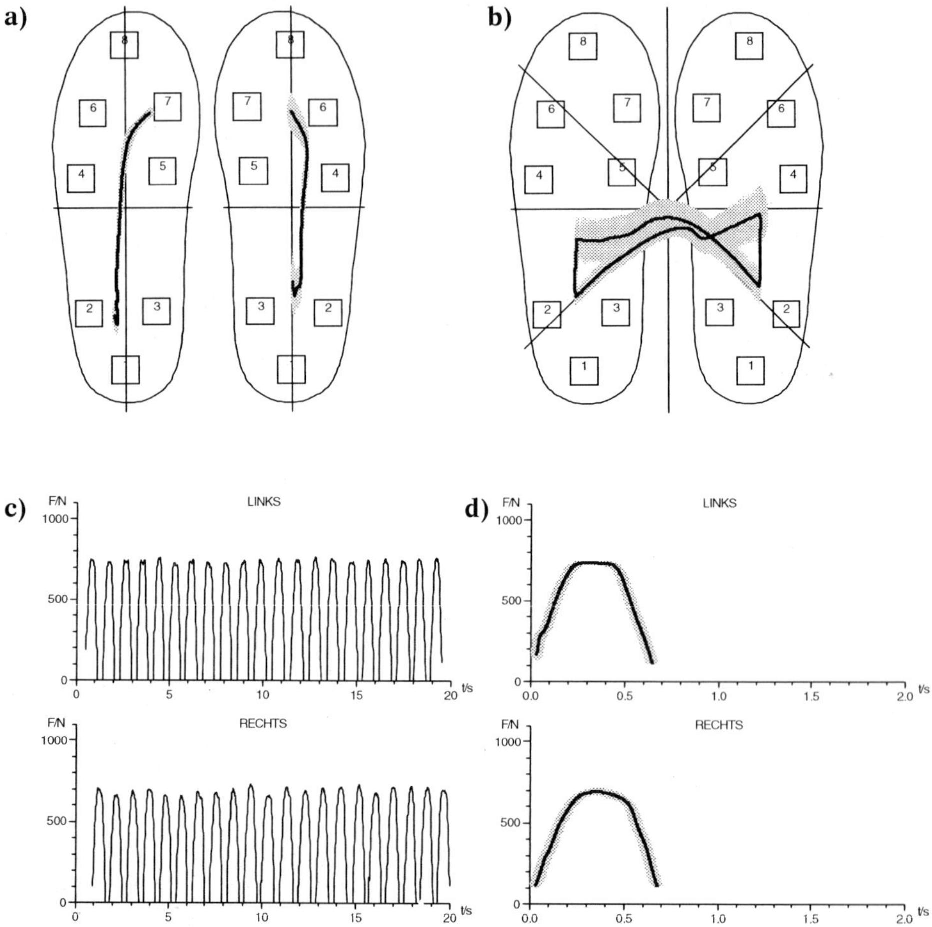

Abb. 20 a bis d: *CDG bei M. Parkinson*

a) Ganglinien zeigen verkürzte Abrollstrecken beidseits an

b) Zyklogramm zeigt hohe Variabilität in der Verlagerung des Körperschwerpunkts von Schrittzyklus zu Schrittzyklus

c) Normale Kadenz (Anzahl der Schritte pro Minute)

d) Fehlende Modulation der Boden-Reaktions-Kräfte.

BILDGEBENDE VERFAHREN

Röntgenuntersuchungen

Viele neurologische Erkrankungen gehen gleichzeitig mit Veränderungen der knöchernen Strukturen einher. Mit einfachen Röntgenuntersuchungen (Nativröntgen) können Veränderungen im Bereich des Schädelskeletts, der Wirbelsäule und der großen Extremitätenknochen erfaßt werden. Bereits in der Übersichtsaufnahme und falls erforderlich mittels Spezialaufnahmen und Schichtaufnahmen können pathologische Veränderungen wie Frakturen, degenerative Veränderungen, Entmineralisationen (Osteoporose), Verkalkungen, oder auch neoplastische Veränderungen erfaßt werden.

Für die jetzt folgende Computer- und Magnetresonanztomographie ist zu beachten, daß die Seitenverhältnisse immer umgekehrt dargestellt sind (s. *Abb. 21*).

Computertomographie (CT)

Das Prinzip der **kranialen Computertomographie** besteht darin, daß die Abschwächung von Röntgenstrahlen beim Durchdringen von Geweben gemessen wird. Diese wird von rotierenden speziellen Abtastsystemen (Detektoren) registriert und im Rahmen einer computergestützten Datenaufbereitung zu einem Bild (Bildmatrix) rekonstruiert. Dabei entsteht eine

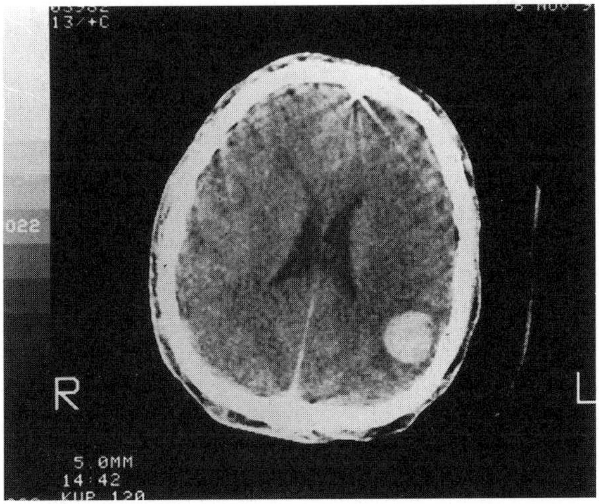

Abb. 21: *Kraniales CT eines Patienten mit manifester AiDS-Erkrankung und komplizierender intrazerebraler Raumforderung links parietal (V.a. Lymphom).*

den anatomischen Verhältnissen angenäherte, differenzierte Gewebedarstellung, wobei die unterschiedlichen Strukturen in verschiedenen Grautönen von weiß bis schwarz erscheinen. Insbesondere ist es möglich, die weiße und die graue Hirnsubstanz eindeutig voneinander zu differenzieren. Flüssigkeitsgefüllte Räume wie die Ventrikel sind eher signalarm, also dunkelgrau-schwarz (hypodens), dagegen erscheinen gewebedichte Strukturen (insbesondere Knochen) signalintensiv, also weiß (hyperdens). In der Routinediagnostik werden im 5–10 mm-Abstand Horizontalschnitte durch den Schädel durchgeführt (axiale Schnittführung). In besonderen Fällen, in denen z. B. auch die Temporallappenregion zu beurteilen ist (z. B. bei Epilepsien), hilft eine zusätzliche vertikale Schnittführung (koronare Schnitte) (*Abb. 21*). Diese erst 1971 in die Routinediagnostik eingeführte Untersuchung hat die bildgebenden Verfahren im Bereich der Neurologie revolutioniert, weil sie relativ risikoarm (geringes Strahlenrisiko) und völlig schmerzlos ist. Eine wichtige Voraussetzung ist allerdings, daß der Patient ruhig und kooperativ ist, damit die Bildrekonstruktion nicht verwackelt. In einzelnen Fällen müssen motorisch unruhige Patienten oder auch Kinder sediert, selten auch narkotisiert werden.

Die Indikationen der kranialen Computertomographie sind:

- Ischämische Läsionen (»Schlaganfälle«)
- Intrazerebrale Blutungen
- Sub- und Epiduralhämatom und Kontusionsherde nach Schädel-Hirn-Trauma
- Hirntumoren
- Hirnabszesse
- Liquorabflußstörungen (Hydrocephalus occlusus)
- Mißbildungen
- Atrophien.

Durch gleichzeitige Gabe von Kontrastmittel ist ein zusätzlicher Informationsgewinn zu erzielen über die Darstellung von:

- pathologischer Gefäßversorgung besonders bösartiger Tumoren
- Gefäßmißbildungen
- gestörter Blut-/Liquorschranke (bei entzündlichen und vaskulären Prozessen).

Die kraniale Computertomographie hat ihre Domäne nach Einführung der unten näher beschriebenen Magnetresonanztomographie vor allem in der Notfalldiagnostik zur schnellen, gefahrlosen Abklärung zerebraler Prozesse, z. B. bei raschen intrazerebralen Blutungen, unklaren Bewußtseinstrübungen, Kopfverletzungen usw. behalten.

Die **spinale Computertomographie** erlaubt eine Beurteilung der knöchernen und medullären Strukturen sowie der Wurzelstrukturen.
Hier sind die Hauptanwendungsgebiete:

- Bandscheibenvorfälle
- Spinale Tumoren
- Abklärung spinaler Metastasen
- Traumatische Schäden (z. B. Querschnittsyndrom).

Auch hier ist eine zusätzliche Kontrastanreicherung in vielen Fragestellungen hilfreich, wobei das Kontrastmittel in den Liquorraum im Sinne einer zusätzlichen Myelographie gegeben wird (S. 71). Dieses Verfahren wird auch *Myelo-CT* genannt.

Magnetresonanztomographie (MRT)

Mit der *Magnetresonanztomographie* (auch Kernspintomographie genannt) ist in den letzten Jahren zusätzlich für die Routinediagnostik ein Verfahren entwickelt worden, das sehr viel genauer als die kraniale Computertomographie die anatomischen Verhältnisse im Gehirn und in den spinalen Strukturen wiedergibt.
Das stark vereinfachte *Prinzip der MRT* ist:
Ein äußeres starkes Magnetfeld, in das der Patient eingebracht wird, führt zur Ausrichtung der Atomkerne des zu untersuchenden Hirngewebes. Durch einen hochfrequenten »Störimpuls« werden die so ausgerichteten Atomkerne aus diesem Feld herausgedreht. Die Atomkerne senden nach Beendigung des Impulses als Ausdruck des Wiedereinpendelns in das alte Magnetfeld eine elektromagnetische Strahlung (»Kernresonanzsignal«) aus, die exponentiell abklingt und der »Kernrelaxation« entspricht. Diese Strahlung wird durch spezielle Empfängerspulen registriert und anschließend computergestützt analysiert. Diese Rekonstruktion führt zu einer den anatomischen Verhältnissen angenäherten Bilddarstellung des Gehirns bzw. des Rückenmarks.
Die *Vorzüge* des MRT gegenüber dem CT sind in folgenden einzelnen Punkten zu sehen:

- bessere Gewebedifferenzierung
- mehrdimensionale Schnittbilddarstellungsmöglichkeit (auch dreidimensionale Darstellung)
- weniger Knochenartefakte in der Bildkonstruktion.

Es bestehen folgende *Nachteile*:

- Das sehr sensitive Verfahren zeigt häufig geringfügige Veränderungen, die nicht unbedingt Rückschlüsse auf bestimmte Erkrankungen zulassen (d. h. hohe Sensitivität bei geringer Spezifität).

– Das Verfahren ist unverändert kostenintensiv.

Kontraindiziert ist die Untersuchung bei allen Patienten mit potentiell magnetisierbaren implantierten Bestandteilen (Herzschrittmacher, Verplattungen, Schrotschußverletzungen usw.).

Durch eine geschickte Wahl unterschiedlicher technischer Aufnahmeparameter ergeben sich fast unbegrenzte Einsatzmöglichkeiten bei der Darstellung intrazerebraler und intraspinaler neuroanatomischer Verhält-

a)

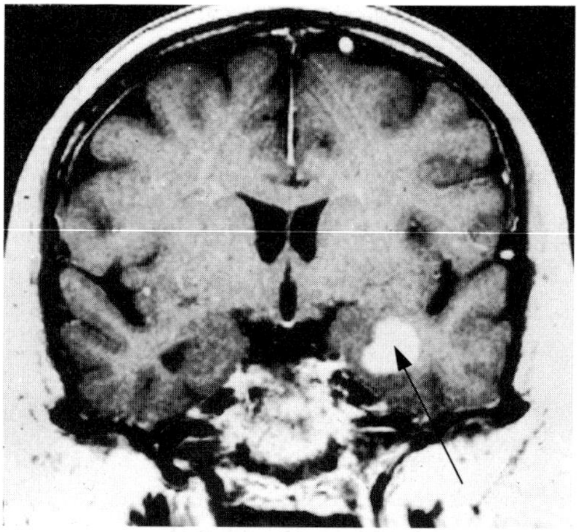

b)

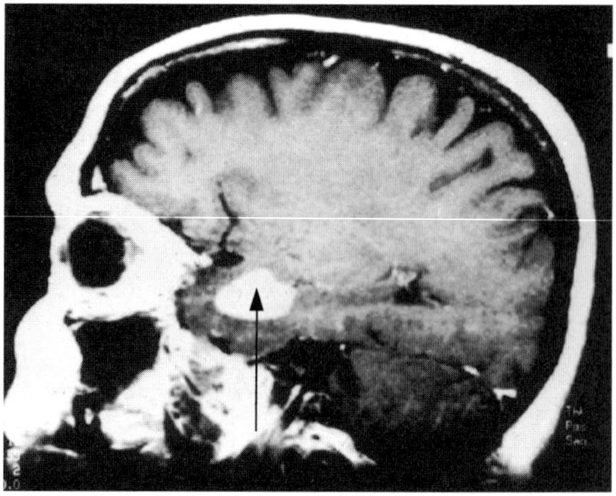

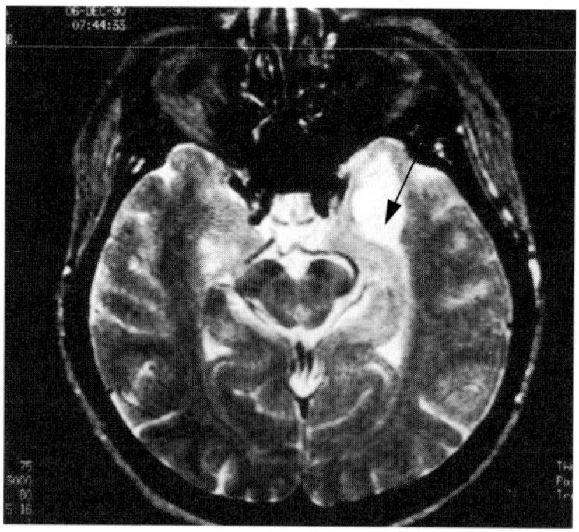

c)

Abb. 22a bis c: *MRT einer Patientin mit Temporallappentumor und symptomatischen epileptischen Anfällen (dargestellt in drei Ebenen).*
a) koronare
b) sagittale
c) axiale Schnittführung

nisse und pathologischer Prozesse. Durch die Wahl unterschiedlicher sogenannter Relaxationszeiten (T1 und T2) lassen sich dieselben Hirnstrukturen einmal signalintensiv (weiß oder hell), ein anderes Mal schwach (dunkel) darstellen. (Beispiel: s. *Abb. 22a bis c*, z. B. im T1-Bild Liquorräume dunkel, im T2-Bild hell).
Aufgrund der Überlegenheit in vielen Fragestellungen gegenüber der kranialen Computertomographie liegen die Hauptanwendungsbereiche der MRT in der Darstellung

- polytoper Entzündungsherde, wie man sie z. B. bei der Multiplen Sklerose sieht.
- kleinerer vaskulärer Schädigungen (sog. lakunäre Infarkte).
- kleiner Tumoren.
- angeborener Hirnmißbildungen.
- von Höhlenbildungen, besonders des Spinalmarks (Syringomyelie).

Auch bei der MRT ergibt die zusätzliche Gabe eines intravenös applizierten Kontrastmittels weitere Informationen. Dies ist besonders bei Erkrankungen notwendig, bei denen die Blut-Liquor-Schranke gestört ist.
Bei der Rückenmarkdiagnostik hat die MRT besonders eine Überlegenheit im Bereich der Darstellung von Höhlenbildungen (Syringomyelie) bewiesen. Bezüglich Bandscheibenprozessen und knöchernen Veränderungen entspricht ihre Aussagemöglichkeit in etwa der des Myelo-CT.

Zerebrale Angiographie

Die konventionelle zerebrale Angiographie ist eine invasive Methode zur Darstellung des extra- und intrakraniellen Gefäßsystems mittels eines jodhaltigen Kontrastmittels. Über einen Katheter, der nach Punktion der A. femoralis vom Bein aus herzwärts bis an die Abgangsstellen der großen Hirnarterien vom Aortenbogen und dann in diesen hinein vorgeschoben wird, wird Kontrastmittel appliziert. Dann folgen Serien-Röntgenaufnahmen des jeweiligen Gefäßsystems von vorne und von der Seite. Zunehmend hat sich auch die *digitale Subtraktionsangiographie* (*DSA*) etabliert, bei der computergestützt ein Leerbild von einer Angioaufnahme subtrahiert wird und so erheblich Kontrastmittel eingespart werden kann. Allerdings ist die Auflösung und damit die Darstellung der ganz kleinen Gefäße schlechter.
Eine Alternative stellt die nicht-invasive MR-Angiographie dar (Angiographie nach dem Prinzip der Magnetresonanztomographie), bei der fließende Partikel, in diesem Fall die Blutgefäße, sich signalintensiv dar-

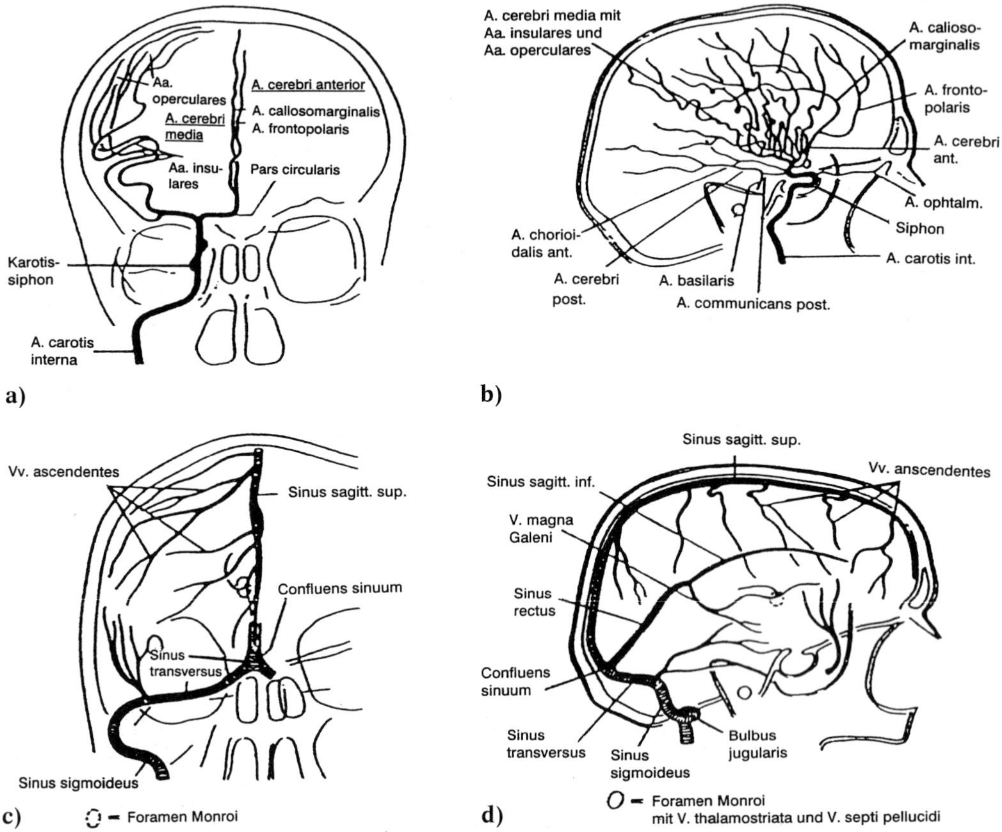

Abb. 23 a bis d: *Normales Karotisangiogramm a) Sagittaler Strahlengang, arterielle Phase; b) Seitlicher Strahlengang, arterielle Phase; c) Sagittaler Strahlengang, venöse Phase; d) Seitlicher Strahlengang, venöse Phase (nach Poeck, 1993).*

stellen. Ihre Auflösung (Genauigkeit) ist allerdings schlechter als die der konventionellen Angiographie.

Die wichtigsten Indikationen der zerebralen Angiographien sind:

- extra- oder intrakranielle Gefäßeinengungen (Stenosen oder Verschlüsse)
- Gefäßmißbildungen (z. B. Angiome, Aneurysmen)
- pathologische Gefäßbildungen in bösartigen Hirntumoren
- Sinusthrombose.

Abb. 23 a bis d zeigt ein normales Karotisangiogramm.

Myelographie

Bei der Myelographie wird nach dem Prinzip der Lumbalpunktion (s. unten) der Zwischenwirbelraum unterhalb von LWK 2 sondiert, der liquorgefüllte Subarachnoidalraum aufgesucht und schließlich mit wasserlöslichem Kontrastmittel kontrastreich dargestellt. Durch anschließende Kopftieflage des Patienten wird eine Verteilung des Kontrastmittels bis in die thorakozervikalen Wirbelsäulenabschnitte erreicht. Im Anschluß daran wird eine Übersichtsaufnahme in seitlicher und frontaler Technik durchgeführt, wobei als Normbefund eine Kompression des mit Kontrastmittel gefüllten Spinalsackes fehlt und sich die einzelnen Wurzeltaschen symmetrisch gut gefüllt darstellen *(Abb. 24a und b)*. In einigen Fällen kann die Injektion des Kontrastmittels in die Subokzipitalregion notwendig sein (siehe »Liquordiagnostik«).

In vielen Fällen spinaler Diagnostik hat sich eine Kombination der Myelographie mit der Computertomographie bewährt, wobei Horizontalschnitte durch die einzelnen Wirbelkörper- und Rückenmarksegmente in dichter Folge gelegt werden.

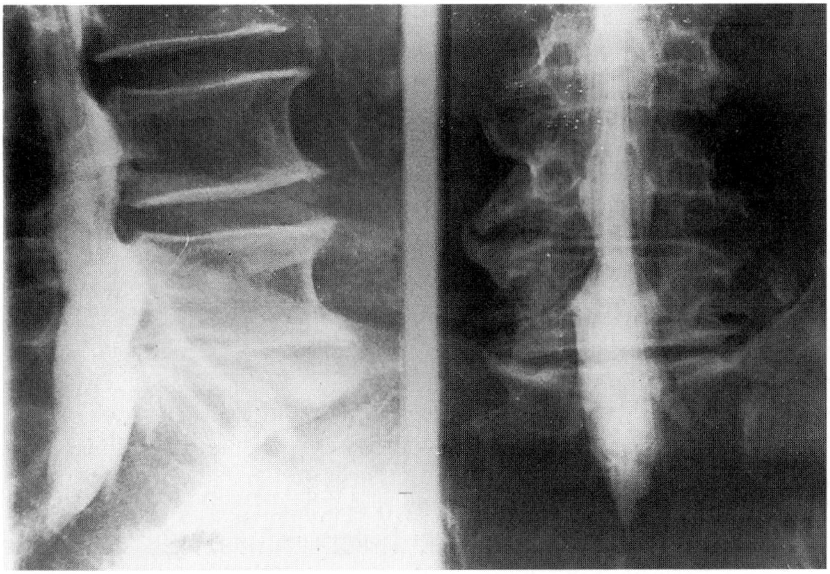

Abb. 24a und b: *Myelographie der LWS (Ansicht: seitlich und von vorne).*

5. LIQUORDIAGNOSTIK

Der Liquor cerebrospinalis ist eine wasserklare Flüssigkeit, die nicht nur die Großhirnhemisphären, sondern auch das Rückenmark umspült, in Verbindung mit den Ventrikelkammern und großen Zisternen steht, ständig zirkuliert und mehrfach am Tag in voller Menge neu von speziellen Zellen in den Seitenventrikeln gebildet wird. Bei zahlreichen Erkrankungen des Nervensystems zeigt der Liquor charakteristische Veränderungen, so daß seine Untersuchung eine wichtige Information liefert.

Lumbalpunktion

Die Entnahme des Liquors erfolgt am besten in sitzender Position (alternativ SL) im »Katzenbuckel« (Flexion der Wirbelsäule) zwischen LWK 3 und 4. Da das Rückenmark bereits in Höhe der Wirbelkörper L1/L2 endet (s. auch Abb. 8, S. 28), kann hier gefahrlos eine Punktionsnadel in den Liquorraum eingeführt werden (*Abb. 25a und b*). In seltenen Fällen ist auch eine Lumbalpunktion subokzipital (der Cisterna cerebellomedullaris) erforderlich, die etwas risikoreicher ist. Mit einem Adapter kann ein Liquordruckmesser angeschlossen werden.
Der normale Liquor ist klar und nicht getrübt (wie z. B. bei eitrigen Beimengungen bei Meningitiden, Enzephalitiden oder Hirnabszessen). Er ist auch nicht fleischwasserfarben blutig tingiert wie bei einer intrazerebralen Blutung oder auch bei der Subarachnoidalblutung. Die Anzahl der Leukozyten beträgt normalerweise bis zu 4 Zellen pro mm^3, wobei es sich hier fast ausschließlich um Lymphozyten handelt. Bei bakteriellen Entzündungen ist eine pathologische Zellvermehrung (Pleozytose) oft bis zu 10–20000 Zellen pro mm^3 zu finden. Es lassen sich die Erreger unter Anwendung bestimmter Färbungen oft selbst nachweisen.
Eine Erhöhung des Eiweißgehaltes weist unspezifisch auf einen entzündlichen, immunologischen, selten auch neoplastischen Prozeß hin. Ist das Eiweiß sehr erhöht, so besteht der Verdacht auf ein sogenanntes *Stop-Liquor-Syndrom* durch einen spinalen Tumor. Dieser behindert eine normale Zirkulation des Liquors und bedingt so die Eiweißerhöhung. Wichtig ist die genaue Analyse des Spektrums der einzelnen Eiweißanteile, insbesondere die Messung von Immunglobulinen, wobei hier den Gammaglobulinen eine besondere Bedeutung zukommt. Eine Unterfraktion dieser Gammaglobuline, die sogenannten »oligoklonale Banden«, gelten als charakteristisch für einen autoimmunologischen Entzündungsprozeß im zentralen Nervensystem, wie z. B. bei der Multiplen Sklerose. Schließlich sollte bei Verdacht immer auch eine Serumreaktion auf Lues durch-

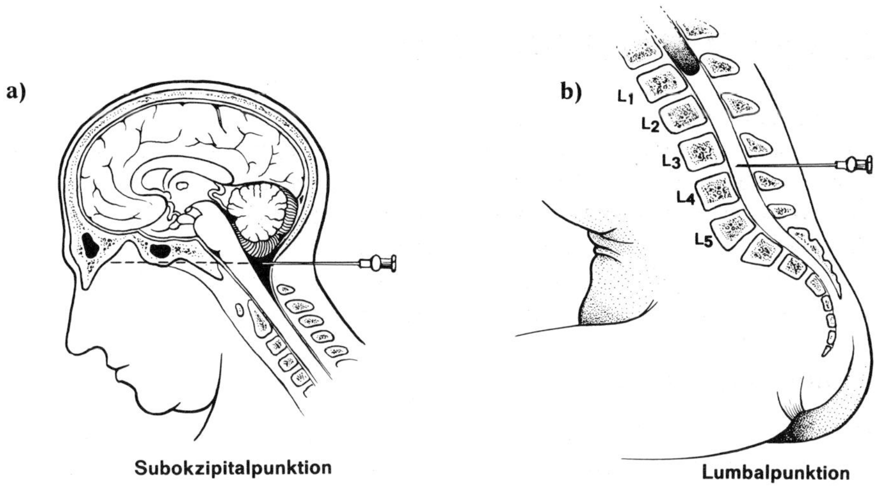

Abb. 25a und b: *Techniken der Liquorentnahme (aus DELANK, 1994).*

geführt werden. Wichtige andere Serumreaktionen sind die auf Borreliose, Herpes-simplex-Virusinfektion und HIV-Virus.

6. BIOPSIEN

Nervenbiopsie

Bei unklaren Erkrankungen des peripheren Nervensystems oder auch bei Verdacht auf eine immunologische Genese kann die Nervenbiopsie und eine sorgfältige Aufarbeitung des Präparats wichtige Hinweise über die zugrundeliegende Störung und einen möglichen Therapieansatz geben. Meist wird diese Biopsie vom sensiblen N. suralis durchgeführt.

Muskelbiopsie

Muskelbiopsien sind erforderlich bei allen unklaren Prozessen, die mit Lähmungserscheinungen der Muskulatur vom Typ der peripheren Parese einhergehen. Die Frage an die Muskelbiopsie ist, ob sich Veränderungen zeigen lassen, die eine primär myogene Erkrankung (z. B. Muskeldystrophie) oder eher neurogene Muskelveränderung (z. B. als Folge einer schweren Polyneuropathie) erkennen lassen. Durch aufwendige Laborverfahren können auch seltenere spezielle Enzymdefekte in der Muskulatur, die sich manchmal auch in anderen Organsystemen finden, erkannt werden (sog. Enzymhistochemische Verfahren).

7. PHYSIOTHERAPEUTISCHE BEFUNDERHEBUNG

Jede Physiotherapie erfolgt auf ärztliche Verordnung.
Der Befund muß vor Behandlungsbeginn aufgenommen werden, da er die Ansatzpunkte für die Behandlung liefert. Zur Verlaufsdokumentation und Anpassung von Maßnahmen an veränderte Situationen müssen die bei der ersten Erhebung für die Symptomatik relevant erscheinenden Befunde regelmäßig überprüft werden. Ein korrekter Vergleich ist jedoch nur möglich, wenn die Prüfung unter denselben Voraussetzungen für den Patienten und vom selben Behandler durchgeführt wird. Streßmomente oder andere psychische Belastungen können die Symptomatik gerade bei neurologischen Patienten beeinflussen. Außerdem finden sich oftmals Veränderungen des Befundes, die sich schlecht quantifizieren lassen, da sie sich z. B. in einer qualitativen Veränderung eines Bewegungsablaufes zeigen, die nur ein mit dem Patienten vertrauter Behandler einschätzen kann. Qualitative Veränderungen können gut über zusätzliche Videoaufzeichnungen mit einem geringeren subjektiven Moment dokumentiert werden.

Die für die Behandlung wesentlichen Ansatzpunkte werden gewonnen durch:

Befragung = gezieltes Fragen nach Symptomen, nach Punkten aus der Anamnese, über die nur Patient oder Angehörige Auskunft geben können.

Sichtbefund = gezieltes Wahrnehmen sichtbarer Auffälligkeiten.

Tastbefund = gezieltes Wahrnehmen tastbarer Auffälligkeiten.

Quantifizierung funktionsbeeinflussender Strukturen (*durch Schätzen/ Messen*) = grob schätzendes Ermitteln und exakt messendes Festhalten. Vergleichen der Quantität mit der Norm oder dem Vorbefund.

Stimulus-Reaktions-Probe = gezieltes Setzen von Reizen, um bestimmte Reaktionen auszulösen und zu bewerten.

Befragung

Hauptziel hierbei ist es, Aussagen zu erhalten, die dem Behandler über die momentane Gewichtung der Symptome (und über die Progredienz) Aufschluß geben. Außerdem kann erfaßt werden, welcher Aspekt der Symptomatik *den Patienten* am meisten belastet. Dies muß nicht unbedingt mit dem übereinstimmen, was der Behandler später als das zu behandelnde Problem angehen wird.
Findet kein Gespräch zwischen Behandler und Patient über dieses etwaige

Auseinanderweichen statt, kann es während der Behandlungsserie zu Störungen (z. B. Motivationsproblemen) kommen.
Bei der Befragung erhält der Behandler Auskunft über:

- Beschwerden (akut, chronisch, ...)
- Schmerz (Lokalisation, Qualität, Intensität, Zeitpunkt des Auftretens, ...)
- Selbständigkeit (Pflegeabhängigkeit, Orientierung bzgl. Ort, Zeit, Person)
- Konzentrations- und Merkfähigkeit
- Erkrankungen, die nicht in direktem Zusammenhang mit der neurologischen Erkrankung stehen, die Behandlung aber beeinflussen könnten (z. B. kardiale Probleme, Arterielle Verschlußkrankheit)
- alltagstypische Anforderungen.

Sichtbefund

Abweichungen der Körperhaltung und des Bewegungsverhaltens von der Norm geben neben Auffälligkeiten im Bereich der Haut und der Muskulatur erste wichtige Hinweise über den Krankheitsprozeß und leiten den Behandler hin zu den weiter zu überprüfenden Befundpunkten.

Die *Haltung* kann Abweichungen des Körpers in allen drei Ebenen zeigen. Abweichungen von der Norm können durch Schmerzzustände (Schonhaltungen), knöcherne Veränderungen, Muskelschwächen, Tonusveränderungen oder auch durch eine Ataxie entstehen. Wenn möglich sollte sie in unterschiedlichen Ausgangsstellungen (z. B. Rückenlage, Sitz, Stand) beurteilt werden. Die Haltungsbeobachtung erfolgt von kaudal nach kranial. Eine systematische Notation von Abweichungen und die dafür erforderliche Kenntnis der Normbefunde ermöglicht die Funktionelle Bewegungslehre (KLEIN-VOGELBACH, 1990).

Die Beobachtung des *Bewegungsverhaltens* kann in sehr unterschiedlichen Bereichen erfolgen:
Neben der Koordination der oberen Extremitäten bei Alltagsfunktionen, wie z. B. dem Greifen, Schreiben, Knöpfen, Schleife binden, sind das Bewältigen von Bewegungsübergängen (von der Rückenlage bis zum Stand und umgekehrt) und das Gangbild zu beobachten.

Zur Erfassung von Störungen des *Gangbildes* ist es sinnvoll, das Augenmerk auf Einzelheiten des Gesamtablaufs zu lenken:
Neben dem Abrollen der Füße, der Spurbreite, der Schrittlänge, der Belastungsdauer, den Bewegungen des Oberkörpers und den gangtypischen Armbewegungen während des Gehens, ist es sinnvoll, Standbein- und

Spielbeinphase jedes Beins isoliert zu betrachten und mit der Norm zu vergleichen.
Bei allen Beobachtungen des Bewegungsverhaltens kommt es nicht nur darauf an, daß das Geforderte in vollem Ausmaß durchgeführt werden kann, auch die *Qualität* (z. B. harmonisch, fließend, koordiniert) des Ablaufes gibt dem Betrachter wichtige Hinweise.

Beobachtung der *Atmung:*
- Atembewegungen (Einsatz von Atemhilfsmuskeln?)
- Atemfrequenz und Atemrhythmus
- Atemweg
- Atemgeräusche.

Die Beobachtung der Atmung in Ruhe und bei Aktivität ergibt neben dem Blutdruck- und Pulsverhalten einen Eindruck über die momentane Belastung und die allgemeine Belastbarkeit.

Beobachtungen an der *Haut*:
- Farbe (→ Durchblutung)
- Trophik (z. B. Druckstellen: besonders gefährdet sind alle wenig muskulär abgepolsterten Körperpartien).

Beobachtungen an der *Muskulatur:*
- Masse (Atrophien), Relief
- Spannungszustand
- Auftreten von unwillkürlichen Bewegungen (Faszikulationen, Myoklonien, S. 40).

Bei der Beobachtung der mimischen Muskulatur darf vom Gesichtsausdruck des Patienten nicht auf Wesenszüge oder Intelligenzzustand rückgeschlossen werden.

Tastbefund

Beurteilt wird die *Haut* hinsichtlich
- Temperatur
- Feuchtigkeit
- Schwellungen
- Verschieblichkeit der Gewebeschichten (= Elastizität).

Beurteilt wird die *Muskulatur* hinsichtlich
- Spannung (Grundtonus, Tonus bei Aktivität. Hierbei ist nicht nur der Tonus der direkt betroffenen Körperteile zu beurteilen, sondern die Tonusverhältnisse des gesamten Körpers.)
- umschriebener Veränderungen (z. B. Myogelosen).

Quantifizierung funktionsbeeinflussender Strukturen (durch Messen/Schätzen)

Für das Erfassen der Gesamtsituation sollten nicht nur direkt betroffene Strukturen beim Befund beurteilt werden, sondern auch Strukturen, die Defizite kompensieren.

Die *Gelenkbeweglichkeit* kann durch aktive und passive Bewegung in allen Freiheitsgraden des jeweiligen Gelenks geschätzt werden, wobei außer den festgesetzten Normwerten vor allem die Beweglichkeit im Seitenvergleich wichtig ist. Hierbei festgestellte Einschränkungen müssen nach der *Neutral-Null-Methode* mit dem Winkelmesser (Goniometer) quantifiziert werden. Um einen Anhaltspunkt für den Grund der Einschränkung zu erhalten, empfiehlt es sich, das Endgefühl am Bewegungsende mit dem für das Gelenk typischen Endgefühl zu vergleichen.

Weich-elastisches Endgefühl – muskulärer Stop
Fest-elastisches Endgefühl – kapsulär – ligamentärer Stop
Hart-elastisches Endgefühl – knöcherner Stop

Neben der Beweglichkeit der Extremitäten sollte auch die Beweglichkeit der Wirbelsäule überprüft werden. Die Thoraxbeweglichkeit kann durch die Atemmaße erfaßt werden.

Die *Muskelkraft* (Bewertungsskala *Tab. 2,* S. 41) wird durch einen Muskelfunktionstest (MFT) bestimmt, wobei es für eine Orientierung meist ausreicht, in Muskelgruppen zu testen. In besonderen Fällen sollte versucht werden, danach einen selektiven Muskelstatus zu erstellen. Hierzu werden mehrgelenkige Synergisten durch maximale Aktivierung im nicht zu testenden Gelenk ausgeschaltet. Durch diese Kraftprüfungen erhält man eine Aussage, die natürlich subjektiven Komponenten unterliegt. Bei der Festlegung der zu erreichenden Norm darf die Alterskomponente nicht vergessen werden. *Ausdauerleistungen der Muskulatur* können über diese Form des Tests nicht erfaßt werden. Aussagen darüber entstehen oft erst nach mehreren Behandlungen.

Neben Kraft und Ausdauer der Muskulatur muß auch deren *Dehnbarkeit* beurteilt werden. Hier ist besonders auf kompensatorisch arbeitende Muskeln zu achten, aber auch auf Muskeln, die einer pathologischen Tonuserhöhung (Rigor, Spastizität) unterliegen.
Da der *Muskeltonus* im Tastbefund nur teilweise erfaßt werden kann, sollte ergänzend passiv in wechselndem Tempo bewegt werden. Es wird damit der allgemeine Tonuszustand (Hypotonus, Normotonus, Hypertonus) im Vergleich zur Norm beurteilt. Außerdem werden Bewegungsrichtungen notiert, in die erhöhter bzw. erniedrigter Widerstand zu spüren ist

(S. 95). Die Einschätzung des Tonus erfordert viel Erfahrung des Behandlers und unterliegt dem subjektiven Empfinden des Einzelnen. Zur Notation einer pathologischen Tonuserhöhung existieren verschiedene Skalen, häufig eingesetzt wird die Spastiskala nach *Ashworth*:

0 = Normotonus
1 = leichter Tonusanstieg, vor allem am Ende der Bewegung
2 = stärkerer Tonusanstieg, endgradiges Bewegen ist noch möglich
3 = starker Tonusanstieg, endgradiges Bewegen ist nicht möglich
4 = massiver Tonusanstieg mit Fixation in einer Gelenkstellung.

Umfangdifferenzen der Extremitäten müssen erfaßt werden, lassen aber nicht unbedingt auf funktionelle Defizite schließen. Bereits vorhandene Ödeme können Messungen bzgl. des Erfassens von Atrophien verfälschen. Von Bedeutung können sie aber für das Erkennen von Komplikationen werden, die mit Schwellungen einhergehen (M. SUDECK, Thrombophlebitis).
Längenmaße sind vor allem bzgl. der unteren Extremität zu überprüfen, wenn sich aus der Haltungsbeurteilung ein Hinweis auf mögliche Differenzen ergibt.

Stimulus-Reaktions-Probe

Sensibilität: Im Bereich der *Oberflächensensibilität* wird erfaßt, ob und wo der Betroffene aufgrund von Störungen verletzungsgefährdet ist.
Ist das Temperaturempfinden gestört, so sollten physikalische Maßnahmen (Wärme, Kälte) nur zurückhaltend angewandt werden.
Sind die Qualitäten Berührung, Druck und Schmerz beeinträchtigt, so muß besondere Vorsicht bei der Lagerung der Patienten in allen ASTEN herrschen. Neben korrekter Lagerung mit entsprechendem Polsterungsmaterial ist ein regelmäßiger Positionswechsel zur Druckentlastung einzuplanen.

Die Prüfung der *Tiefensensibilität* (Lage- und Bewegungsempfinden, S. 50) ergibt wichtige Hinweise für die auszuwählenden krankengymnastischen Maßnahmen und die Vorgehensweise in der Vermittlung.
Eine korrekte Prüfung des Lage- und Bewegungsempfindens erfordert, daß der Behandler Zusatzinformationen – visuelle, taktile, akustische (gemeint sind auch Aufträge an den Patienten) – soweit möglich reduziert. Die Durchführung muß aber an Vorbefunde aus dem Bereich Muskulatur/Gelenke (bezüglich der Unterstützung und der Wahl der Positionen) angepaßt sein. Ist aktives Bewegen durch den Patienten nicht möglich, so kann über Benennen der vom Behandler durchgeführten Bewegung eine

Aussage über das Bewegungsempfinden getroffen werden. Dies erfordert klare Absprachen über die im Gelenk zu benennende Bewegung. Kann das Lageempfinden geprüft werden, ergibt die Prüfung des Bewegungsempfindens keine zusätzliche Aussage, so daß sie wegfallen kann.
Ergeben die durchgeführten Prüfungen der Tiefensensibilität keine deutlichen Befunde, können im Alltag des Patienten dennoch Unsicherheiten durch diskrete Störungen auftreten, da dann eine selektive Aufmerksamkeit für das Spüren der Gelenkstellungen nicht mehr möglich ist.

Die *Koordination* (S. 47 f) kann durch viele Ursachen gestört sein und ist reibungslos nur möglich, wenn das gesamte Nervensystem intakt ist. Koordinationsstörungen im Bereich der oberen Extremität können durch Finger-Nase-Versuch, BÁRÁNY-Zeigeversuch und die Prüfung der Diadochokinese, im Bereich der unteren Extremität durch den verlängerten Knie-Hacken-Versuch sichtbar werden.
Koordinationsstörungen, die sich erst in höheren Ausgangspositionen bemerkbar machen, können beim ROMBERG-Versuch und beim UNTERBERGER-Tretversuch deutlich werden.

Gleichgewichtsreaktionen sind automatisiert ablaufende Reaktionen der Muskulatur und dienen der Erhaltung und Anpassung der Position des Körpers bei Schwerpunktverlagerungen. Sie werden also benötigt, wenn der Mensch sich auf festem oder labilem Untergrund bewegt, und wenn er plötzlich bewegt wird. Stellreaktionen (= sichtbare Stellungsveränderung der Extremitäten und des Kopfes als aktiviertes passives Widerlager) werden ebenfalls zur Gleichgewichtserhaltung eingesetzt.
Kann das Gleichgewicht in einer Position nicht gehalten werden, so wird durch eine Schutzreaktion (z. B. Schritt, Abstützen der Arme) eine neue Unterstützungsfläche geschaffen.
Die Prüfung der Gleichgewichtsreaktionen erfolgt im Sitz und Stand, wobei der Behandler Auslöser der Schwerpunktverlagerung ist. Um beurteilen und vergleichen zu können, sollte die Schwerpunktverlagerung jeweils in einer Ebene erfolgen, beobachtet werden die Reaktionen der einzelnen Körperabschnitte.

Im Sitz

Auslösung in der Frontalebene *(Abb. 26a):*

- Lateralflexion des Kopfes
- aktive Rumpfverlängerung zur ausgelösten Seite mit Rumpfverkürzung der entlasteten Seite
- Abduktion des im Ellenbogen gestreckten Armes
- Anhängen des entlasteten Beins

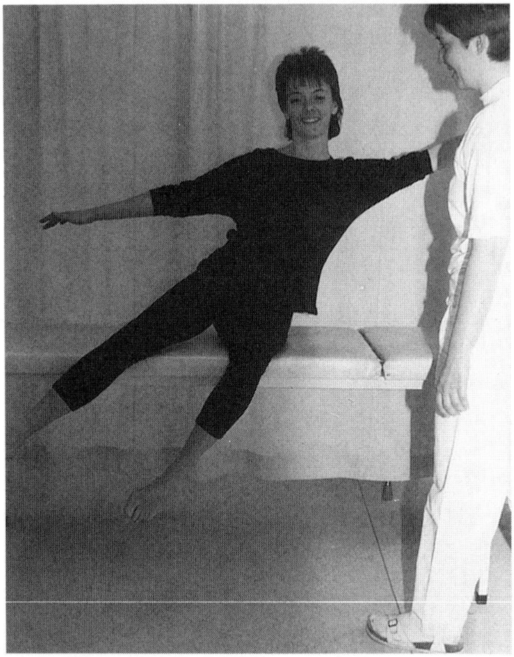
a)

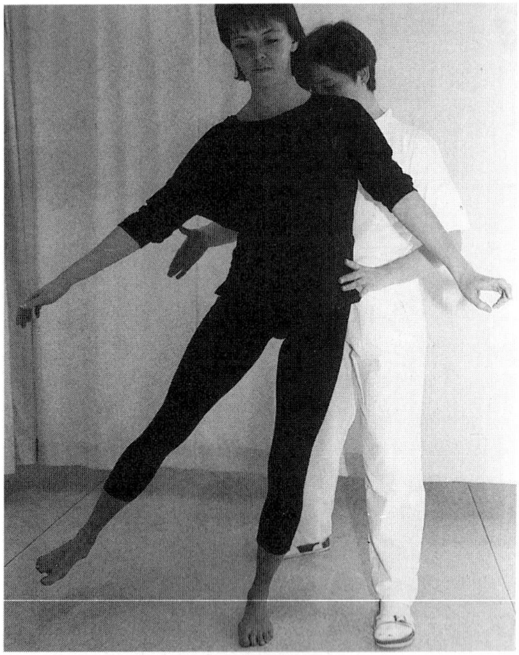
b)

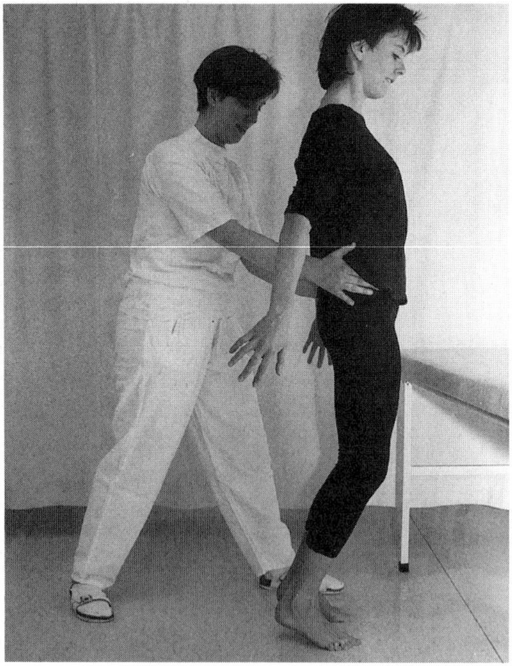
c)

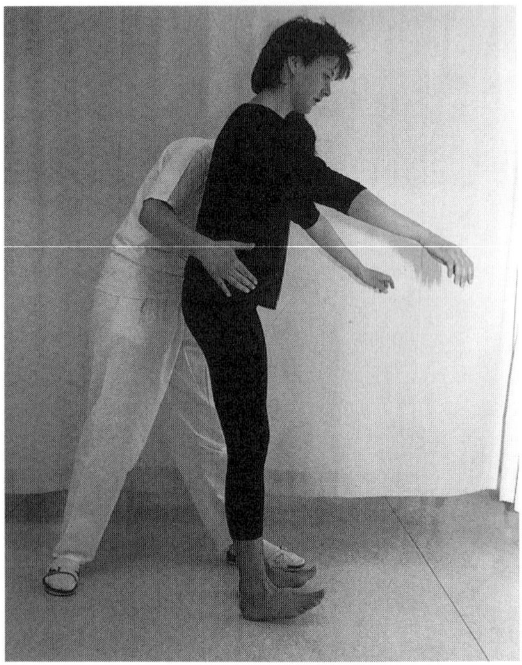
d)

Auslösung in der Sagittalebene – nach hinten:

- Dorsalextension der Füße
- Translation der BWS nach ventral und / oder verstärkte Kyphose
- Translation der HWS nach ventral
- Flexion der Arme im Schultergelenk

Im Stand

Auslösung in der Frontalebene (*Abb. 26b*):

- verstärkte Aktivität der Fußmuskulatur mit Entlastung eines Beins bis zum Ablösen (bei forcierter Schwerpunktverlagerung)
- Lateralflexion des Kopfes
- aktive Rumpfverlängerung zur ausgelösten Seite mit Rumpfverkürzung der entlasteten Seite
- Abduktion des im Ellenbogen gestreckten Armes

Auslösung in der Sagittalebene (*Abb. 26c und d*) – nach vorne:

- Plantarflexion der Füße
- Translation der BWS nach dorsal
- Translation der HWS nach ventral
- EXT der Arme im Schultergelenk

Die bei der Auslösung von Gleichgewichtsreaktionen häufigsten *Fehlerquellen* sind:

- unklare Instruktionen durch den Behandler: der Patient muß den Bewegungsimpuls des Behandlers zulassen und dann im Rahmen der gesetzten Limitierung (z. B. Schutzschritte sind nicht erlaubt) reagieren.
- eine fehlende Vertrauensbasis durch unzureichende Sicherung des Patienten während der Auslösung: Viele Patienten reagieren mit Fallangst und lassen Bewegungsimpulse nicht zu. Der Behandler sollte daher nahe am Patienten, wenn möglich in Fallrichtung, stehen (*Abb. 26a bis d*).

Die Auslösbarkeit von Schutzreaktionen gibt dem Behandler eine wichtige Aussage über die Verletzungsgefahr des Betroffenen.

◁

Abb. 26a bis d: *Auslösen von Gleichgewichtsreaktionen.*

Um die momentane Situation des Patienten umfassend beurteilen zu können, ist ergänzend in Erfahrung zu bringen, welche *Hilfsmittel* der Patient besitzt, und welche davon benutzt werden.
Hierbei sind nicht nur die für die Fortbewegung notwendigen Hilfsmittel gemeint, sondern auch die sonst im Alltag eingesetzten. Es ist sinnvoll, sich den Gebrauch der Hilfsmittel demonstrieren zu lassen.
Sind keine Hilfsmittel verordnet, so sollte der Behandler sich nach der Befundaufnahme fragen, ob durch den Einsatz von Hilfsmitteln die Selbständigkeit verbessert werden könnte. Es sei jedoch angemerkt, daß auch das korrekt angepaßte Hilfsmittel häufig Funktionen ersetzt, und durch eine zu frühe endgültige Verordnung eines Hilfsmittels eventuell wiederkehrende Funktionen im täglichen Einsatz gehemmt werden. Vor der Verordnung eines Hilfsmittels ist es günstig, sich durch einfache »Übergangskonstruktionen« vom Vorteil des Hilfsmittels zu überzeugen. Bei vorübergehenden Schädigungen sind diese Behelfslösungen das Mittel der Wahl. Wird ein Hilfsmittel neu vom Arzt verordnet, so muß dessen Sinn und Nutzen im Verlauf der Erkrankung immer wieder kritisch überprüft werden.

Aus dem physiotherapeutischen Befund leiten sich die Zielsetzungen der Behandlung ab, die mit physiotherapeutischen Maßnahmen angestrebt werden.

In Relation zu der zur Verfügung stehenden Behandlungszeit können oft nicht alle formulierten Zielsetzungen in eine Behandlung einbezogen werden. Der Schwerpunkt sollte in Absprache mit dem Patienten auf das aus dem Befund formulierbare momentane Hauptproblem gelegt werden.

III.
Psychologische Aspekte in der Physiotherapie

Gerade im Bereich der Neurologie, aber auch beim Arbeiten in anderen Fachbereichen, hängt das Gelingen einer Behandlungssituation nicht nur von spezifischen Technikkenntnissen und den Fähigkeiten des Behandlers, diese auf die Situation des Patienten anzupassen, ab, sondern oft vom Erreichen einer konstruktiven Zusammenarbeit, in der der Patient eine aktive Rolle übernimmt.
Er wird zwar »behandelt«, wenn möglich soll *er selbst* aber wieder in die Lage versetzt werden zu »handeln« und seine Selbständigkeit zu erweitern.
Diese konstruktive Zusammenarbeit während des Behandlungszeitraums, also nicht nur für eine Behandlungssituation, wird ermöglicht, wenn der Behandler sich kooperationsbereit zeigt. Dies bedeutet jedoch (vor allem bei Patienten, die regelmäßig behandelt werden müssen) *nicht*, daß die Zusammenarbeit immer konfliktfrei ist.

Kooperationsbereitschaft zeigt sich in:

– Adäquater Zuwendung zum Patienten

Der Behandler kann durch sein Verhalten und seine Wortwahl dem Patienten vermitteln, daß er als Mensch mit Schwierigkeiten, Wünschen, Bedürfnissen, Ängsten respektiert wird und nicht zur Nummer oder auf die Behandlungsursache reduziert wird (»Der Schlaganfall von Zimmer ...«). So wird es diesem ermöglicht, Fragen zu stellen, die momentan für ihn von Bedeutung sind. Dies beinhaltet auch, daß die Behandlung nicht durch zusätzliche Aufgaben (z. B. Telefondienst) gestört wird, so daß die Aufmerksamkeit des Behandlers ungeteilt ist.

– Motivierender Ansprache

Dies bedeutet vor allem, daß der Behandler dem Patienten das zu erreichende physiotherapeutische Ziel und den Weg dorthin in einer ihm verständlichen Ausdrucksweise offenlegt. Stimmt dieses Ziel mit den Erwartungen des Patienten überein und kann es in einer angemessen erscheinenden Zeitspanne bei dafür ökonomischem Aufwand angestrebt werden, so ist eine Grundlage für die Zusammenarbeit geschaffen.
Stimmen beide in einem Punkt nicht überein, sollte eine realistische Kompromißlösung angestrebt werden, da sonst eine dauerhafte Motivation beiderseits nicht gewährleistet ist.

– Anregung zu Eigeninitiative und Aufgreifen von Vorschlägen des Patienten in der Behandlung

Die gängige Hierarchie im Gesundheitswesen einerseits und die Anspruchshaltung vieler Patienten, daß Gesundheit durch die Hilfe anderer wiedererlangt werden kann, haben oft eine passive Haltung des Patienten zur Folge. Da eine effektive Physiotherapie mit dem Ziel der Selbständigkeit aber vorrangig aus aktiven Maßnahmen besteht, muß der Patient initiativ werden und neben der Mitarbeit während der Behandlung den Willen zum Eigentraining und zur dauerhaften Veränderung von für ihn schädlichem Verhalten entwickeln.
Beginnende Eigeninitiative kann sich in Fragen, aber auch in Vorschlägen zur Behandlung äußern. Diese Vorschläge in die Behandlung miteinzubeziehen ist eine gute Möglichkeit, Eigenverantwortung zu fördern, wenn gleichzeitig auch der Auftrag an den Patienten erteilt wird, Ergebnisse (Erfolge oder Mißerfolge) zu beobachten. Anregungen, die einfach »nur« Spaß zum Ziel haben, sollten als motivationsförderndes Moment gerade bei »Dauerpatienten« nicht vernachlässigt werden.
Den Patienten auf diese Weise in das Geschehen mit einzubeziehen erfordert vom Behandler Flexibilität im Aufbau der Behandlungsschemata.

– Förderung der Selbständigkeit des Patienten

Die Akutphase einer Erkrankung geht häufig einher mit Immobilität und Abhängigkeit von Pflegekräften und Therapeuten bei vielen oder gar allen Alltagsverrichtungen. Bei Verbesserung des Allgemeinzustandes muß das behandelnde Team gemeinsam mit dem Patienten diese Abhängigkeit ab-

bauen, was aber nicht in Überforderung und Frustration des Patienten münden darf.
Das Wiedererlangen der Selbständigkeit kann für den Patienten leicht möglich werden, wenn sich die Symptome der Erkrankung zurückbilden, da er dann auf ihm bekannte Strategien zurückgreifen kann. Anfängliche Ängste werden schnell überwunden.
Verbessert sich die Symptomatik nur langsam oder gar nicht, werden Ersatzstrategien erforderlich. Zur Entwicklung und Erprobung dieser ist die Unterstützung und positive Verstärkung durch den Physiotherapeuten überaus wichtig.
Finden die Behandlungen in konstruktiver Zusammenarbeit statt, so wird die Wahrscheinlichkeit größer, daß auch nach stationärer Behandlung ein Übungsprogramm zur Erhaltung der gewonnenen Selbständigkeit durchgeführt wird.
Eine besondere Schwierigkeit in der Behandlung neurologisch erkrankter Patienten kann dadurch auftreten, daß die Physiotherapie ebenso wie andere Therapieformen oft nicht an der eigentlichen Ursache angreifen können, was nicht selten mit den Worten »eine wirksame Therapie gibt es nicht« umschrieben wird. In diesen Fällen muß der Physiotherapeut auch erleben, daß die Symptomatik trotz Behandlung fortschreitet.
Dies bedeutet aber *nicht*, daß das Behandeln überflüssig wird. Eine symptomatische Behandlung kann vielfach Erleichterung bringen, das regelmäßige Durchführen aller Prophylaxen reduziert die Gefahr von Sekundärkomplikationen und vermittelt dem Patienten auch, daß er nicht aufgegeben wird.
Werden diese Patienten zu Hause betreut, ist der Physiotherapeut nicht nur für den Patienten Ansprechpartner, sondern auch für die betreuenden Angehörigen, die durch Tips zur Bewältigung des Betreuungsalltags Hilfe erfahren können.

IV.

Neurologische Syndrome: Pathophysiologie und Prinzipien der Physiotherapie

Verschiedene Erkrankungen des peripheren und auch des zentralen Nervensystems resultieren in oft ähnlichen klinischen Funktionsstörungen. Da für die Physiotherapie vor allem das Verständnis für Symptome, und erst in zweiter Linie – nämlich dann, wenn es um Prognose und Progredienz der Erkrankung geht – die Ursache wichtig ist, soll in diesem Kapitel auf die in der Neurologie wichtigen Symptomkomplexe, auf für das Verständnis wichtige anatomische Strukturen und pathophysiologische Vorgänge und die bei der Behandlung zu beachtenden Grundsätze (Prinzipien) eingegangen werden. So können beispielsweise eine Blutung im Großhirnbereich, ein Abszeß im Hirnstamm, oder ein Schädelhirntrauma mit Quetschung im Stammgangliengebiet sich völlig gleichartig (monomorph) in Form einer kontralateralen Parese äußern und erfordern daher ähnliches Vorgehen in der Behandlung. Durch dieses Vorgehen lassen sich Wiederholungen vermeiden. Gemeinsamkeiten aller unter das jeweilige Syndrom faßbarer Erkrankungen können deutlich werden.
Vorschläge zu physiotherapeutischen Maßnahmen können keine schematisierten Behandlungspläne sein, da gerade neurologische Erkrankungen eine hohe individuelle Variabilität aufweisen. Sie sind als Anregungen zu verstehen, die an die jeweilige momentane Situation des Patienten angepaßt werden müssen.

1. DAS SYNDROM DER ZENTRALEN PARESE (»SPASTISCHE LÄHMUNG«)

Unter einer zentralen Parese wird eine Lähmung verstanden, die *obligat* mit einer Funktionsstörung oder Schädigung der Pyramidenbahn (1. Motoneuron) auf ihrem Weg vom motorischen Cortex zur jeweiligen Vorderhornzelle einhergeht (*Abb. 27*). Dadurch unterstehen die von der Vorderhornzelle versorgten Muskelfasern nicht mehr der Willkürkontrolle. Ein begriffliches Mißverständnis ist die Gleichsetzung einer zentralen Parese mit einer spastischen Parese, da diese bei umschriebenen Hirnrindenschädigungen auch schlaff sein kann. Damit sich der häufige und charakteristische Befund einer spastischen Lähmung ergibt, ist eine *diffuse, ausgedehnte Schädigung* mehrerer absteigender (deszendierender) *kortikospinaler Bahnsysteme* (= extrapyramidales Bahnsystem) neben der Pyramidenbahn erforderlich. (Gemeint sind Bahnen, die z. B. vom Gleichgewichtsapparat oder von den Stammganglien bis zu den Vorderhornzellen reichen, also vestibulo- bzw. rubrospinale Bahnen, LANCET 1989.) Die Pathophysiologie der Spastizität ist auch heute noch nicht endgültig geklärt. Letztendlich resultieren als Hauptbefund eine Enthemmung der Vorderhornzellen und eine Übererregbarkeit des Spinalapparates, die nicht mehr durch Willkürimpulse (die von der motorischen Rinde ausgehen) angemessen kontrolliert werden können. Folgende Hypothesen zur Erklärung existieren (BENECKE, NOTH, 1986):

1. *Veränderungen* in der Erregbarkeit von Schaltzellen (*Interneurone*) im Rückenmark, wodurch ein Ungleichgewicht zwischen erregenden und hemmenden Nervenzellen entsteht.
2. Zunehmende *Rezeptorüberempfindlichkeit* (Hypersensitivität) im Bereich geschädigter Nervenbahnen.
3. Bildung von neuen Nervenzellkontaktstellen (Synapsen) durch *Aussprossen* (»sprouting«).

Neueste Untersuchungsergebnisse stellen die Hypothese des Sprouting in Frage und sehen die Entstehung der Spastizität vor allem bedingt durch eine Umorganisation des synaptischen Eingangs an, wobei den Interneuronensystemen auf Rückenmarkebene als Verrechnungsstelle eine bedeutende Rolle zugeschrieben wird. Auch eine Störung der Renshawhemmung des Alphamotoneurons wird als zusätzlicher Faktor diskutiert. (NACIMENTO, 1995; NOTH, 1996; FREIVOGEL, 1997)

Das Vollbild einer spastischen zentralen Parese hat folgende Charakteristika:

– Lähmung meist ganzer Muskelgruppen, bei wiederkehrender Inner-

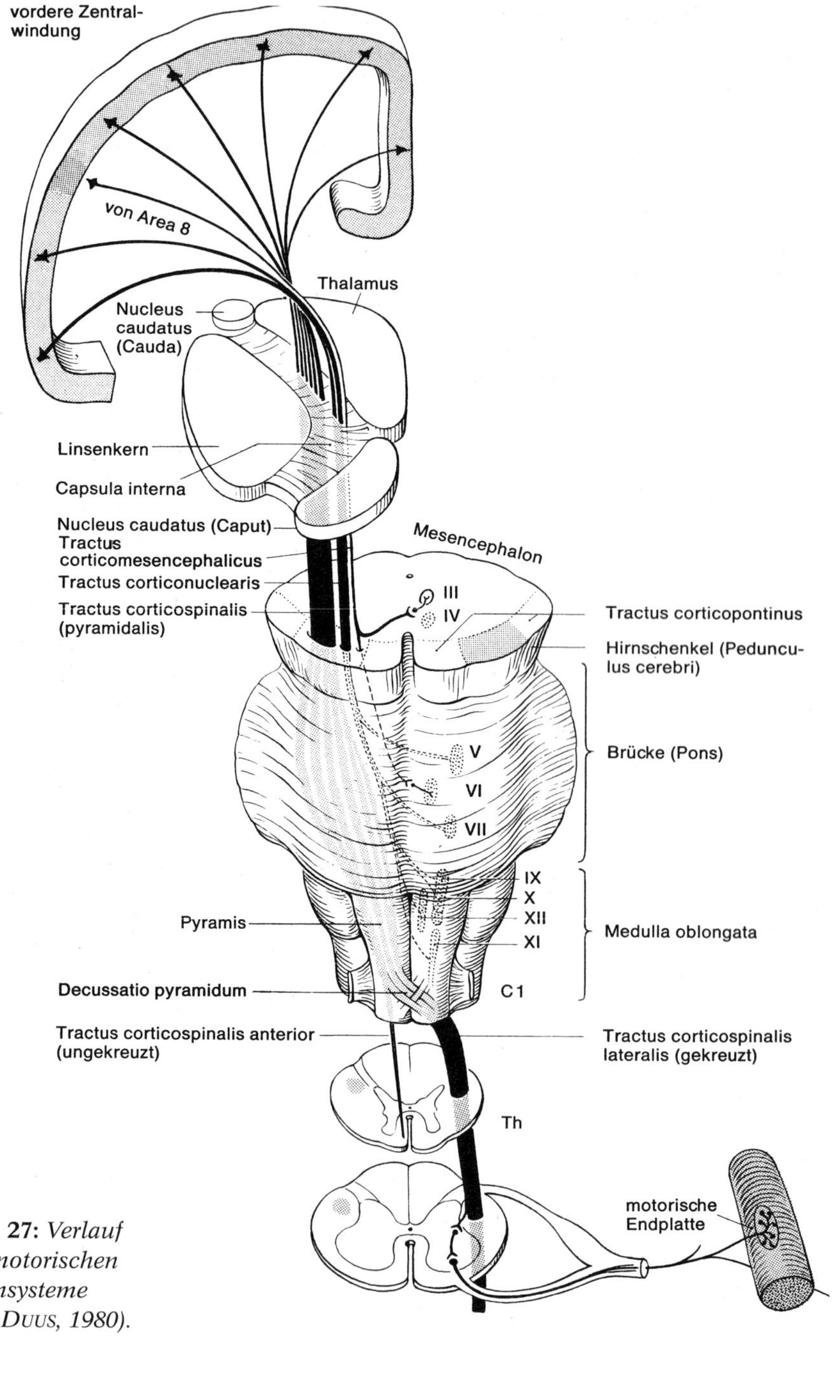

Abb. 27: *Verlauf der motorischen Bahnsysteme (aus* Duus*, 1980).*

vation Tendenz zu Massensynergien (Abb. 30a und b, S. 93) und gestörter Feinmotorik
- gesteigerte Muskeleigenreflexe, ggf. Kloni, schmerzhafte Reflexsynergismen
- abgeschwächte oder fehlende Fremdreflexe (z. B. Bauchhautreflexe)
- Auftreten von Pyramidenbahnzeichen (Babinski)
- Tonuserhöhungen in spastischen Mustern (S. 91)
- Auftreten assoziierter Reaktionen (Abb. 29)
- Taschenmesserphänomen
- keine ausgeprägte Entwicklung einer Muskelatrophie der von Spastizität betroffenen Muskelgruppen. Muskeln, die aufgrund häufiger Aktivierung von Massensynergien im Alltag nicht benutzt werden (z. B. M. deltoideus) atrophieren ebenso, wie die Antagonisten zum spastischen Muster.

Die zunehmende Übererregung der Spindelrezeptoren (Fusimotoren) führt zur Einstellung der betroffenen Muskeln auf eine möglichst kurze Länge. Die Folgen sind im Endeffekt pathologische Reflexsteigerungen und charakteristische klinische Haltungsschablonen (s. unten). Im Bereich der Arme sind die Beuger, im Bereich der Beine eher die Strecker von Spastizität betroffen. Ein charakteristisches Merkmal der spastischen Tonuserhöhung ist die geschwindigkeitsabhängige Tonuserhöhung bei passiver Dehnung der Muskulatur, die zum »*Taschenmesserphänomen*« (plötzlicher Zusammenbruch des initial deutlich erhöhten Tonus bei Bewegung) führt. Eine Verwechslung mit der eher zahnradartigen, über die gesamte Dauer der Prüfung vorhandenen Tonuserhöhung bei Rigor ist kaum möglich (*Abb. 28*). Manche spastischen Syndrome werden erst im Bewegungsablauf deutlich (sog. *Aktionsspastizität*, NOTH, 1991).

Assoziierte Reaktionen werden nur sichtbar, wenn pathologische Tonusverhältnisse im Sinne einer Spastizität vorhanden sind. BRUNNSTROM (1979) beschreibt assoziierte Reaktionen als »automatische Tätigkeiten, die die Haltung eines oder mehrerer Körperteile fixieren oder verändern,

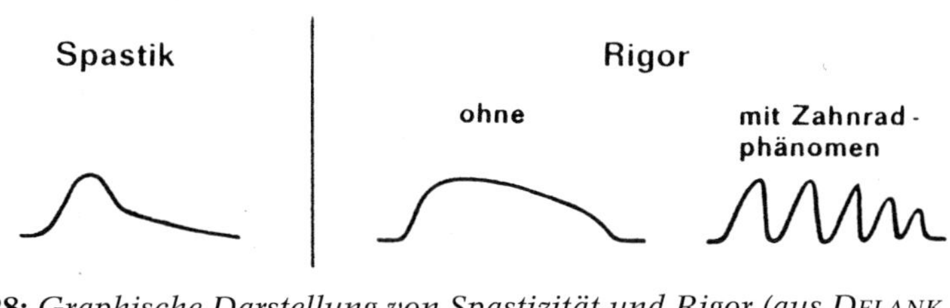

Abb. 28: *Graphische Darstellung von Spastizität und Rigor (aus DELANK, 1994).*

wenn ein anderer Körperteil entweder willkürlich oder durch Reflexstimulation bewegt wird«. Sie erscheinen als Komponenten des spastischen Musters oder als gesamtes Muster je nach Ausprägung der Spastizität. Anstrengung, vor allem auch bei Aktivität nicht betroffener Körperteile, und Ausgangsstellungen, die Anforderungen an das Gleichgewicht stellen, aber auch Angst oder nur Gähnen, Husten bzw. Niesen können auslösende Faktoren sein.

Hemiparese

Allen zentralen Hemiparese-Syndromen gemeinsam ist eine Schädigung der Pyramidenbahnen. In Abhängigkeit vom Schädigungsort unterscheidet man charakteristische Ausfallmuster.
Ist im Bereich der *Großhirnhemisphäre* die motorische *Hirnrinde* betroffen, so kann man bei einer Schädigung im *Arm-Hand-Gesichtsfeld* (z. B. durch eine Störung im Bereich der Arteria cerebri media) eine kontralaterale Lähmung brachiofazial betont erwarten. Bei dem häufigen Fall einer Mitschädigung extrapyramidaler Bahnen entwickelt sich nach der oben beschriebenen Latenz eine charakteristische Haltungsschablone mit kontralateraler Hemispastizität, die auch als »WERNICKE-MANN-Haltung« (*Abb. 29*) bezeichnet wird. Häufig findet man auch nur Einzelkomponenten des typischen spastischen Musters (vor allem bei Patienten, die bereits längere Zeit krankengymnastisch betreut werden).

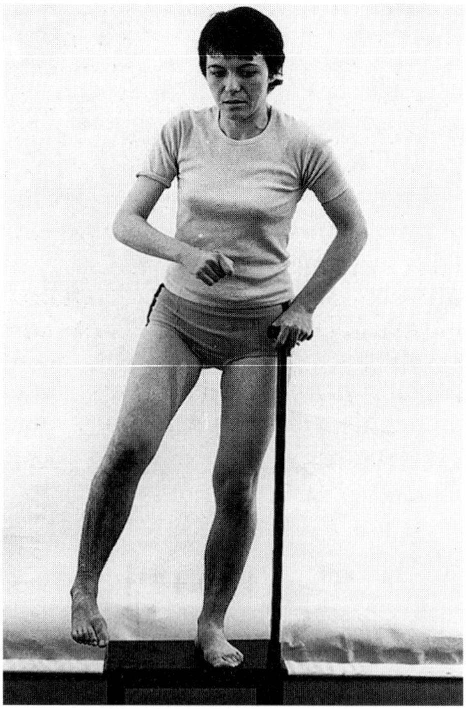

Abb. 29: *WERNICKE-MANN-Haltung bei Hemiparese rechts während der Spielbeinphase hier sichtbar; assoziierte Reaktion des rechten Armes.*

Typisches spastisches Muster

Obere Extremität	Skapula:	Depression/Adduktion
	Schultergelenk:	Adduktion / Innenrotation
	Ellenbogengelenk:	Flexion/Pronation
	Handgelenk:	Palmarflexion
	Fingergelenke:	Flexion
	Daumengelenke:	Flexion/Adduktion
Untere Extremität	Hüftgelenk:	Extension/Adduktion/Innenrotation
	Kniegelenk:	Extension
	Sprunggelenke:	Plantarflexion/Inversion
	Zehengelenke:	Flexion

Bei »*reinen Rindenläsionen*« kann dagegen eine zentral bedingte Parese auch »schlaff« bleiben. Eine Schädigung der absteigenden pyramidalen und extrapyramidalen Bahnen in der *inneren Kapsel* (Capsula interna), dort wo auch zahlreiche Nervenfasern für andere Qualitäten (visuell, sensibel) enggebündelt miteinander verlaufen (Abb. 27, S. 88, kann durch eine relativ kleine Läsion auch eine primär spastische kontralaterale Hemisymptomatik entstehen. Eine Schädigung der Hirnrinde im Bereich des Beinfeldes (der sogenannten *Mantelkante*, z. B. durch eine Störung der A. cerebri anterior) zeigt sich in einer eher beinbetonten Hemiparese. Liegt eine das Gesicht aussparende Hemiparese vor, so muß als Schädigungsort auch eine *Hirnstammläsion* unterhalb des Fazialiskerngebietes (Kerngebiet für die Gesichtsmuskulatur) in Betracht gezogen werden. Hier helfen zusätzliche Ausfallerscheinungen weiter: *Gleichseitig* zur Hirnstammschädigung finden sich *Hirnnervenausfälle, die Hemiparese und andere Ausfälle der »langen Bahnen finden sich jedoch kontralateral«*. Dies erklärt sich dadurch, daß die Pyramidenbahnen durch den Hirnstamm gleichseitig durchziehen und erst unterhalb des Hirnnervenkerngebietes in der Medulla oblongata auf die Gegenseite hinüberkreuzen (»Pyramidenbahnkreuzung«).

Befund

Je nach Lokalisation der Schädigung finden sich beim Patienten typische Ausfallmuster, die jedoch im Ausprägungsgrad sehr variabel sein können. Der seit dem Schädigungseintritt verstrichene Zeitraum und die Ursache der Schädigung bestimmen (in Absprache mit dem behandelnden Arzt) das Vorgehen bei der Befundaufnahme. Vorliegende Symptome aus dem neuropsychologischen Bereich (S. 51) sollten dem Behandler bekannt sein.

Befragung: Neben dem Erfassen von Schmerzen (vor allem im Schultergelenk) ist die Registrierung von Sprachstörungen (S. 51) für Befundaufnahme und spätere Behandlung elementar wichtig.

Sichtbefund: Der *Haltungsbefund* wird aus allen, dem Patienten möglichen Ausgangsstellungen (ASTE) aufgenommen. Je höher die Position (und damit auch je labiler), desto deutlicher treten Asymmetrien und Tendenzen zur Spastizität zutage. In der ASTE Rückenlage kann eine asymmetrische Kopfstellung (bzgl. Rotation und/oder Lateralflexion), ein auf der betroffenen Seite hängender Mundwinkel (zentrale Fazialisparese), ein asymmetrischer Rumpf (bezüglich Lateralflexion, konvex *oder* konkav) und Rotation (betr. Beckenseite nach dorsal)) auffallen. Das betroffene Bein liegt oft in Außenrotation. Eine asymmetrische Bauchnabelstellung weist ebenso wie die vermehrte Atemexkursion der betroffenen ventralen und lateralen Rumpfseite auf einen Hypotonus der Bauchmuskulatur hin. Flexionsstellung in Ellenbogen-, Hand- und Fingergelenken ist, ebenso wie die Extension der unteren Extremität (kombiniert mit Adduktion und Innenrotation), ein Hinweis auf Spastizität.
In der ASTE Sitz sind die bereits in Rückenlage sichtbaren Rumpfasymmetrien deutlicher (s. oben). Zusätzlich ist die Wirbelsäule meist flexorisch eingestellt. In der ASTE Stand kommt eine mangelnde Belastung der betroffenen Seite hinzu.
Das *Bewegungsverhalten* hängt stark von den vorhandenen Funktionen der betroffenen Seite ab. Patienten wählen schnell die Kompensation durch Aktivität der nicht betroffenen Seite. Kann der Patient die betroffenen Extremitäten einsetzen, so werden als erstes *Massensynergien* benutzt, welche die am leichtesten zugängliche Form von Bewegung darstellen. Dies bedeutet, daß Flexion und Extension nicht selektiv für ein Gelenk abgerufen werden können, sondern immer auch in benachbarten Gelenken mit durchgeführt werden.

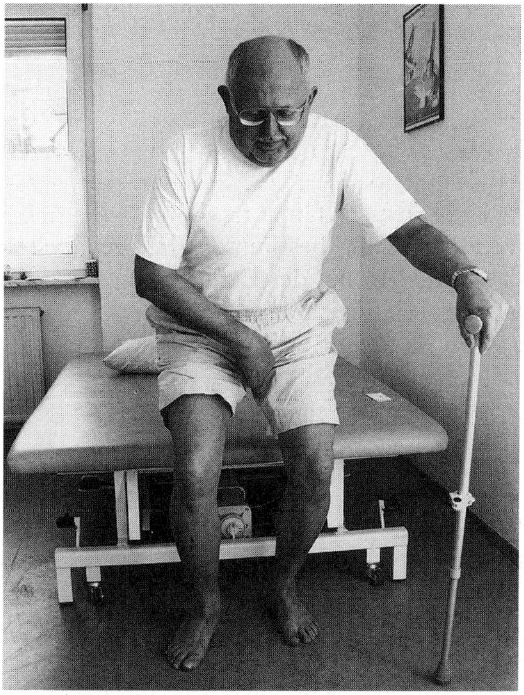

Abb. 30: *Assoziierte Reaktion der oberen Extremität bei Hemiparese rechts.*

Bei *Bewegungsübergängen* wird die betroffene Seite wenig belastet *(Abb. 30)*, der Rumpf ist asymmetrisch; die Bewegungsabläufe erscheinen unsicher, unkoordiniert und erfordern mehr Anstrengung als beim Gesunden. Assoziierte Reaktionen der oberen Extremitäten werden sichtbar. Die Überaktivität der primär nicht betroffenen Seite wird an der Zunahme der Asymmetrie deutlich.
Beim *Gehen* setzt sich diese Symptomatik häufig fort. Zeigen sich keine Tendenzen zur Spastizität, so kann das Gangbild je nach Muskelinnervation und Kraft ebenfalls von Massensynergien (*Abb. 31a und b*) bestimmt sein oder Hinkmechanismen (z. B. Duchenne) aufweisen. Ist auch nur eine geringgradige Spastizität vorhanden, so wird man neben reduzierter Schrittlänge und Belastung der betroffenen Seite während der Standbeinphase ein mangelndes Abrollen (das Aufsetzen des Fußes erfolgt auf dem Außenrand), die Tendenz zum Zehenkrallen und eine fehlende Stabilisation des Kniegelenks in Deblockierung (*Genu recurvatum*) beobachten. Eine Extension des Hüftgelenks im Becken, wie es in der letzten Abrollphase physiologisch ist, wird dadurch unmöglich. Der Übergang zur Spiel-

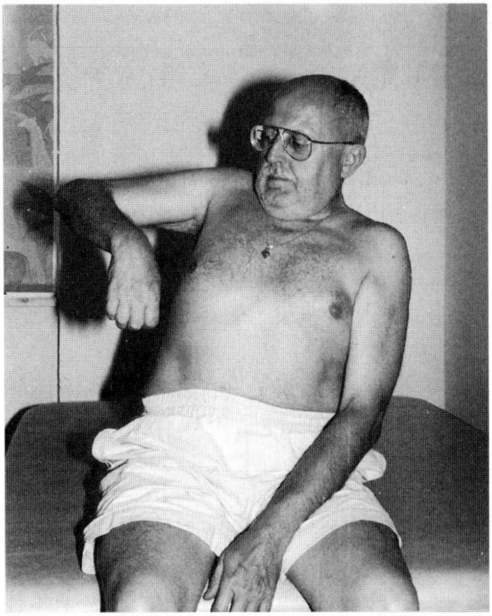

Abb. 31 a: *Flexorsynergie, auftretend beim Versuch, den Arm zu heben.*

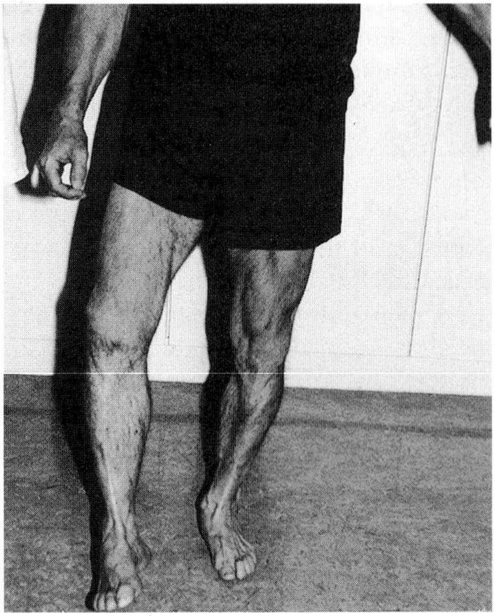

Abb. 31 b: *Flexorsynergie, auftretend während der Spielbeinphase des hemiparetischen Beins.*

beinphase ist erschwert (durch die im Stand vorherrschende Extensionsspastizität); das Bein wird über eine Verkürzung der Lateralflexoren der LWS vom Boden abgehoben und nach vorne gesetzt (*Zirkumduktion*). Der betroffene Arm zeigt keine gangtypischen Mitbewegungen; als assoziierte Reaktion (*Abb. 29, S. 90*) kann dort das spastische Beugemuster sichtbar werden.

Benutzt ein Patient, dessen Erstrehabilitation abgeschlossen ist, einen Stock, so wird er ihn mit der gesunden Hand einsetzen. Die Belastung der hemiparetischen Seite ist noch deutlicher reduziert, die Haltung wird zunehmend asymmetrisch. Zur *Fußversorgung* kann eine dorsale Schiene (s.

unten) oder die »Valenser Schiene« verordnet sein. Wenn möglich, sollte das Gangbild mit und ohne Hilfsmittel befundet werden. Indikationen und Probleme der jeweiligen Hilfsmittelversorgung werden im Behandlungsteil angesprochen.
Hautveränderungen infolge trophischer Störungen werden vor allem bei fehlender Innervation beobachtet. Dann kommt es auch leicht zu Schwellungen im Bereich der Extremitäten (vor allem der Hand). Die Trophik bleibt in der Regel dann auch bei einsetzender Spastizität gestört. Hält die Phase ohne Innervation und Spastizität länger an, so kommt es zu Muskelatrophien, was z. B. deutlich sichtbar wird an einer Subluxationsstellung des Schultergelenks (Atrophie des M. deltoideus).

Tastbefund: Schwellungen im Bereich der Hand erbringen im Tastbefund oft zugleich eine Erwärmung.
Der *Grundtonus* der betroffenen Extremitätenmuskulatur ist bei fehlender Innervation hypoton. Tritt Spastizität auf, wird er hyperton. Bei geringer Spastizität kann der Ruhetonus auch normoton sein. Der Grundtonus der ventralen Rumpfmuskulatur bleibt oft hypoton, auch wenn sich an der übrigen Muskulatur schon Spastizität zeigt. Der Tonus der primär nicht betroffenen Seite ist häufig als Kompensation stark erhöht, vor allem beim Bewegen mit der Schwerkraft ist ein »Loslassen« kaum möglich.

Quantifizierung funktionsbeeinflussender Strukturen (durch Messen/Schätzen):
Aktive, endgradige Bewegung zur Einschätzung der *Gelenkbeweglichkeit* ist bei geringfügigen Paresen ohne Spastizität möglich. Hat der Therapeut bei der Einschätzung des Bewegungsverhaltens bereits eine deutlichere Symptomatik beobachtet (z. B. wenn Bewegen nur in Massensynergien möglich ist), sollte zur Erfassung des Ausmaßes der Spastizität unterstützt oder passiv in schnellem Tempo bewegt werden.

Spastizität (= *pathologisch erhöhter Muskeltonus*) nimmt bei erhöhter Bewegungsgeschwindigkeit zu und wird als Widerstand gegen eine Bewegung empfunden. Auch das Taschenmesserphänomen (S. 46, 89) kann auftreten. Wird beim Bewegen spastische Muskulatur für ihre Verhältnisse zu schnell und/oder zu stark gedehnt, kann ein Klonus sichtbar werden (Bsp.: D'EXT des Fußes bei extendiertem Kniegelenk löst Kontraktion des M. triceps surae aus; dieser Vorgang unterhält sich selbst = Achillessehnenklonus). Im Bereich der oberen Extremität neigen vorwiegend Schultergelenkflexoren, -innenrotatoren und -adduktoren, Ellenbogen-, Hand- und Fingerflexoren, durch Spastizität zur Verkürzung, wobei aber als erstes oft eine Verkürzung der Pronatoren auffällt. An der unteren Extremität sind es vorwiegend die Plantar- und Zehenflexoren.

Die *Muskelkraft* durch Muskelfunktionstest bei vorhandener Spastizität zu erfassen, ist aus mehreren Gründen wenig aussagekräftig:

- Muskeln, die der Spastizität unterliegen, sind vom Patienten nur bedingt steuerbar; sollen sie von ihm selektiv für die Prüfung innerviert werden, so werden immer auch Muskeln, die zum spastischen Muster gehören, aktiviert. Ihre Antagonisten sind hypoton eingestellt über reziproke Hemmung (nach SHERRINGTON), was die Aktivierung erschwert.
- Der Ausprägungsgrad der Spastizität ist von vielen Faktoren abhängig (psychische Situation des Patienten, Entzündungsherde im Körper ...), so daß die Muskelfunktionsprüfung an verschiedenen Tagen sehr unterschiedliche Ergebnisse erbringen kann.
- Neuropsychologische Störungen machen die Durchführung des MFT oft unmöglich.
- Viele Patienten können nicht auf ein »abstraktes Kommando« hin Muskeln anspannen, diese aber sehr wohl einsetzen, wenn eine Handlung, die einem Bewegungsablauf aus dem Alltag entspricht, gefordert wird (EICKHOF, 1988).

Es ist daher angebracht, das Bewegungsverhalten genau zu beobachten, die dabei sichtbaren Muskelinnervationen festzuhalten und daraus Einschätzungen der Kraft abzuleiten. Wie selektiv die betroffene Muskulatur arbeitet kann zumindest ansatzweise durch das »Plazieren« der Extremitäten festgestellt werden. (*Plazieren* = der Therapeut bringt eine Extremität in eine Position und verändert diese in rascher Folge in einem oder mehreren Gelenken. Der Patient muß die Positionsänderungen zulassen und die Positionen jeweils halten, *Abb. 32*).

Stimulus-Reaktions-Probe: Oberflächen- und Tiefensensibilität können ebenfalls in unterschiedlichem Ausmaß betroffen sein. Besonders Störungen der Tiefensensibilität haben massive Auswirkungen auf das motorische Verhalten und die Entwicklung der Tonuslage. (Die Patienten sind dann sehr unsicher und bauen schnell einen hohen Grundtonus der Extremitäten auf). Hier wirken sich Störungen der unteren Extremität gravierender aus, da die visuelle Kontrolle, die im Bereich der oberen Extremität kompensatorisch wirkt, erschwert ist. Zur Prüfung des Lageempfindens bewegt der Behandler die betroffene Seite.

Die Auslösung der *Gleichgewichtsreaktionen* (S. 79ff) erbringt, je nach Symptomatik, unterschiedliche Befunde. Da die Rumpfmuskulatur lange hypoton bleibt, kann die betroffene Seite sich in der ASTE Sitz weder adäquat verkürzen (Schwerpunktverlagerung auf die nicht betroffene Seite) noch das bei der Schwerpunktverlagerung auf die betroffene Seite verlagerte Gewicht aktiv halten. Paretische Extremitäten können als aktiviertes

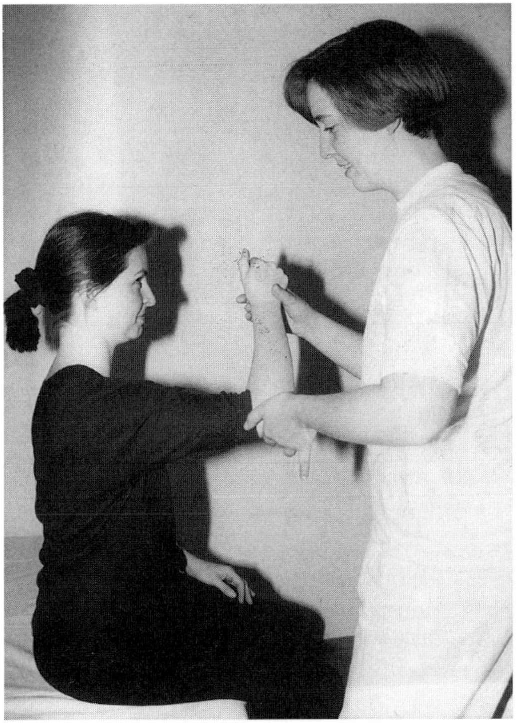

Abb. 32: *Plazieren der oberen Extremität.*

passives Widerlager nicht oder nur unzureichend eingesetzt werden. Assoziierte Reaktionen des betroffenen Armes sind möglich. Ist die Rumpfmuskulatur in die Spastizität mit einbezogen, so ist zwar eine Verkürzung gut möglich, bei der Verlagerung auf die betroffene Seite kommt es aber verfrüht zur Stützreaktion oder zum Umfallen des Patienten. Adäquate Tonusanpassungen an die Situation sind also in vielen Fällen nicht möglich.
In der ASTE Stand ist das Problem der Tonusanpassungen noch gravierender. Entweder wird eine Gewichtsverlagerung nicht zugelassen und Tendenzen zur Spastizität werden sichtbar, oder der Patient aktiviert passive Widerlager nicht und fällt in die Bewegungsrichtung. Vor der Auslösung im Stand muß der Behandler sich ein genaues Bild über die motorischen Fähigkeiten und die Tiefensensibilität der unteren Extremität verschafft haben. Vor allem bei der Verlagerung nach lateral auf die betroffene Seite kann es sonst zu Verletzungen des Kapsel-Band-Apparates des Sprunggelenks kommen. Ist das Auslösen von Gleichgewichtsreaktionen möglich, reagiert die betroffene Seite weniger.
Sind Schutzreaktionen gefordert, wird meist nur die nicht betroffene Seite eingesetzt. Sind überhaupt keine Schutzreaktionen auslösbar, so fehlt die Gewichtsübernahme auf der betroffenen Seite.

Ziele der Behandlung

- Tonusregulation:
  Normalisierung des Haltungstonus der Rumpfmuskulatur
  Reduktion spastischer Tonuserhöhungen der Extremitäten

Reduktion der kompensatorischen Hyperaktivität der primär nicht betroffenen Seite
- Schulen koordinierter, ökonomischer Bewegungsabläufe
- Bahnen und Einschleifen selektiver Bewegungen unter Ausschaltung von Massensynergien
- Reduktion sensibler Ausfälle
- Dekubitus- und Kontrakturprophylaxe
- Erlernen von Kompensationsmechanismen und Gewöhnung an den Gebrauch verordneter Hilfsmittel.

Diese Ziele können nur sinnvolle, für den Patienten verwertbare Ergebnisse erbringen, wenn sie – je nach momentanem Zustand des Patienten – während der Behandlung gleichzeitig oder in enger zeitlicher Verbindung stehend, angestrebt werden. Jedes Ziel alleine erbringt für den Patienten funktionell gesehen keinen Fortschritt.
Ein Großteil der Maßnahmen basiert auf dem Wissen um die Plastizität des Gehirns, das heißt auf der Fähigkeit von Umstrukturierung und Synapsenneubildung. Hierauf kann durch Inputs aus der Peripherie Einfluß genommen werden (JENKINS, 1990). Stimulieren Inputs über physiologische Haltung und Bewegung in ausreichender Frequenz die Gehirnareale, so können Massensynergien variiert und Tendenzen zur Spastizität positiv beeinflußt werden. Dies erfordert ein korrektes 24 Stunden Management, wie es von BOBATH gefordert und durchgeführt wird.

Maßnahmen in Anlehnung an das Bobath-Konzept

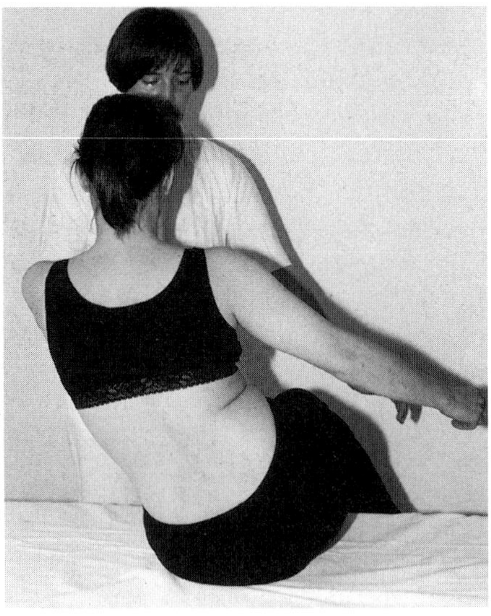

Tonusregulation: Eine Tonusregulation kann bei Patienten mit Spastizität nur erreicht werden, wenn folgende Aspekte mit in die Behandlung einfließen:

- Die hypotone Rumpfmuskulatur muß aktiviert werden.
  Beispiele: Drehen aus Rückenlage, die Bewegungseinleitung erfolgt über den Kopf.
  Üben der aktiven Verkürzung und Verlängerung der lateralen Rumpfwand im Sitz (*Abb. 33*).

Abb. 33: *Übung zur aktiven Verlängerung der lateralen Rumpfwand.*

- Auf Spastizität muß in der ASTE eingegangen werden, in der sie auftritt. Ist sie in der ASTE nicht beeinflußbar, wird eine Position mit mehr Unterstützungsfläche gewählt.
- Korrekte Belastung und Bewegen unter Belastung senkt Spastizität der Extremitäten.
- Tonusregulation erfolgt immer von proximal beginnend. *Beispiele:* Rotation der Wirbelsäule, ABD der Skapula (*Abb. 34a und b*).
- Da die spastischen Muster in verschiedenen Ausgangsstellungen unterschiedlich stark zum Vorschein kommen, kann hierdurch auch Einfluß genommen werden (Bsp.: im Sitz ist die Streckspastizität des Beins durch die FLEX im Hüftgelenk unterbrochen).
- Durch Bewegen der primär nicht betroffenen Seite mit Unterstützung des TH, vor allem bei Bewegungen mit der Schwerkraft mit dem Auftrag »die Extremität sinken lassen«, erlernt der Patient, weniger kompensatorischen Tonus aufzubauen.
- Nach einer tonusregulierenden Maßnahme muß Aktivität mit adäquater Unterstützung durch den Therapeuten erfolgen (= Fazilitation).
- Der Patient muß Tonusveränderungen selbst wahrnehmen und Möglichkeiten des Reagierens kennen.

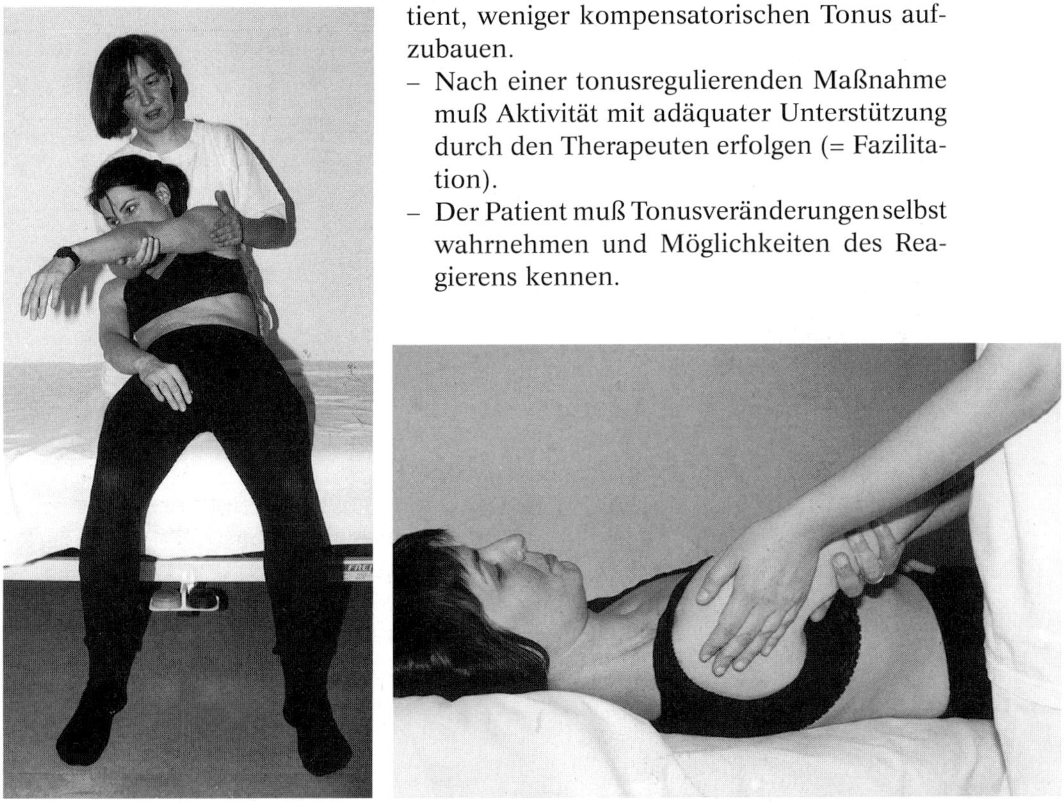

Abb. 34 a: *Rotation der Wirbelsäule;* **b:** *ABD der Skapula zur Tonusregulation.*

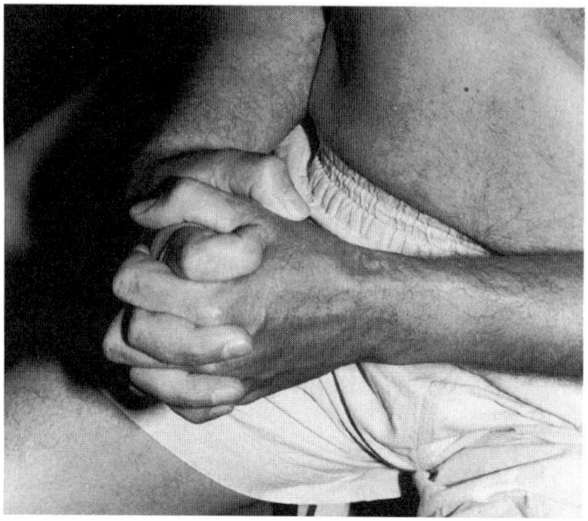

Abb. 35: *Selbständige Tonusregulation durch Hände falten.*

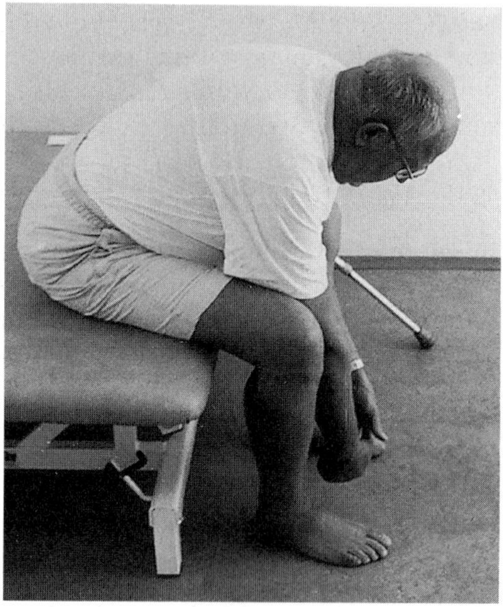

Abb. 36: *Tonusregulation durch Oberkörpervorlage (= ABD der Skapula).*

Beispiele: Hände falten (betroffener Daumen darf keine Kompression erfahren), Oberkörpervorlage (*Abb. 35 und 36*).

- Unterstützend wird in Ruhephasen die Lagerung auf die betroffene Seite eingesetzt (s. unten).

Hat der Patient Mühe, die Hände zu falten, können die Arme auch durch Greifen der nicht betroffenen Hand an das Handgelenk der betroffenen Seite gekoppelt werden (durch diese Koppelung darf im Schultergelenk als weiterlaufende Bewegung keine Innenrotation entstehen). Das Üben mit gekoppelten Armen wird mittlerweile kontrovers diskutiert. Befürworter sehen in dieser Maßnahme eine Möglichkeit zum Schutz des betroffenen Armes und zum selbständigen Üben. Gegner führen sicher zurecht ins Feld, daß Aktivitäten mit gekoppelten Armen nicht alltagsnah sind.
Spastizität reduziert sich ebenfalls, wenn taktile Reize durch flächige Griffe langsam und langanhaltend gesetzt werden. Günstig ist es, direkt auf die betroffene Muskulatur zu fassen. Vor allem bei Streckspastizität des Beins muß als Vorbereitung für das Stehen eine *Desensibilisierung* der Fußsohle durch taktile Reize erfolgen. Dieses Vorgehen setzt sich unter Physiotherapeuten erst langsam durch, da bisher oft die Meinung vertreten wurde, daß durch die taktilen Reize die betroffene Muskulatur spastischer wird.

Schulen koordinierter Bewegungsabläufe: Bemüht sich der hemiparetische Patient, einen Bewegungsablauf bei nicht ausreichender Innervation durchzuführen, so wird die mangelnde Innervation nicht als Schwäche, sondern als Schwere des betroffenen Körperteils im Cortex registriert. Als Kompensation hierfür wird die statische Innervation der Muskeln verstärkt, was sich klinisch als Spastizität zeigt.

In der ASTE Sitz und in höheren Positionen verstärkt sich dieser Effekt bei hypotoner Rumpfmuskulatur, da dann zum Erhalt der aufrechten Position schon maximal statische Impulse gesendet werden, die auf die Extremitäten irradiieren und sich dann z. B. als assoziierte Reaktion zeigen (*Abb. 31,* S. 94).
Der Therapeut kann diesen Effekt durch das korrekte Maß an Unterstützung der betroffenen Seite reduzieren, damit dynamische Bewegungsabläufe vom Patienten gespürt und durchgeführt werden können. Da ein Großteil der Alltagsbewegungen automatisiert abläuft, ist zum Wiedererlernen das häufige, korrekte Wiederholen notwendig. Man erhofft sich dadurch außerdem, daß alltagstypische Muster später schneller abgerufen werden können. Dies wird beim Arbeiten nach dem *Bobath-Konzept* durch die Reduktion verbaler Instruktionen und das Lenken der Aufmerksamkeit auf das »Spüren von Bewegung« unterstützt. Auch wenn der Patient bei einer Bewegung zuerst nicht oder nur minimal mithelfen kann, soll bei der passiven Durchführung mitgedacht werden.
Die korrekte Belastung der betroffenen Körperhälfte beim Üben ist ebenso zu beachten wie das Bewegen des Rumpfs aus der Asymmetrie in die Symmetrie. Geübt werden alle Situationen des täglichen Lebens, vom Drehen im Bett bis zum Treppensteigen oder An- und Ausziehen, wobei dadurch automatisch Gleichgewichtsreaktionen geschult werden. Ihre Durchführung ist normalem Bewegungsverhalten angepaßt, was bedeutet, daß z. B.

- Rotation und Schwung beim Drehen und Aufsetzen erlaubt ist,
- zum Aufstehen und Hinsetzen die Oberkörpervorlage eingesetzt wird,
- auch flexorische Bewegungen der Wirbelsäule im Wechsel mit der Aufrichtung geübt werden.

Besonders zur Vorbereitung des Gehens empfiehlt es sich, einzelne Phasen – besonders die Standbeinphase – zu üben (*Abb. 70a und b,* S. 175), um die korrekte Kniegelenkstellung bei Belastung und das Ausmaß an Gewichtsverlagerung neu zu erfahren. Günstig zur Vermittlung des Gangrhythmus ist das Treppensteigen aufwärts durch die hierbei abrufbaren Automatismen. Daher sollte dies früh mit einbezogen werden. Treppe abwärts dagegen beinhaltet eher Angstmomente und wird später geübt.

Bahnen und Einschleifen selektiver Bewegungen unter Ausschaltung von Massensynergien: Die ersten Bewegungen, die der hemiparetische Patient nach dem Ereignis wieder durchführen kann, sind meist Massensynergien, d. h. bei Aktivität läuft diese nicht isoliert in einem Gelenk, sondern in mehreren Gelenken synchron ab.

Beispiele:

Obere Extremität:	Skapula in Elevation/Abduktion Schultergelenk in Abduktion Ellenbogengelenk in Flexion / Pronation Handgelenk in Palmarflexion Finger und Daumen in Flexion/Adduktion = *Flexorsynergie* (*Abb. 31 a*, S. 94)
Untere Extremität:	Hüftgelenk in Extension/Adduktion/Innenrotation Kniegelenk in Extension Sprunggelenke in Plantarflexion / Inversion Zehen in Flexion = *Extensorsynergie*
	Lendenwirbelsäule in Lateralflexion Hüftgelenk in Flexion/Abduktion/Außenrotation Kniegelenk in Flexion Sprunggelenke in Plantarflexion/Inversion = *Flexorsynergie* (*Abb. 31 b*, S. 94).

Bewegt sich der Patient viel in Synergien (wobei es für die Extremitäten jeweils Beuge- und Strecksynergien gibt), so verstärken sich Tendenzen zur Spastizität durch die Ähnlichkeit der Synergien mit den spastischen Mustern.
Unter selektiver Bewegung versteht man in diesem Zusammenhang die Fähigkeit, isoliert in einem Gelenk zu bewegen und in benachbarten Gelenken eine Position zu halten.

Beispiele für selektive Bewegung, aus dem Alltag des Patienten:
- Aktivierung der Extensoren von Hüft- und Kniegelenk in der Standbeinphase bei gleichmäßiger Gewichtsverteilung auf die Fußsohle (= Nullstellung im oberen Sprunggelenk).
- Das Reichen einer Flasche an eine gegenüber sitzende Person (= Flexion der Finger bei Extension im Ellenbogengelenk). Dies in vielen Variationen zu erlernen ist dem Patienten nur möglich, wenn vorausgehend eine Tonusregulation der hypotonen Rumpfmuskulatur erfolgt ist (s. oben). Des weiteren muß dem Patienten die jeweilige Synergie bewußt werden,

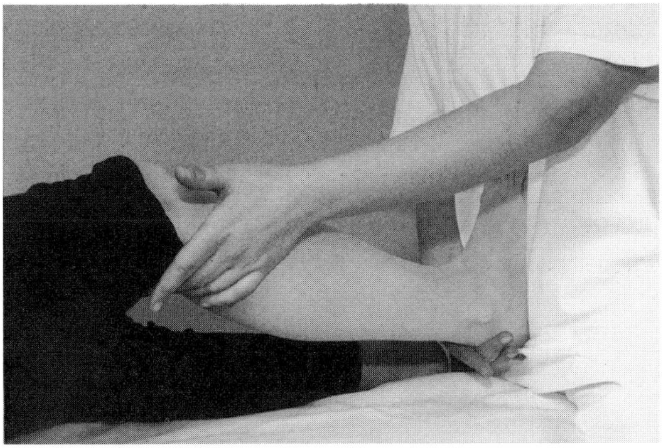

Abb. 37:
Quadrizepsaktivität als Beispiel für selektive Bewegung.

danach wird die Aufmerksamkeit auf das Gelenk gerichtet, das in die Synergie nicht mehr mit einbezogen werden soll.

Übungsvorschläge zum Erreichen der oben erwähnten Bewegungen:
ASTE Rückenlage: Der Patient muß beim Strecken des Beins mit der gesamten Fußsohle Kontakt halten mit der Kontaktfläche des Therapeuten (*Abb. 37*).
ASTE Sitz: Das Halten einer Position (Plazieren) z. B. im Schultergelenk, wird bei dynamischer Aktivität der distalen Gelenke geübt, wobei die Unterstützung der statischen Komponente und, wenn erforderlich, auch der dynamischen Komponenten durch den Therapeuten erfolgt (Abb. 32, S. 97). Ist die statische Innervation proximal gering, so kann der Patient am Tisch bei aufgestelltem Ellenbogen dynamisch für die distalen Gelenke üben.
Im Bereich der oberen Extremität treten im Verlauf der Rehabilitation häufig zwei Probleme auf, die die Aktivierung erschweren.

1. Schmerzhafte Schulter: Es werden für die Entstehung verschiedene Faktoren verantwortlich gemacht, z. B. ein veränderter skapulohumeraler Rhythmus (bei Spastizität der Skapulamuskulatur kommt es bei FLEX im Schultergelenk schnell zum Anstoßen des Humeruskopfes an das Akromion), unsachgemäße Lagerung (Kompression des Schultergelenks bei Lagerung auf der betroffenen Seite), aber auch unsachgemäßer Umgang mit dem Arm (z. B. beim Anziehen oder Übersetzen). Die angegebenen Schmerzen sind meist diffus und nicht klar einer Struktur zuzuordnen. Werden die auslösenden Faktoren nicht ausgeschaltet, schont der Patient den Arm, evtl. vorhandene Innervation wird nicht genutzt, die Kompensation durch den nicht betroffenen Arm macht den Patienten schon früh

zum »Einhänder«. Da Schmerzen automatisch den Muskeltonus erhöhen, wird vorhandene Spastizität ein größeres Problem sein.
Hinweise für die Behandlung:
- Den Schmerz nicht provozieren.
- Tonusregulierende Maßnahmen für die Skapula und Bewegen von proximalem Hebelarm in den Vordergrund stellen (z. B. ASTE Sitz, beide Arme sind auf dem Tisch abgelegt, durch Flexion der WS erfolgt die Erweiterung der Schultergelenkbeweglichkeit).
- In Einzelfällen ist eine Cortisoninjektion für schmerzhafte Sehnenansätze unumgänglich.

2. *Geschwollene Hand* (»Schulter-Hand Syndrom«): Entstehungsmechanismen können zu starkes Bewegen des Handgelenks (z. B. beim Aufstützen des muskulär nicht gesicherten Handgelenks), Druck auf das Handgelenk in Volarflexion, aber auch Infusionen, die »ins Gewebe laufen«, sein. Auch hier hat der Patient Schmerzen, wodurch der Einsatz der Hand unterbleibt.
Hinweise für die Behandlung:
- Zur Abschwellung sollte Lymphdrainage erfolgen, kombiniert mit Hochlagerung und Ruhigstellung des Handgelenks durch eine Schiene.
- Sobald die Schmerzsituation es zuläßt, müssen die Gelenke bewegt werden. Bei vorhandenen Kontrakturen sollten Techniken aus der manuellen Therapie eingesetzt werden.

Wie groß das Ausmaß der zu erreichenden Selektivität der Bewegung bei vorhandener Innervation ist, hängt vor allem von der Entwicklung der Spastizität und der Kooperationsbereitschaft des Patienten ab.

Reduktion sensibler Ausfälle: Sensibilitätsstörungen haben großen Einfluß auf die Tonusverhältnisse der Muskulatur, da bei unzureichender Rückmeldung eine adäquate Abstimmung des Muskeleinsatzes nicht erfolgen kann.
Die Tiefensensibilität läßt sich durch Druckimpulse stimulieren (z. B. bei Stützaktivität der Arme, Belastung der Beine, Lagerung auf die hemiplegische Seite). Immer dann, wenn beim Bewegen die Aufmerksamkeit des Patienten auf das Spüren gelenkt wird, erfolgt neben anderem auch eine Sensibilitätsschulung. Besonders wichtig ist die Stimulation im Bereich der Handinnenfläche: Es ist sinnvoll, mit dem Patienten unterschiedlichste Gegenstände, ebenso wie den eigenen Körper zu ertasten. Auch Angehörige können durch Berührung einen wichtigen Beitrag zur Stimulation leisten. Damit ist jedoch nicht gemeint, daß ein Gegenstand zur Lagerung für mehrere Stunden in die Hand gegeben wird, da gleichbleibende Reize eher die Tonusverhältnisse erhöhen.

Störungen der Oberflächensensibilität können zusätzlich über thermische Reize beeinflußt werden (Kurzzeiteis), wobei zu beachten ist, daß der Körper nicht mit Spastizität auf den Reiz antwortet.
Positiv beeinflußt werden können Sensibilitätsstörungen auch durch taktile Reize aus den Stemmführungen nach BRUNKOW (Druckstauch-Impulse, Streichimpulse S. 157). Eine reaktive Aktivierung der Muskulatur kann auch bei diesen Patienten oft beobachtet werden.

Dekubitus – und Kontrakturprophylaxe: Das regelmäßige Umlagern ist bei normalen Hautverhältnissen zur Dekubitusprophylaxe ausreichend.
Durch eine korrekte Lagerung *(Abb. 38a und b, 39a und b)* kann in der Akutphase ein wichtiger Beitrag zur Kontrakturprophylaxe geleistet wer-

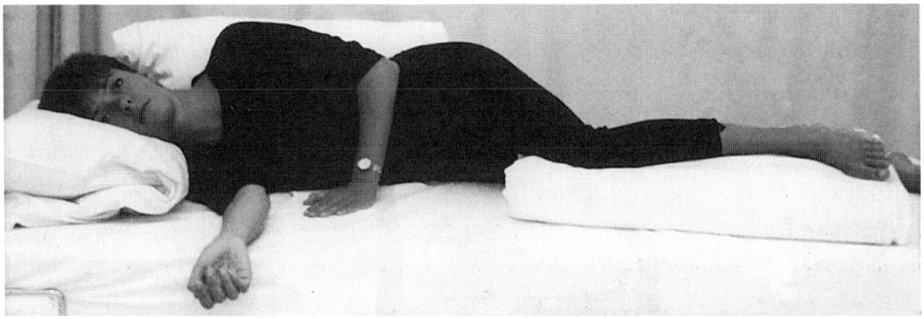

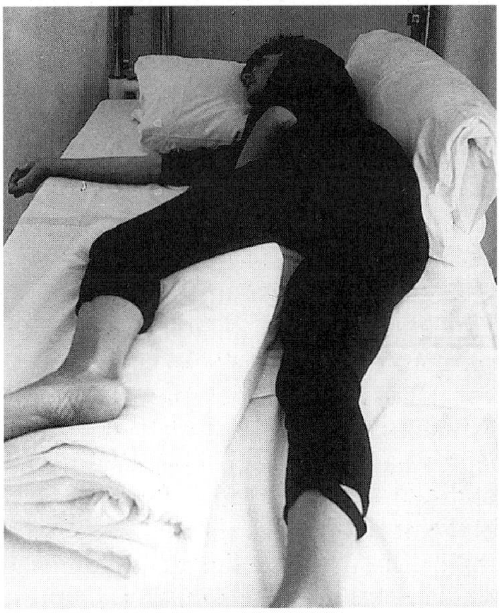

Abb. 38a und b: *Lagerung auf die betroffene Seite bei Hemiplegie rechts.*

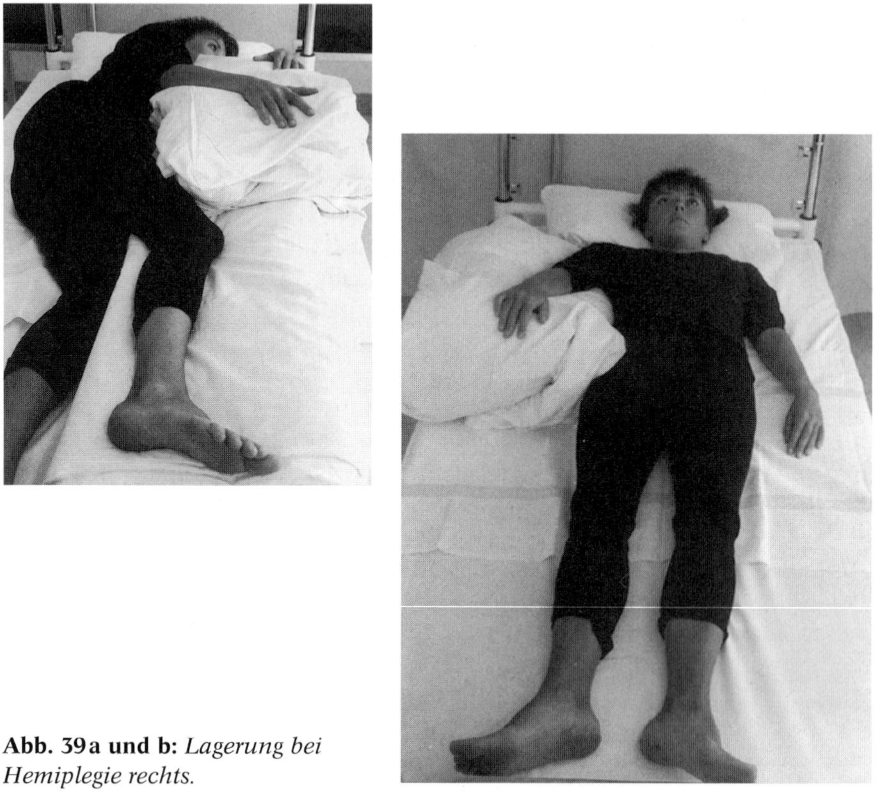

Abb. 39 a und b: *Lagerung bei Hemiplegie rechts.*

den. Vor allem die Lagerung auf die betroffene Seite (Skapula in Abduktion, Schultergelenk in Flexion und Außenrotation, Ellenbogengelenk in Extension, Supination) ist wichtig für den Einfluß auf die Tonusverhältnisse.
Durch eine Verlagerung des Oberkörpers nach dorsal reduziert sich die Druckbelastung auf dem Humeruskopf, wodurch Schmerzen vorgebeugt werden kann (s. unten). Die Lagerung des oben liegenden Beins in Flexion von Hüft- und Kniegelenk erzeugt eine rotatorische Einstellung der WS, was sich auf die Tonussituation ebenfalls positiv auswirkt.
Außerdem kann man in dieser Position mit dem nicht betroffenen Arm aktiv sein und hat den betroffenen Arm im Blickfeld. Die Rückenlage ist durch das Überwiegen von Reflexaktivitäten (z. B. tonischer Labyrinth-Reflex) die für den Patienten ungünstigste Position (möglichst keine Fußkiste ins Bett geben, das Kniegelenk nicht unterlagern).

Das Bewegen der Extremitäten erfolgt langsam, wird immer von proximal begonnen, Gelenkstellungen, entgegen dem spastischen Muster, werden bevorzugt.
Weist die Muskulatur einen Hypotonus auf, darf besonders im Schultergelenk nur bis zum Bewegungsausmaß der anderen Seite langsam bewegt werden. Hier sollte FLEX mit AR kombiniert werden, um Kompression des M. supraspinatus zu vermeiden.
Sind muskuläre Kontrakturen durch Spastizität entstanden, so kann neben dem Bewegen langsames Dehnen (Längs- und Querdehnung) angezeigt sein, sofern keine Innervation vorhanden ist, die im Sinne der reziproken Hemmung stimuliert werden kann.
Kann Spastizität nicht dauerhaft durch Physiotherapie, Heimprogramme und das korrekte Verhalten des Patienten im Alltag kontrolliert werden, so sind Kontrakturen kaum zu vermeiden. Der Einsatz von Antispastika muß aber auch dann im Einzelfall erörtert werden, da sich durch diese Medikamente der Tonus am gesamten Körper senkt und dadurch für die Aufrichtung mehr Anstrengung erforderlich ist. Dies hat wiederum oft eine Erhöhung der Spastizität der Extremitäten zur Folge.

Erlernen von Kompensationsmechanismen und Gewöhnung an den Gebrauch verordneter Hilfsmittel: Deutet sich an, daß die *Situation nicht ausreichender Innervation* über die Phase der Behandlung im Akutkrankenhaus anhält, wird vor allem das Stehen nur schwer zu erreichen sein. Zur Fortbewegung muß vielleicht nur vorübergehend ein *Rollstuhl* verordnet werden. Liegen zusätzlich zu den Lähmungserscheinungen schwere neuropsychologische Störungen vor (Hemineglect, Anosognosie (S. 51), oder ist eine geschwollene Hand aufgetreten, wird die Verordnung eines Rollstuhltisches sinnvoll. Ist der Patient auf Dauer im Rollstuhl, so werden die Gleichgewichtsreaktionen im Sitz und auch die in höheren Positionen erreichten Fähigkeiten nicht dauerhaft erhalten bleiben. In Fällen deutlicher Spastizität kann es zu einer Flexionsspastizität der unteren Extremität kommen, was ein Stehen nahezu unmöglich macht.
Bei Patienten mit *geringer Symptomatik der unteren Extremität* und Unsicherheiten beim Gehen kann ein *Handstock* eingesetzt werden.
Dies bringt Gefahren mit sich, da
- der Stock im Normalfall auf der nicht betroffenen Seite eingesetzt wird und sich durch die Schwerpunktverlagerung zum Stock hin die Belastung des betroffenen Beins reduziert, was die Spastizität erhöhen kann (*Abb. 40*).
- der Stock bei Falltendenzen nicht fallverhindernd wirkt.

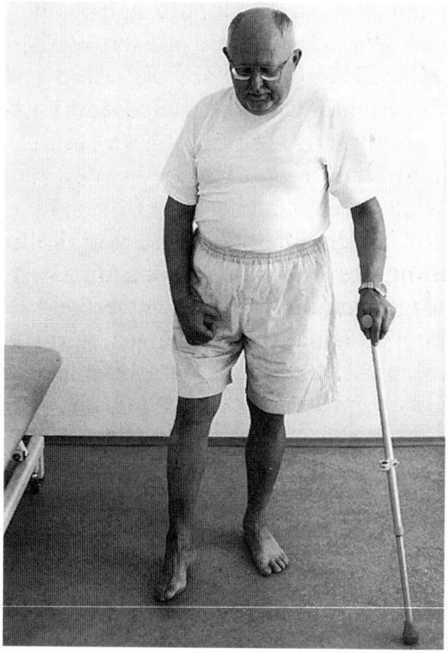

Abb. 40: *Veränderung der Belastung beim Einsatz eines Stocks.*

Diese Gefahren nimmt man oft bewußt in Kauf, da die Integration in das soziale Umfeld leichter ist, wenn der Betroffene zumindest teilweise vom Rollstuhl unabhängig ist.

Schuh-/Schienenversorgungen (Valenser Schiene, *Abb. 41*; dorsale Schiene, *Abb. 42*) bieten sich an, wenn im oberen Sprunggelenk zu wenig Innervation aktivierbar ist. Dadurch können Kompensationsmechanis-

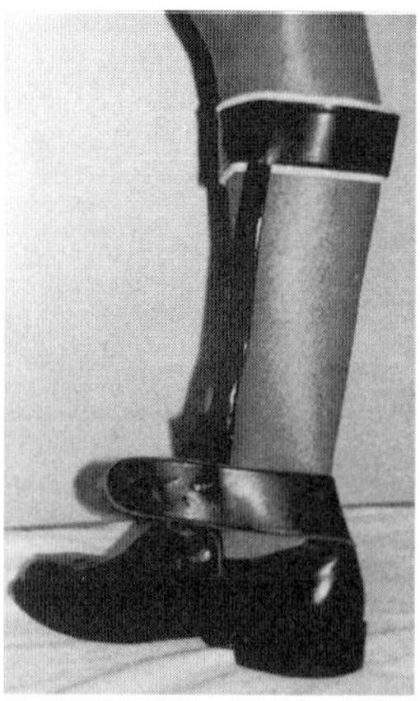

◁ **Abb. 41:** *Valenser Schiene.*

Abb. 42: *Dorsale Schiene.* ▷

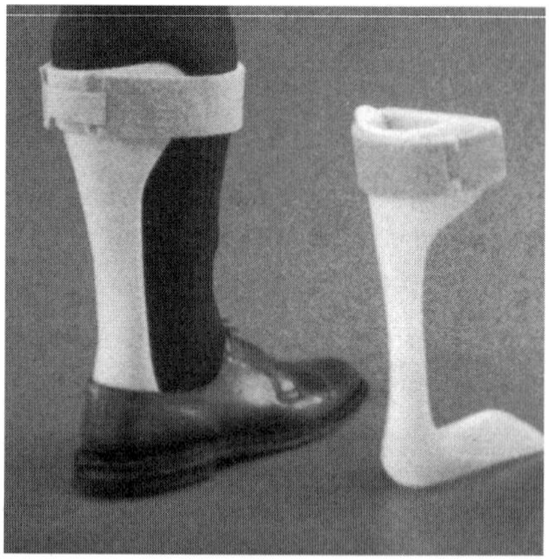

men (Zirkumduktion, Steppergang) reduziert werden. Bis zur Entscheidung über eine Versorgung kann durch Wickeln (über den Schuh, Zugrichtung in D'EXT, Eversion, Abb. *119*, S. 317) die Gefahr des Stolperns reduziert werden. Alles, was im Schuh getragen wird, kann Spastizität erhöhen (vor allem der Zehenflexoren). An diesen Effekt muß man denken, wenn der Patient einige Wochen nach der Versorgung angibt, daß das Gehen nach anfänglicher Besserung wieder mühsamer wird. Oft liegt eine Überaktivierung des M. tibialis anterior in der Spielbeinphase vor, die in der Standbeinphase dann eine Belastung des Fußaußenrandes zur Folge hat. Das kann durch diese Schuhversorgungen nicht behoben werden.
Bezüglich der oberen Extremität muß bei fehlender oder geringer Innervation der Schutz des betroffenen Armes bei Alltagsbewegungen, die alleine oder mit Hilfe durchgeführt werden, sichergestellt sein (z. B. durch das Falten der Hände).
Bei Kompensationsleistungen der nicht betroffenen Seite ist darauf zu achten, daß der Rumpf ein gewisses Maß an Symmetrie behält, bzw. nach der Aktivität zur Symmetrie zurückkehrt und daß assoziierte Reaktionen des betroffenen Arms nicht zu einer dauerhaften Tonuserhöhung und damit zu Kontrakturen führen.

Anmerkung:

Die durch die Halbseitenlähmung entstehende Problematik im Bereich **Gesicht/Mund** (Fazialisparese, Sensibilitätsstörungen der Gesichtshälfte, aber auch im Mund und Koordinationsstörungen der Zunge) erschwert Kommunikation und Nahrungsaufnahme. Wird der Betroffene nicht von Logopäden betreut, so kann der Physiotherapeut zumindest auf die Fazialisparese eingehen (S. 319).

ZUR WIEDERHOLUNG

1. Finden Sie vier Gründe für die Lagerung des Hemiplegikers auf die betroffene Seite.
2. Nennen Sie vier Ursachen, an die der Therapeut denken muß, wenn die Spastizität der Extremitäten beim Üben steigt.
3. Erklären Sie einem Patienten mit Hemiparese, warum das verstärkte Üben in Massensynergien sich auf die weitere Rehabilitation negativ auswirken kann.
4. Nennen Sie je ein Problem, das bei der Versorgung von Patienten mit Rollstuhl bzw. Stock entstehen kann.

Querschnittsyndrom

Die Ursachen des *akuten Querschnittsyndroms* sind vielfältig (am häufigsten traumatisch, entzündlich, neoplastisch = Metastasen und spinale Tumoren).
Läsionen in den Rückenmarksegmenten C1–C8 einschließlich führen zur Tetraplegie (Lähmung aller 4 Extremitäten und der gesamten Rumpfmuskulatur). Läsionen unterhalb TH 1 komplett führen zur Paraplegie (Lähmung beider Beine und je nach Läsionshöhe zu teilweiser Lähmung der Bauch- und Rückenmuskulatur). Als Läsionshöhe wird das letzte intakte Rückenmarksegment angegeben. Des weiteren wird zwischen kompletten und inkompletten Läsionen unterschieden.

I. Folge der *akuten Unterbrechung (Diskonnektion)* zentral erregender Impulse auf das Rückenmark ist der *spinale Schock* (*bei kompletter Querschnittlähmung*) mit

   - unterhalb der Läsion kompletter, schlaffer Plegie – bei Verlust der MER und fehlenden Pyramidenbahnzeichen.
   - Ausfall aller sensibler Qualitäten unterhalb der Läsion.
   - schlaffer Blase (»Schockblase«) = Harnretention.
   - Darmentleerungsstörung.
   - gelegentlicher unkontrollierter Erektion des männlichen Gliedes (Priapismus).
   - Ausfall von Gefäß- und Wärmeregulation (Vasomotorenkollaps) unterhalb der Läsion.
   - trophischen Störungen der Haut in den Dermatomen unterhalb der Läsionsstelle.

II. Mit Abklingen der Schockphase innerhalb von wenigen Tagen bis 2 Monaten ist ein *Wiederauftreten der spinalen Automatismen* mit teils überschießenden reflektorischen Abläufen zu beobachten. Dann stehen als Symptome im Vordergrund:

   - Spastische Para-/Tetraplegie mit Hyperreflexie und Pyramidenbahnzeichen unterhalb der segmentalen Läsion.
   - Auftretende Beuge- und Strecksynergien, die eine unkontrollierte automatisierte Funktion des Rückenmarks unterhalb der Läsionsstelle als Ursache haben.
   - Auf betroffener Segmentebene schlaffe Paresen durch Schädigung der Vorderhornzellen (2. Motoneuron) mit Ausbildung von Atrophien.
   - Entwicklung einer spastischen Blase (Reflexblase) bei Schädigung

oberhalb des sakral (S2–S4) gelegenen Blasenzentrums; der Reiz für die Entleerung der Blase ist ihr Füllungszustand. Bei Läsionen *in Höhe* des Blasenzentrums oder tiefer entwickelt sich eine schlaffe Überlaufblase.

- *Unverändert* bleibt der komplette Ausfall der Kraft und der sensiblen Qualitäten.

Die funktionell relevanten Ausfälle in Abhängigkeit von der Höhenlokalisation der Schädigung im Rückenmark werden im Physiotherapie-Teil erörtert.

Beachte in jedem Fall bei traumatischer Querschnittlähmung die Diskrepanz zwischen knöcherner und medullärer Läsionshöhe (s. auch Abb. 8, S. 28).
Bei inkompletten Querschnittläsionen imponieren bunte Ausfallmuster in Abhängigkeit von den geschädigten Strukturen. Ein spastisch-ataktisches, breitbeiniges Gangbild mit übermäßigem Streckmuster der Beine kann bei vorwiegender Läsion motorischer Bahnen entstehen.
Bei langsam entstehenden Querschnittsyndromen (oft Tumoren) können von Anfang an spastische Zeichen im Vordergrund stehen (spastische Para- oder Tetraparese). Eine Schädigung des Rückenmarks kann auch streng halbseitig (z. B. bei entzündlichen Prozessen) sein. Man spricht dann vom *Brown-Séquard-Syndrom* (*Abb. 43a und b*): Man findet *unterhalb* der Läsion eine *ipsilaterale* zunächst schlaffe, im Verlauf spastische Parese und eine pathologische Tiefensensibilität (z. B. Lagesinn) und *kontralateral* unterhalb des betroffenen Segments eine *dissoziierte Sensibilitätsstörung* (isolierter Ausfall von Temperatur und Schmerz bei erhaltenen Hinterstrangfunktionen).
Bei einer Durchblutungsstörung im Bereich der vorderen Spinalarterie resultiert das *A. spinalis-anterior-Syndrom.* Hier liegt typischerweise eine beidseitige Schädigung im Bereich der Pyramidenbahnen und des Tractus spinothalamicus anterior (Schmerz/Temperatur) unter Aussparung der Hinterstrangregion vor, so daß akut eine schlaffe Para-/Tetraparese mit bds. dissoziierter Empfindungsstörung vorliegt. Im Verlauf entsteht ein spastisches Lähmungsbild mit bds. dissoziierter Sensibilitätsstörung, Reflexblase und Atrophien auf Segmenthöhe. Auf eine Darstellung des Konus-Kaudasyndroms sei an dieser Stelle verzichtet, da hierbei Ausfälle des peripheren Nervensystems im Vordergrund stehen.

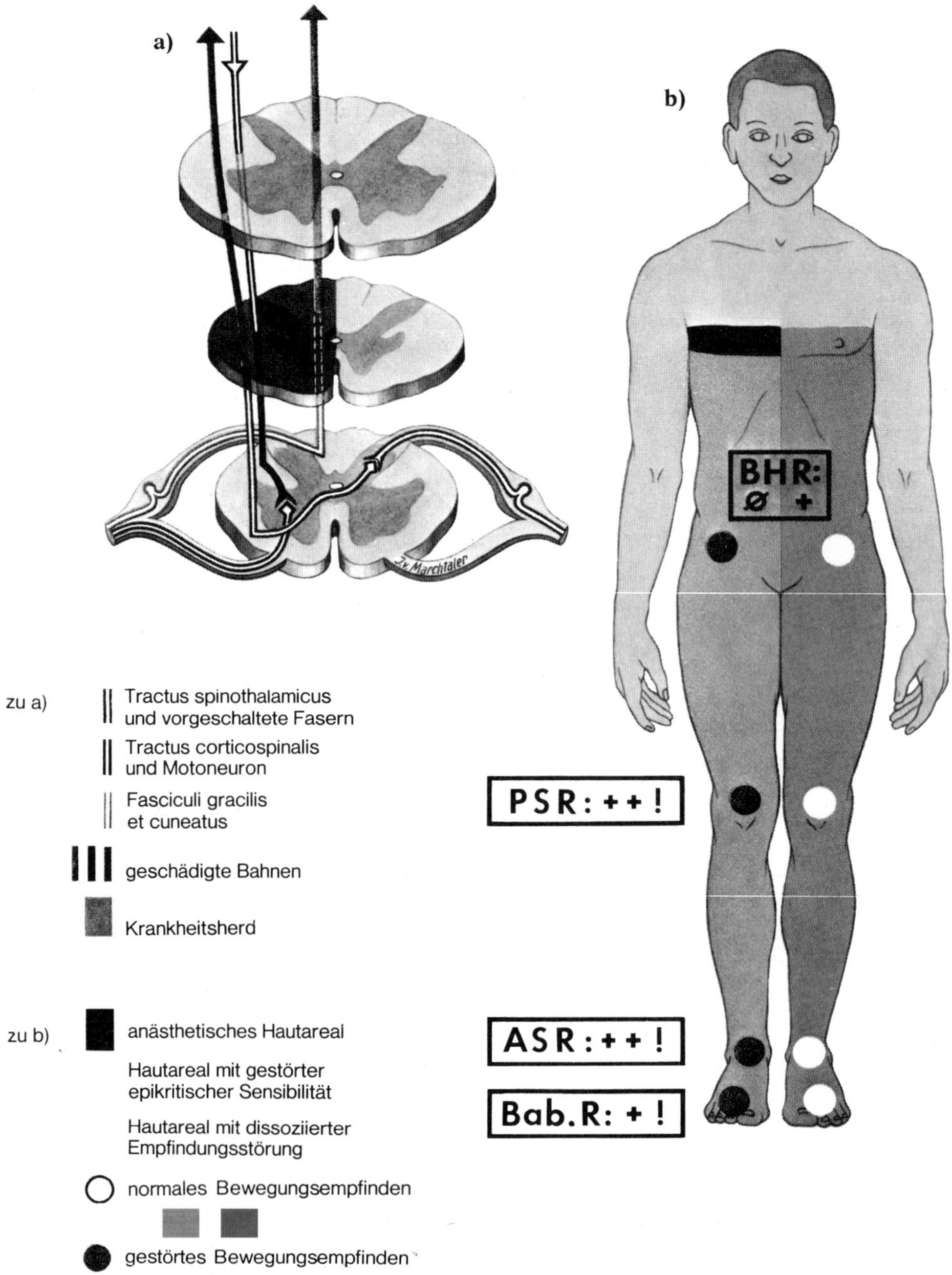

Abb. 43a und b: *Brown-Séquard-Syndrom (Scheid, 1980).*

Therapie

Die Behandlung von Patienten mit Querschnittsyndromen sollte nach Möglichkeit in dafür ausgebildeten Spezialabteilungen erfolgen, um Sekundärkomplikationen zu vermeiden und Funktionsstörungen innerer Organe (Blase, Darm, Gefäße) von Beginn an korrekt zu behandeln. Hier kann auch eine der Prognose der Grunderkrankung entsprechende Rehabilitation sofort eingeleitet werden. Das therapeutische Konzept beinhaltet in einzelnen Zentren sehr unterschiedliche Maßnahmen. Dies gilt in besonderem Maß für traumatische Querschnittsyndrome, da bei diesen Patienten nach Überwindung der akuten, oft lebensbedrohlichen Situation (entstehend auch durch häufig auftretende Begleitverletzungen) gute Chancen für eine dauerhafte Rehabilitation bestehen. Die Versorgung der dann oft vorliegenden Wirbelkörperfraktur erfolgt je nach Allgemeinzustand des Patienten und Röntgenbefund operativ (Stabilisation durch »Fixateur intern«) oder konservativ durch Lagerung der Fraktur in Hyperextension. Beim Tetraplegiker muß dazu meist eine Dauerextension über eine Crutchfield-Klammer angelegt werden.
Bei Tetraplegie und hoher Paraplegie kann durch den teilweisen Ausfall der Atemmuskulatur besonders in der Akutphase ein Beatmungsnotfall auftreten.
Die Behandlung der *Blasenfunktionsstörung* ist ganz wesentlich für die Langzeitprognose des Patienten. Hier sind neben Infektionen sekundäre Nierenschädigungen, aber auch schwere sekundäre Hautschädigungen durch wiederholtes Einnässen zu befürchten. Von Beginn an ist eine regelmäßige sterile Katheterisation zur vollständigen Leerung der Blase erforderlich. Dies dient auch zur Prophylaxe einer Überdehnung oder Schrumpfung der Blase. Bei Schädigung des Blasenzentrums (durch Sakralmarkläsion, Kaudaläsion, sakrale Plexusirritation) ist die Kontraktionsfähigkeit der Blase erloschen (schlaffe Blase), sie füllt sich ungebremst und läuft schließlich über (Überlaufblase). Zur Beherrschung der Inkontinenz muß ebenfalls regelmäßig katheterisiert werden.
Bei Schädigung der absteigenden Blasenbahn oberhalb des beschriebenen spinalen sakralen Zentrums ist analog zu den Verhältnissen der Willkürmotorik eine spastische Dynamik zu erwarten. Die Blase arbeitet »automatisch« und entleert sich reflektorisch (Reflexblase). Wenn ein gewisser Füllungszustand der Blasenwand erreicht ist, wird die Kontraktion der Blasenmuskulatur bewirkt. Vom früher weit verbreiteten »Blasentraining« in Form von Klopfreizen auf die Bauchdecke oberhalb des Schambeins wird immer mehr abgegangen, da sich durch diese Reize die Spastizität im Bereich der Blasenmuskulatur erhöht und die Füllmenge der Blase sich

dadurch reduziert. Als Alternative ist die intermittierende Katheterisation bei gleichzeitigem Einsatz von Spasmolytika anzusehen. Des weiteren besteht für Patienten, die durch diese Maßnahme ihre Inkontinenz nicht beherrschen können, die Möglichkeit der elektrischen Blasenstimulation. Hierzu muß der intakte sakrale Reflexbogen operativ durch Durchtrennung der entsprechenden Hinterwurzeln unterbrochen werden. Die intakten Vorderwurzeln werden über einen implantierten Stimulator in regelmäßigen Abständen stimuliert, die Blase kann so zur Entleerung gebracht werden (Methode nach BRINKLEY). Um die Zeitspanne zwischen den Entleerungen abzusichern, wurde für den Mann das »Kondomurinal« entwickelt. (Ableitung des Urins über ein am Penis befestigtes Kondom, welches durch einen Kunststoffschlauch mit einem Urinalbeutel verbunden ist. Dieser Urinalbeutel kann am Bein befestigt werden.) Für Frauen besteht nur die Möglichkeit, Windeln zu tragen.

PHYSIOTHERAPIE

Im folgenden wird von einer kompletten Querschnittlähmung ausgegangen.

I. LIEGEPHASE/PHASE DES SPINALEN SCHOCKS

Die Dauer der Liegephase ist von mehreren Faktoren abhängig, vor allem aber von der Ursache der Erkrankung (Stabilität der Wirbelkörper) und vom Abklingen der Phase des spinalen Schocks.

Befund

Befragung: Neben der Frage nach akuten Beschwerden ist vor allem bei Wiederholung der Befundaufnahme wichtig, Veränderungen der motorischen/sensiblen Innervation zu erfragen. Es gilt also, Hinweise zu erhalten für eine Zunahme der Symptomatik, aber auch für Anzeichen einer Reinnervation.

Sichtbefund: Rötungen zeigen sich an dekubitusgefährdeten Stellen (Fersen, Steißbein, Hinterkopf ...) nach Belastung. Besonders gefährdet sind sensibel nicht mehr versorgte Körperareale. Das Relief der betroffenen Muskelgruppen ist verstrichen.

Tastbefund: Die Temperatur im betroffenen Areal ist herabgesetzt. Während der Phase des spinalen Schocks ist die betroffene Muskulatur hypoton, nach Abklingen der Phase kann sie hyperton werden.

Quantifizierung funktionsbeeinflussender Strukturen: Die *Gelenkbeweglichkeit* im betroffenen Areal kann nur passiv getestet werden und ist endgradig möglich. Bei vorliegender konservativ versorgter Wirbelkörperfraktur muß das erlaubte Bewegungsausmaß mit dem Arzt abgesprochen werden. Die Prüfung der *Muskelkraft* erfolgt zur Festlegung der Läsionshöhe, wobei als erstes die *Kennmuskeln* geprüft werden.

Kennmuskeln:

Diaphragma	C2–C4
M. biceps brachii	C4–C6
M. ext. carpi radialis	C6/7
M. triceps brachii	C7/8
Mm. interossei et lumbric.	C8/TH1
M. iliopsoas	L1–L3
M. quadriceps femoris	L1–L4
M. tibialis anterior	L4–S1
M. glutaeus maximus	L5–S1

Bei Tetraplegie und hoher Paraplegie (bis ca. TH5 komplett) sind große Teile der Atemmuskulatur nicht mehr innerviert, so daß im *Atembefund* Atemfrequenz, Atemgeräusche und Vitalkapazität (manchmal zusätzlich Blutgasanalysen) in kurzen Zeitabständen kontrolliert werden müssen.
Die Kraft aller oberhalb des verletzten Segments innervierten Muskeln hat einen Normbefund. Alle Muskeln, die aus Höhe des verletzten Segments oder kaudal davon ihre Innervation erhalten, sind nicht mehr willkürlich innervierbar (*Abb. 13 a bis c*, S. 44).

Stimulus-Reaktions-Probe: Die Prüfung der Oberflächensensibilität dient ebenfalls zur Bestimmung der Läsionshöhe (*Abb. 15 a und b*, S. 48 ff); oberhalb des verletzten Segments zeigt die Prüfung Normbefunde. Auf Höhe des verletzten Segments und in allen tiefer gelegenen innervierten Dermatomen sind die Qualitäten erloschen.
Denselben Befund findet man für die Tiefensensibilität.

Ziele der Behandlung

- Vermeidung von Sekundärkomplikationen:
  - Dekubitus-, Pneumonie-, Kontraktur-, Thromboseprophylaxe.
- Vorbereitung auf die Phase der Aktivierung:
  - Kräftigung innervierter Muskulatur
  - Aktivierung eventuell noch vorhandener, aber nicht sichtbarer Restinnervationen unterhalb der Läsionsstelle
  - Vorbereitung auf Trickbewegungen (beim Tetraplegiker).

Maßnahmen

Vermeidung von Sekundärkomplikationen

Dekubitusprophylaxe: Regelmäßiges Umlagern (RL, BL im Wechsel) stellt die wichtigste Maßnahme hierzu dar. Um dies für den Patienten sicher und mit möglichst wenig Personal- und Zeitaufwand durchzuführen, liegen die Patienten in Spezialbetten. Zunehmend werden auch Luftkammermatratzen eingesetzt, bei denen regelmäßiges Umlagern zur Dekubitusprophylaxe nicht mehr erforderlich ist. Gerötete Stellen, die sich nicht bis zum nächsten Umlagern zurückgebildet haben, müssen konsequent entlastet werden.

Kontrakturprophylaxe: Das passive Bewegen der gelähmten Extremitäten erfolgt in Abhängigkeit von der Ursache der Erkrankung. Bei nicht operativ versorgten Frakturen darf das Bewegen die Stellung der Fraktur nicht beeinflussen! Liegen Anzeichen beginnender Ossifikationen im Weichteilbereich vor, wird das Bewegen drastisch reduziert.

Pneumonieprophylaxe: Ist die Innervation der Atem- und Atemhilfsmuskulatur von der Lähmung mit betroffen, wirkt sich dies vor allem auf die Ausatmung und somit auch auf den Sekrettransport aus. Neben Inhalationen, die die Sekretolyse unterstützen, ist vor allem das Abhusten durch Thoraxkompression mit zwei Therapeuten zu unterstützen. In der Akutphase muß dies in regelmäßigen Abständen durchgeführt werden. Kann zusätzlich die VOJTA-Therapie durchgeführt werden, wird die Atemsituation positiv durch die Aktivierung des Zwerchfells beeinflußt.

Thromboseprophylaxe: Da aufgrund der Temperaturregulationsstörungen und der Dekubitusgefahr keine Kompressionsstrümpfe getragen werden dürfen, ist die wichtigste Maßnahme die Hochlagerung.

Vorbereitung auf die Phase der Aktivierung

Erhalten der Kraft innervierter Muskulatur: Sowohl statische, als auch dynamische Muskelaktivität sollte geübt werden. Hierzu bieten sich vor allem Techniken aus PNF an (z. B. Rhythmische Stabilisation, Dynamische und Agonistische Umkehr). Bei Wirbelkörperfrakturen sind besonders beim dynamischen Arbeiten weiterlaufende Bewegungen auf die Wirbelsäule zu vermeiden. Auch Widerstände sind dann nur dosiert einzusetzen. Rotatorisch auf die Wirbelsäule wirkende Kräfte können durch bilaterales Arbeiten ausgeschaltet werden, z. B. Stützmuster, die als Vorbereitung für alle Stützaktivitäten eingesetzt werden können.

Aktivierung noch nicht sichtbarer Restinnervationen: Dies kann über eine reflektorische Aktivierung durch die VOJTA-Therapie erreicht werden und umfaßt motorische, sensible und vegetative Innervationen. Die Durchführung der VOJTA-Therapie erfordert eine Zusatzausbildung und ist nicht Lehrinhalt der Grundausbildung, so daß hier keine weiteren Ausführungen erfolgen.

Vorbereitung auf Trickbewegungen: Trickbewegungen beim *Tetraplegiker* können zur Verbesserung des funktionellen Einsatzes der oberen Extremität erforderlich werden. Bei Patienten mit nicht oder nur schlecht innerviertem M. triceps brachii kann eine Stabilität im Sinne eines *Stützes* bei Außenrotation im Schultergelenk und maximaler Extension im Ellenbogen durch das Ausnutzen passiver Strukturen erreicht werden. Daher darf die Überstreckbarkeit im Ellenbogen nicht verloren gehen, die Dehnbarkeit des M. biceps brachii muß optimal sein. Dies wird neben Dehntechniken (PNF- Entspannungstechnik) auch durch Lagerung in EXT/ Supination erreicht.

Anmerkung: Wird diese Trickbewegung später häufig benutzt, kann dies zu Überlastungsreaktionen im Ellenbogengelenk führen.

Bei Lähmungsbildern unterhalb C5/6 komplett kann die konzentrische Aktivierung des M. extensor carpi radialis einen Faustschluß der nicht mehr innervierten Hand ermöglichen, wenn die Dehnbarkeit der Fingerflexoren soweit reduziert ist, daß bei optimaler D'EXT im Handgelenk die Fingerkuppen an der Handinnenfläche anliegen. Über diese Trickbewegung (= *aktive Funktionshand, Abb. 44a und b*) werden funktionelle Verbesserungen erreicht, wenn auch nur das Greifen sehr leichter Gegenstände möglich wird.

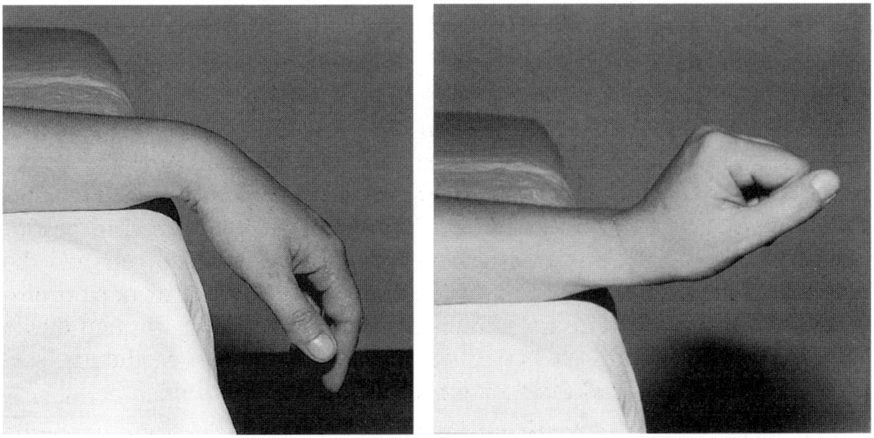

Abb. 44a und b: *Aktive Funktionshand bei Tetraplegie unterhalb C5/6 komplett.*

II. PHASE DER AKTIVIERUNG

Inwieweit zu Beginn dieser Phase *Hilfsmittel* getragen werden müssen (Tetraplegiker: feste Halskrawatte, Paraplegiker: Dreipunktekorsett), hängt ab von der Situation der Wirbelsäule. Ziel dieser Hilfsmittel ist es, vor Extrembewegungen zu schützen. Sie behindern den Patienten allerdings in seiner Beweglichkeit und zögern so den Anpassungsprozeß an die neue Situation im Rollstuhl hinaus.
Wichtige Hilfsmittel für alle Querschnittgelähmten sind nun Kompressionsstrümpfe (zur Thromboseprophylaxe, Kreislaufunterstützung) und für den Tetraplegiker zusätzlich ein Bauchgurt (zum Schutz der Bauchorgane, als Kreislaufunterstützung durch Kompression der Bauchorgane, als Angriffspunkt für Hilfspersonal beim Übersetzen).
Die Auswahl und Anpassung des *Rollstuhls* (*Abb. 45*) erfolgt, wie bei allen sonstigen Hilfsmitteln, zusammen mit Ergotherapeuten, wobei bei Tetraplegikern zum Erreichen einer aufrechten Sitzposition das Einstellen eines Sitzgefälles notwendig wird, da ein aktiver Sitz aufgrund fehlender Muskulatur nicht möglich ist. Die aufrechte Sitzposition reduziert durch das Vermeiden einseitiger Kompression vieler Gelenke die Gefahr von *Überlastungsreaktionen.*
Allgemein ist bei der Rollstuhlanpassung auf adäquate Sitzbreite (ca. 2 cm breiter als der Trochanterabstand), Sitztiefe und Höhe der Rückenlehne (in Abstimmung mit dem Sitzkissen und der Läsionshöhe) zu achten. Die Wahl der Lenkräder erfolgt nach dem zu erwartenden Haupteinsatz (draußen, drinnen) und der Kraft der Arme. Hartgummiräder machen den Rollstuhl leichter fahrbar. Es wird auch überlegt, ob Seitenteile (z. B. Desk-Armlehnen) oder nur ein Kleiderschutz angebracht werden. Bezüglich des Fußbrettes kann unter verschiedenen Modellen gewählt werden (teilbar oder an einem Stück, was mehr Stabilität bringt). Besonderheiten am Rollstuhl (z. B. Bremshebelverlängerung, Kippschutz usw.) werden auf den Einzelfall angepaßt. Der Paraplegiker muß erlernen, mit der noch innervierten Rumpfmuskulatur aufrecht zu sitzen, um Überlastungsschäden durch eine kyphotische Haltung vorzubeugen.

Ziele der Behandlung

- Steigerung der Belastungsphasen im Rollstuhl:
  - Anpassung der Kreislaufsituation an veränderte Positionen
  - Steigerung der Sitzdauer.
- Kräftigung innervierter Muskulatur.

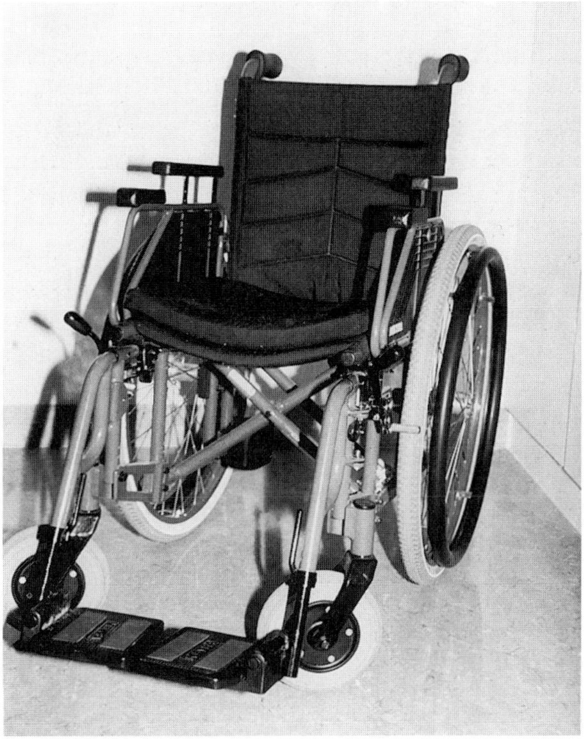

Abb. 45: *Beispiel eines Standardmodells mit Desk-Armlehnen. Seitenteile und Fußstützen sind abnehmbar, zum Transport ist der Rollstuhl faltbar.*

- Förderung der Geschicklichkeit im Umgang mit sich selbst und mit Hilfsmitteln:
  - Bewältigung von Bewegungsübergängen
  - Schulung der Sitzbalance
  - Verbesserung von Ausdauerleistungen und Geschicklichkeit im Rollstuhl.

Maßnahmen

Steigerung der Belastungsphasen im Rollstuhl: Die Anpassung der *Kreislaufsituation* an Positionswechsel kann durch stufenweises Aufrichten auf einem hydraulischen Stehbrett (*Abb. 46*) geübt werden. Plötzlich auftretende Anpassungsprobleme beim Sitzen können durch das Kippen des Rollstuhls und Hochlagerung der Beine durch zwei Therapeuten schnell aufgefangen werden. Hilfsmittel zur Kompression (s. oben) unterstützen die Anpassungsleistungen.

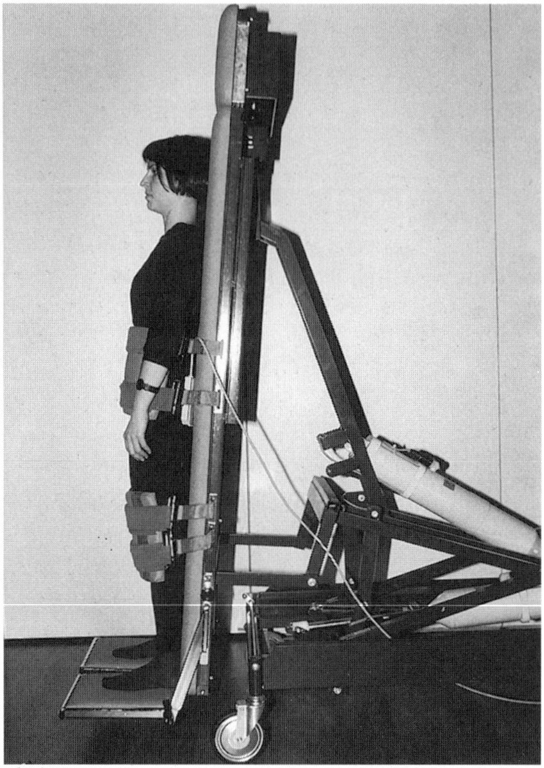

Abb. 46: *Aufrichten durch hydraulisches Stehbrett.*

Die *Sitzdauer* im Rollstuhl muß langsam gesteigert werden, um die Gefahr des Dekubitus zu reduzieren. Die Wahl des Sitzkissens und das regelmäßige, kurzzeitige Entlasten (s. unten) sind weitere wichtige Bestandteile der Dekubitusprophylaxe.

Kräftigung innervierter Muskulatur: Die innervierte Muskulatur muß zur Bewältigung des Alltags überaus leistungsfähig sein. Aus PNF sind nun alle Techniken einsetzbar, weiterlaufende Bewegungen auf die Wirbelsäule (z. B. bei Schulterblatt/Armmustern) werden bewußt in Abläufe mit einbezogen. Eine Kräftigung der innervierten Rumpfmuskulatur kann beim Paraplegiker auch im klinischen Sport durch das Bogenschießen erreicht werden. Dadurch, daß eine Treffsicherheit sich nur bei gleichbleibender symmetrischer Körperhaltung einstellt, wird der therapeutische Aspekt fast automatisch erreicht. Die Armmuskulatur des Paraplegikers wird durch ein Stütztraining gekräftigt, um Voraussetzungen für das Entlasten des Gesäßes und zum Übersetzen zu schaffen. Hierzu wird die Anzahl der Wiederholungen gesteigert. Zur Verbesserung der Hubhöhe wird zusätz-

lich beim Stützen Oberkörpervorlage und das »Einrollen« des Oberkörpers geübt.
Der Tetraplegiker kann bei nicht oder schlecht innerviertem M. triceps brachii sein Gewicht nur minimal hochstemmen. Er benötigt zum Entlasten und Übersetzen meist Hilfe.
Förderung der Geschicklichkeit im Umgang mit sich selbst und mit Hilfsmitteln: Die *Bewältigung von Bewegungsübergängen* ist ein zentraler Schritt zum Erreichen der Selbständigkeit. Während der Paraplegiker durch Üben das Drehen und Aufsetzen im Bett, ebenso wie das Übersetzen in den Rollstuhl (hierbei kann eine Streckspastizität hilfreich sein) und das Entlasten selbständig durchzuführen lernt, benötigt der Tetraplegiker fast immer Hilfspersonen. Das Verhältnis von innervierten zu nicht innervierten Körperabschnitten ist so ungünstig, daß auch bei sonst optimaler Ausgangsvoraussetzung (keine konstitutionellen Erschwernisse wie z. B. Körpergewichte, keine unkontrolliert einschießende Spastizität in Beugung oder Streckung, keine Gelenkkontrakturen) die vorhandene Kraft und der einsetzbare Schwung zur kompletten Durchführung des Bewegungsablaufs nicht ausreicht. Die körperliche Belastung der Hilfsperson kann aber durch das Mithelfen des Tetraplegikers ebenso wie durch den Einsatz von Hilfsmitteln (Rutschbrett, Drehscheibe) deutlich reduziert werden. Bei der Bewältigung des Alltags muß besonders Tetraplegikern, aber auch Paraplegikern geraten werden, später auch bei selbständig durchführbaren Bewegungsabläufen Hilfestellungen anzunehmen, da durch den massiven Einsatz von Schwung und die starke Belastung intakter Muskulatur auf Dauer *Überlastungsschäden* entstehen (Hypermobilitäten der Gelenke, Arthrosen, Muskelansatzreizungen). Spastizität tritt in sehr unterschiedlichem Ausprägungsgrad im nicht mehr innervierten Bereich auf. Bei starker Ausprägung kann die krankengymnastische Behandlung Kontrakturen nicht vermeiden, so daß eine antispastische Medikation erforderlich ist (S. 124f). Diese ist ebenfalls bei der funktionell sehr behindernden Beugespastizität der unteren Extremität indiziert.
Die Geschicklichkeit des Tetraplegikers im Einsatz der teilinnervierten oberen Extremitäten kann gut im klinischen Sport beim Tischtennis geübt werden. Hierzu muß der Schläger angewickelt werden, da keine ausreichende Greiffunktion vorhanden ist.
Schulung der Sitzbalance: Der freie Sitz kann kurzfristig auch vom Tetraplegiker erreicht werden, wobei die Haltung durch die fast völlig fehlende Rumpfmuskulatur nicht dem Normbefund entsprechen kann. Eine günstige ASTE zum Üben ist hierfür der Langsitz. Der Spiegel kann vor allem zu Beginn wichtige Informationen über sensibel / motorisch nicht innervierte Körperteile liefern.

Beim Paraplegiker werden durch Verkleinerung der Unterstützungsfläche die Anforderungen erhöht. Zusätzlich kann der Therapeut taktile Reize im sensibel versorgten und später auch im nicht versorgten Bereich einsetzen, um die Reaktionsfähigkeit auf Impulse zu schulen. Im klinischen Sport wird z. B. beim Tischtennisspielen die erworbene Sitzbalance dann automatisiert abgerufen.

Verbesserung von Ausdauerleistungen und Geschicklichkeit im Rollstuhl: Neben der Steigerung der Ausdauer, die durch das längere Sitzen und die gesteigerte Aktivität im Rollstuhl fast von selbst erfolgt, muß der Paraplegiker Fertigkeiten, wie z. B. einhändig, rückwärts, Kurven vorwärts und rückwärts fahren, Steigungen und Gefälle überwinden, drehen, kippen und gekippt fahren geübt haben. Automatisiert werden können die beim Rollstuhltraining erreichten Fertigkeiten dann z. B. beim Basketballspiel.

Die Fortbewegung im Rollstuhl ist für den Tetraplegiker weitaus mühsamer; das kurze Ankippen des Rollstuhls zum Überwinden von Türschwellen z. B. kann nur durch Schwung des Oberkörpers nach hinten erreicht werden. Durch die Sensibilitätsausfälle im Handbereich (*Abb. 15a und b*, S. 48) sollten beim Rollstuhlfahren Handschuhe getragen werden, was zusätzlich die Kraftübertragung auf den Greifreifen erleichtert, wenn dieser mit einem Gummiüberzug versehen ist. Des weiteren ist ein Speichenschutz empfehlenswert, auch wenn sich dadurch das zu bewegende Gewicht erhöht.

Der Einsatz weiterer Hilfsmittel beim Paraplegiker hängt ab von der individuellen Situation des Patienten. Zur Durchführung eines *Stehtrainings* können unterschiedliche Geräte (*Abb. 46* und *47*) eingesetzt werden. Die konsequente Durchführung hängt vom Nutzen für den Patienten ab, z. B., daß die Spastizität sinkt; positive Effekte bei Einzelnen können jedoch nicht verallgemeinert werden. Will ein Patient ein Gehtraining durchführen, so muß ihm von Anfang an bewußt gemacht werden, daß dies nur mit Hilfsmitteln möglich sein wird (Schienen-Schellen-Apparat [*Abb. 48*], Elektrostimulation), lange Übungsphasen benötigt und auch dann nur mit zwei Unterarmgehstützen möglich ist.

Auch entspricht dieses Gehen in Art und Tempo nicht einem physiologischen Gehen, sondern eher einem langsamen »Hüpfen«. Darum wird es nur von wenigen Patienten konsequent durchgeführt, zumal so nichts mehr transportiert werden kann.

Seit Beginn der neunziger Jahre wird für *inkomplett* gelähmte Tetra- und Paraplegiker in einigen Zentren zusätzlich die Lokomotionstherapie auf dem Laufband durchgeführt. Die Patienten werden hierzu über einem

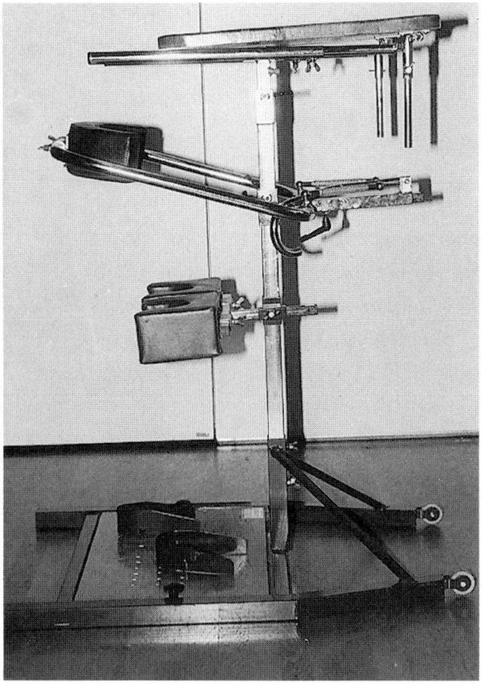

Abb. 47: *Mechanisches Stehgerät. »Heidelberger Stehgerät«*

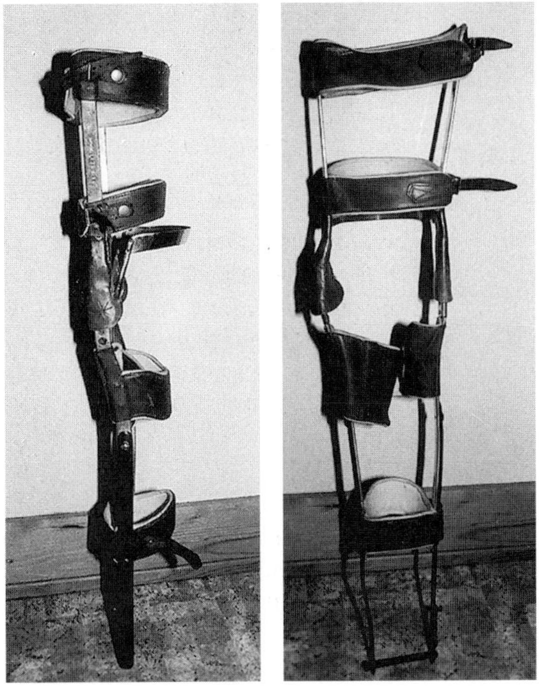

Abb. 48: *Schienen-Schellen Apparat.*

Laufband über Gurtsysteme gesichert, die zu Beginn viel, im Verlauf der Behandlungen immer weniger des Körpergewichts abnehmen. Es werden hierbei Fortbewegungsmuster (Automatismen) auf Rückenmarkebene ausgelöst und trainiert. Außerdem wird der koordinierte Einsatz vorhandener Willküraktivität trainiert. Studien zeigen, daß im Vergleich zu anderen Therapieformen sich die Gehfähigkeit durch die Lokomotionstherapie deutlich verbessert (Wernig, Müller, 1995; Dietz, 1995).
Außerdem werden von Ergotherapeuten Vorschläge zur Wohnungsanpassung erarbeitet. Des weiteren führen sie An- und Ausziehtraining und auch Haushalts- und Küchentraining durch, wodurch in der Physiotherapie erreichte Fertigkeiten in Alltagssituationen geübt und variiert werden.
Der Tetraplegiker benötigt durch die eingeschränkte Innervation der Hand zusätzliche Hilfsmittel, um im Alltag besser zurecht zu kommen (*Abb. 49a und b*). Da er bei vielen Verrichtungen auf Hilfe angewiesen ist, müssen auch Vorschläge zur Erleichterung der Pflege (z. B. Lifter) gemacht werden.

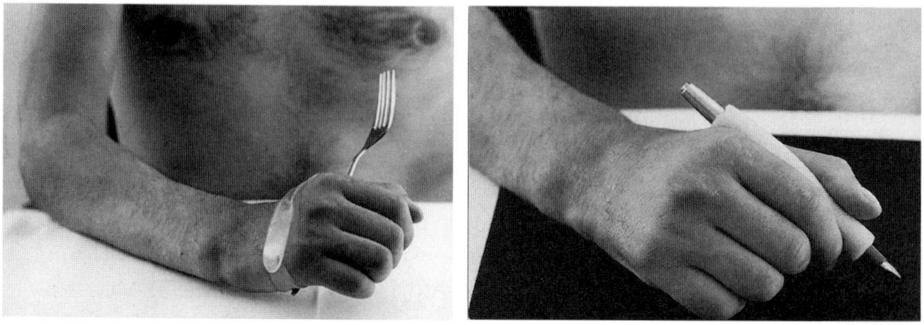

Abb. 49a und b: *Hilfsmittel zur Verbesserung der Selbständigkeit bei Tetraplegie.*

ZUR WIEDERHOLUNG

1. Wann muß beim Tetraplegiker während der Liegephase der Lagerung des Ellenbogens besondere Aufmerksamkeit geschenkt werden?
2. Nennen Sie drei Zielsetzungen für den Einsatz von Hilfsmitteln zu Beginn der Phase der Aktivierung.
3. Zählen Sie vier Aspekte auf, die Sie bei der Auswahl eines Rollstuhls beachten.
4. Beschreiben Sie zwei Maßnahmen, durch die die Gefahr des Dekubitus am Steißbein in der Phase der Aktivierung reduziert wird.
5. Nennen sie drei Ursachen, durch die Überlastungsreaktionen bei Querschnittgelähmten ausgelöst werden.

Medikamentöse Therapie mit Antispastika bei zentralen Paresen

Ziel einer medikamentösen Therapie sollte es sein, den spastischen Tonus, ggf. auch schmerzhafte Beuge- und Streckspasmen zu mindern, das Auftreten spontaner Kloni einzudämmen und schließlich, wenn Innervation vorhanden ist, die motorische Situation zu verbessern. Zu beachten ist, daß die vorhandene Spastizität dem Patienten im Rahmen seiner Parese gelegentlich Stabilität verleiht, so daß eine antispastische Medikation über eine Verminderung des Muskeltonus zu einer Verschlechterung von Geh- und Stehfähigkeit führen kann. Hier muß ein maßgeschneiderter, individueller Kompromiß gefunden werden. Die gegenwärtig zur Verfügung stehenden Antispastika lassen sich in vier Gruppen einteilen:

1. Medikamente mit zentralnervösem (u. a. spinalem) Angriffsort und Wirkung über eine verstärkte synaptische Hemmung: Benzodiazepine, Baclofen.
2. Medikamente mit zentralnervösem Ansatzpunkt und Hemmung polysynaptischer spinaler Reflexprozesse: Tizanidin.
3. Medikamente mit zentralnervösem Ansatzpunkt mit breitem Wirkungsspektrum und Hemmung exzitatorischer Aminosäuren: Memantine.
4. Medikamente mit Wirkung direkt an der Skelettmuskulatur und den Muskelspindeln: Dantrolen.

Ein ermutigender Therapieansatz ist in der intrathekalen Gabe (in den Liquor) von Baclofen zu sehen: in einer multizentrischen Therapiestudie konnte selbst bei schwerster Paraspastizität in einzelnen Fällen eine deutliche Reduktion der Spastizität und Verbesserung der Mobilität erreicht werden (OCHS et al., 1989).

2. DAS SYNDROM DER PERIPHEREN PARESE (»ATROPHISCHE« LÄHMUNG)

Unter einer peripheren Parese versteht man eine Lähmung, die auf eine Funktionsstörung im zweiten Motoneuron zurückgeht. Es handelt sich somit um eine Beeinträchtigung der *motorischen Einheit.* Hierunter versteht man als Funktionseinheit eine Vorderhornzelle des Rückenmarks, die durch ihren Nervenfortsatz (Axon) über Zwischenstationen (Vorderwurzel, Nervenplexus, gemischter peripherer Nerv) die Muskelfasern erreicht, und über die *motorische Endplatte* mit ihnen kommuniziert (*Abb. 12*, S. 42). Alle genannten anatomischen Strukturen können in isolierter oder kombinierter Schädigung eine periphere Lähmung bedingen.

Der *klinisch-neurologische Befund* zeigt bei allen unterschiedlichen Lähmungsorten folgende *Gemeinsamkeiten* (*Tab. 1*, S. 38).

1. Es resultiert eine *schlaffe, d. h. im Muskeltonus geminderte* Lähmung.
2. Die *Muskeleigenreflexe* in den betroffenen motorischen Systemen sind *abgeschwächt* oder erloschen.
3. Innerhalb weniger Tage kann sich eine trophische Störung der betrof-

fenen Muskulatur mit Abnahme der Muskelmasse (*Atrophie*) entwickeln.

4. Nach ca. 2–3 Wochen (nicht früher!) zeigen *elektromyographische* Untersuchungen charakteristische *Denervierungsphänomene* in den betroffenen Muskeln.
5. Bei einer Kontinuitätsdurchtrennung des Axons (s. auch *Abb. 17*, S. 57) ist eine *Waller-Degeneration* des Nervs, d. h. ein Zerfall des Nervs (Hüll- und Axonstruktur) distal vom Läsionsort zu erwarten, die meist nach 2–3 Wochen abgeschlossen ist. Im Unterschied zu zentralen Läsionen können periphere Nerven regenerieren, sofern die Hüllstrukturen als Leitschienen für die Aussprossung erhalten bleiben.

Läsionsortabhängige Unterschiede bei peripherer Parese

Rein *motorische Ausfälle* sind bei Schädigungen der Vorderhornzelle und der Vorderwurzel zu erwarten. Hier findet man als zusätzliches Leitsymptom (besonders bei Vorderhornzelle) in den betroffenen Muskeln umschriebene Zuckungen von Muskelfaserbündeln ohne Bewegungseffekt *(Faszikulationen)*.
Fibrillationen sind noch umschriebene Zuckungen einzelner Muskelfasern und führen nicht zu sichtbaren Bewegungseffekten (außer im Bereich der Zunge). Fibrillationen und Faszikulationen können ein Zeichen für einen beginnenden degenerativen (nicht therapierbaren) Vorderhornzellprozeß sein.
Ist der Nervenplexus oder der gemischte periphere Nerv betroffen, so werden die motorischen Ausfälle von charakteristischen Sensibilitätsausfällen begleitet (*Abb. 15a und b*, S. 48), da sich hier die sensiblen Fasern dazugemischt haben, die über die Hinterwurzel ins Rückenmark eintreten. Zusätzlich führen dann Schädigungen der begleitenden vegetativen Fasern auch zur Minderung der Schweißsekretion, einem veränderten Gefäßtonus und trophischen Störung (z. B. Wundheilungsstörung).
Ist die motorische Endplatte oder die Muskulatur selbst Ort der Erkrankung, so findet man wieder ein rein motorisches Defizit (*Abb. 12*, S. 42).

Beachte: Erkrankungen des Skelett- und des Muskelsystems können dieselben Symptome wie eine periphere Lähmung haben; dann handelt es sich definitionsgemäß um *nicht neurogene*, sondern um *myogene* Beeinträchtigungen. Psychisch verursachte Lähmungen können aufgrund fehlender objektivierbarer Ausfallerscheinungen (z. B. Reflexe) erkannt werden.

PHYSIOTHERAPIE

Im folgenden wird von Lähmungen ausgegangen, die motorische, sensible und vegetative Symptome beinhalten. Je nach Ausprägung und Dauer des Bestehens der Parese zeigen sich die Symptome mehr oder weniger deutlich.

Befund

Sichtbefund: Je nach Lokalisation der Schädigung entstehen Schonhaltungen und Asymmetrien durch das kompensatorische Aktivieren innervierter Muskulatur und/oder durch entstehende muskuläre Ungleichgewichte.
Das betroffene Areal der Haut ist blaß oder livide, manchmal auch rötlich blau verfärbt (Vorsicht: Dekubitus zeigt sich als erstes auch in Hautrötungen). Das Relief der *Muskulatur* ist verstrichen, sie erscheint breitflächiger, die Masse ist reduziert (Muskelatrophie, *Abb. 50a und b*). Knöcherne Konturen werden deutlicher sichtbar (= Dekubitus gefährdete Stellen!).

Tastbefund: Die Temperatur im betroffenen Hautareal ist herabgesetzt (Vorsicht: Temperaturerhöhungen sind immer ein Hinweis auf Komplika-

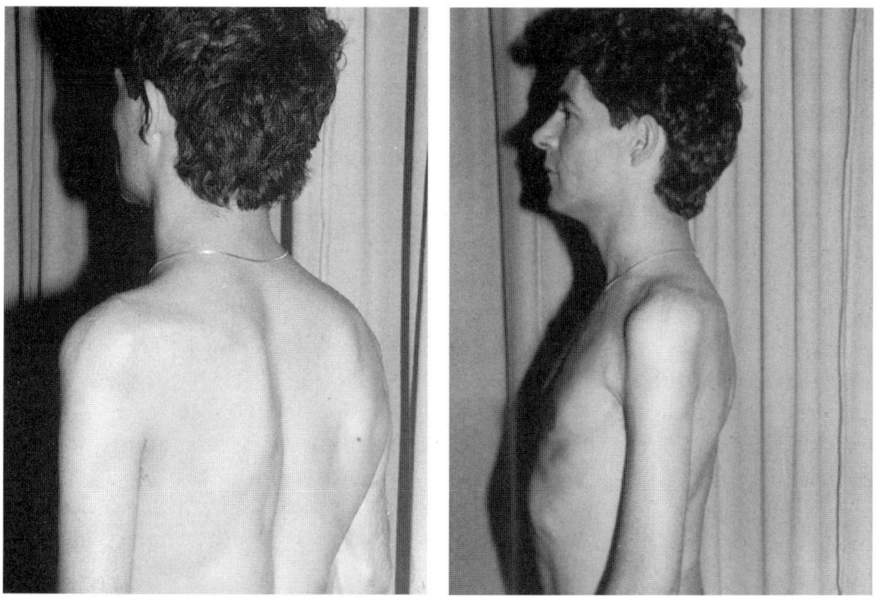

Abb. 50 a und b: *Atrophien der Schultergürtel- und Armmuskulatur bei traumatischer Armplexusparese links.*

tionen, z. B. Morbus Sudeck, Thrombophlebitis). Schwellungen können durch eine gestörte Gefäßinnervation und die ausgefallene »Muskelpumpe« entstehen. Der Grundtonus der betroffenen Muskelgruppen ist deutlich herabgesetzt.

Quantifizierung funktionsbeeinflussender Strukturen (durch Messen/Schätzen): Die *Muskelkraft*, welche im Muskelfunktionstest (S. 41, 77) festgehalten wird, hängt nicht nur vom Ausmaß der Lähmungserscheinungen ab, sondern auch von der Dehnbarkeit antagonistischer Muskelgruppen (vor allem wenn es sich hier um mehrgelenkige Muskeln handelt).
Vom Ausmaß der Lähmungserscheinungen wird die Vorgehensweise beim *Gelenkstatus* bestimmt. Sind die Muskelwerte geringer als 2, so muß zusätzlich die passive endgradige Beweglichkeit geprüft werden (ein verändertes Endgefühl weist auf beginnende Kontrakturen hin). Verlaufen die Antagonisten über mehrere Gelenke, so muß darauf geachtet werden, daß die Muskulatur im nicht bewerteten Gelenk angenähert ist.
Bei völligem Ausfall der Muskelinnervation sollte ihre *elektrische Erregbarkeit* getestet werden. Das Ausmaß der Schädigung kann durch das Ausmaß der Entartungsreaktion (EAR = Veränderung der elektrischen Erregbarkeit für faradischen und galvanischen Strom) abgeschätzt werden. Die Entartungsreaktion tritt wenige Tage nach der Nervenschädigung ein. Die Richtwerte für die Behandlung der betroffenen Muskulatur ergeben sich aus der It-Kurve (S. 58).

Stimulus-Reaktions-Probe: Oberflächen- und Tiefensensibilität im betroffenen Bereich sind abgeschwächt oder aufgehoben. Parästhesien (z. B. Kribbeln) können ebenfalls durch die Nervenschädigung auftreten.
Bei der Überprüfung der *Gleichgewichtsreaktionen* können betroffene Bereiche nicht oder nur bedingt im Sinne der Stellreaktionen eingesetzt werden. Dies gilt natürlich auch für zu erwartende Schutzreaktionen.

Ziele der Behandlung

- Kontrakturprophylaxe.
- Thromboseprophylaxe.
- Dekubitusprophylaxe.
- Erhalten der Kontraktionsbereitschaft der Muskulatur (bei komplettem Innervationsverlust).
- Kräftigung der Muskulatur (bei partieller Lähmung/bei Reinnervation) und Integration reinnervierter Muskulatur in koordinierte Bewegungsabläufe.

- Schulung von Ersatzstrategien/Üben des Umgangs mit Hilfsmitteln. Vermeidung von Sekundärschäden an nicht direkt von der Parese betroffenen Strukturen (bei inkompletter oder ausbleibender Reinnervation).
- Förderung der Durchblutung.

Maßnahmen

Kontrakturprophylaxe: Tägliches endgradiges, passives Bewegen unter Zug begrenzt Bewegungseinschränkungen, wenn die Endstellung der Gelenke aktiv nicht erreicht werden kann. Kontrakturgefährdete Gelenke sollten durch Lagerung häufig korrigiert werden.
Durch das Bewegen werden auch Dehnreize auf die paretische Muskulatur gesetzt. Deshalb sollte es langsam erfolgen, um Mikrotraumen zu vermeiden. Ist nur eine Extremität betroffen, so gibt die gesunde Extremität das Bewegungsausmaß vor; ist ein Vergleich nicht möglich, so richtet man sich nach den Normwerten. Bei traumatischen Nervenschädigungen wird das Bewegungsausmaß in der Akutphase eingeschränkt, damit es beim Bewegen nicht zur Dehnung des Nervs kommt, was den Regenerationsprozeß behindern würde.
Die Dehnbarkeit zur Verkürzung neigender Antagonisten kann durch Dehntechniken (z. B. isometrisches Anspannen des zu dehnenden Muskels aus maximaler Dehnstellung, nach der darauffolgenden Lösungsphase erfolgt passives Dehnen) und eine korrekte Lagerung in Dehnposition erhalten bleiben. Schon beim Bestehen geringer muskulärer Verkürzungen wird die Aktivierung der Antagonisten über die reziproke Innervation behindert.
Liegen Einschränkungen im Kapsel-Band-Apparat vor, so sollte dem durch Techniken der Manuellen Therapie (Traktion, Gleiten) entgegengewirkt werden.

Thromboseprophylaxe: Da passives Bewegen einen geringen Einfluß auf die Strömungsgeschwindigkeit hat, müssen Kompressionsverbände im betroffenen Areal angelegt werden. Günstig wirkt sich vor allem aber die Lagerung (von distal nach proximal absteigend) auf die Strömungsgeschwindigkeit aus.

Dekubitusprophylaxe: Bei Lähmungen, die kombiniert mit Sensibilitäts- und Durchblutungsstörungen auftreten, ist die Gefahr der Dekubitusentstehung groß. Besonders ist auf Körperstellen, die schon physiologischerweise kein großes Weichteilpolster haben, zu achten. Korrekte *Lagerung* bzw. *Freilagerung* (= Druckentlastung) und regelmäßiges *Umlagern* (alle 2–3 Stunden) können diese Gefahr reduzieren. Zur Lagerung sollte mög-

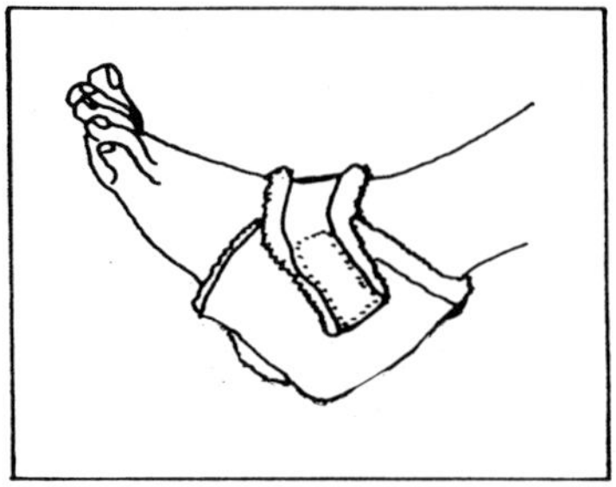

Abb. 51: *Fellschutz zur Dekubitusprophylaxe der Ferse.*

lichst weiches Material, das sich gut formen läßt, verwendet werden (z. B. Federkissen. Werden Spezialbetten (Luftkissenmatratzen) eingesetzt, so kann die Lagerung auf ein Minimum reduziert werden. (Die Physiotherapie ist in diesen Betten allerdings sehr erschwert.) Durch Sitzkissen und Abpolstern gefährdeter Stellen läßt sich eine Prophylaxe auch in höheren Positionen erreichen (Fellschutz, *Abb. 51*). Je mehr Gewicht auf den gefährdeten Stellen lastet, desto stärker muß auf die regelmäßige Entlastung geachtet werden. Ein beginnendes Dekubitalgeschwür (= Hautrötung, die auch nach Entlastung nicht komplett verschwindet) muß konsequent entlastet werden.

Erhalten der Kontraktionsbereitschaft der Muskulatur: Da die Muskulatur bei komplettem Innervationsverlust keine Impulse zur Kontraktion erhält, hat dies eine innerhalb weniger Tage sichtbare Muskelatrophie zur Folge, die mit einer *Reizstrombehandlung* nur minimal verzögert werden kann. Durch die über die Haut auf den Muskel übertragenen Impulse können aber die kontraktilen Elemente der Muskulatur in ihrer Funktion erhalten werden, so daß bei Reinnervation (im Zeitraum bis zu 2 Jahren) der Muskel sich dann adäquat kontrahieren kann. Die Reinnervation selbst kann dadurch nicht beeinflußt werden.

Man geht davon aus, daß täglich 15–20 deutlich sichtbare Kontraktionen zum Erhalten der Kontraktionsbereitschaft ausreichend sind. Die Behandlung soll aus Mittelstellung für den betroffenen Muskel durchgeführt werden. Diese Lagerung des Muskels unterstützt das Erhalten der Kontraktionsfähigkeit. Jede Kontraktion soll der Patient gedanklich unterstützen. Zur Reizstrombehandlung wird Gleichstrom mit langsamem Stromanstieg (= Exponentialstrom, Dreieckstrom) gewählt, an den der gesunde Muskel sich anpassen (= akkomodieren) kann und erst spät kontrahiert. Die paretische Muskulatur hat diese Fähigkeit zur Akkomodation nicht, sie kontrahiert schnell auf den Reiz. Eine selektive Reizung wird dadurch möglich. Die Reizparameter werden aus der It-Kurve bestimmt. Aufgrund der vegetativen Störungen sollten die Pausen zwischen den Einzelkontraktionen groß sein (bis 20 Sekunden). Läßt die Intensität der Kontraktion vor der geforderten Anzahl nach, so muß eine längere Pause (z. B. durch Reizung eines anderen Muskels) eingelegt werden.

Kritische Anmerkung zur Elektrotherapie

Trotz eines weit verbreiteten Ansatzes der Elektrotherapie zur Behandlung kompletter peripherer Nervenläsionen (Plegie) gibt es nach tierexperimentellen Untersuchungen *keinen* Beweis dafür, daß sie
- eine Atrophie verhindern kann
- eine Reinnervation beschleunigt.

Sie führt zu einer Veränderung im Enzymsystem des Muskels, deren Einfluß auf die Erholung des Nervs unklar ist und von manchen Autoren sogar als schädlich bewertet wird (Alberts et al., 1990). Die Elektrotherapie stellt aber als Begleittherapie möglicherweise über psychologische Gesichtspunkte einen Therapiegewinn dar (Haupt / Nowak, 1990).
Mit zunehmender Muskelkraft können die bisher vorwiegend passiven Maßnahmen durch aktive ersetzt werden. Die Durchführung der Prophylaxe liegt dann mehr in der Eigenverantwortung des Patienten.

Kräftigung der Muskulatur (bei partieller Lähmung / bei Reinnervation) und Integration reinnervierter Muskulatur in koordinierte Bewegungsabläufe: Erreicht die paretische Muskulatur den *Muskelwert 1,* kann die Reizstrombehandlung in den Hintergrund treten und das aktive Arbeiten forciert werden. Zur Verbesserung der Kraft sind *Isometrische Kontraktionen,* die eine Zunahme der Faserdicke bewirken, angezeigt. Günstig ist bezüglich der Muskellänge die Mittelstellung, später wird aus Annäherungs- oder Dehnposition isometrisch gearbeitet.
Jede Anspannung soll bis zu 7 Sekunden gehalten werden, danach 10–15 Sekunden Pause. Bezüglich der Anzahl der Kontraktionen soll die Ermüdungsgrenze (= Kontraktion wird schwächer) nicht erreicht werden, da sonst zu lange Erholungsphasen benötigt werden. Hierzu muß die Ermüdungsgrenze in regelmäßigen zeitlichen Abständen ermittelt werden. Die Anzahl der Kontraktionen soll mehrmals täglich erreicht werden.
Ist nur eine Muskelgruppe aus einer Muskelsynergie paretisch, so kann man versuchen, diese über PNF (Stretch, Pivot) zu aktivieren.
Alle weiteren *innervationsfördernden Maßnahmen* (Kurzzeiteis, Klopfreize auf die Muskulatur/Tapping, Stimulation der Propriozeptoren über Dehnungs- und Stauchungsimpulse, aktivierendes Kommando, Herstellen des Sichtkontaktes, Ausnutzen von Irradiationseffekten) werden in die Behandlung mit einbezogen. In dieser Phase ist die Lagerung der betroffenen Muskulatur in Annäherungsstellung wichtig. Ist die gesamte gelenk-

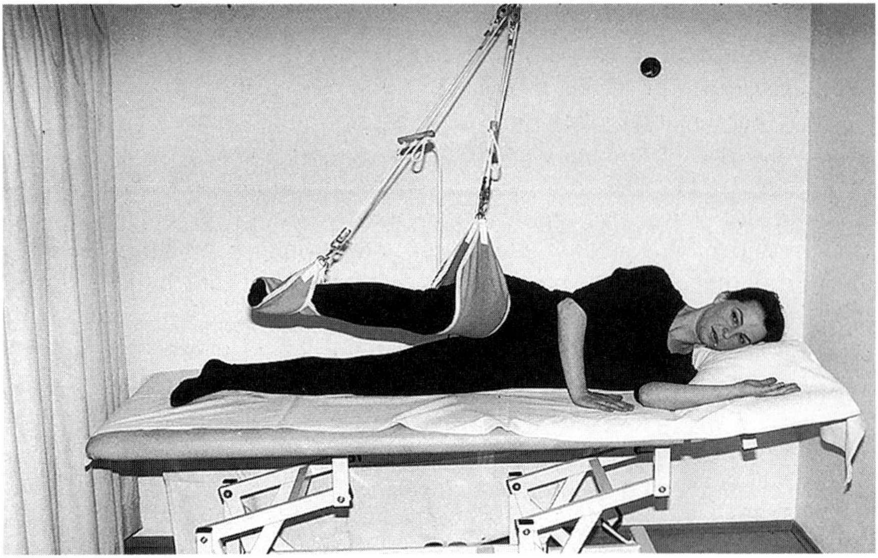

Abb. 52: *Dynamische Bewegungsserien im Schlingentisch für Beuger und Strecker.*

umgebende Muskulatur betroffen, so lagert man in Mittelstellung für alle Muskelgruppen.

Muskelwert 2: Noch immer sollte nicht bis an die Ermüdungsgrenze trainiert werden, der adäquate Trainingsreiz für die Muskulatur ist nun die *dynamisch konzentrische Kontraktion* in Bewegungsserien. Solange einachsige Bewegungen gewünscht werden, stellt hier der *Schlingentisch* (*Abb. 52*) eine optimale Möglichkeit dar, unter Ausschaltung der Schwerkraft zu trainieren. Auch im *Bewegungsbad* ist schwereloses dynamisches Bewegen möglich, wenn es so langsam erfolgt, daß das Wasser keinen Widerstand darstellt. Allerdings sind für den Behandler hier Ausweichmechanismen schwer zu sehen und zu korrigieren.

Gibt der Behandler genügend Unterstützung zur Überwindung der Schwerkraft, und trifft er eine günstige Wahl der Ausgangsstellung, so ist das Arbeiten mit *PNF-Techniken* auf der Bank eine ebenfalls sinnvolle Form der Kräftigung, bei der innervationsfördernd neben dem Hautreiz vor allem die Stimulation der Propriozeptoren wirkt. Außerdem werden hierdurch schon koordinative Leistungen der Muskulatur gefördert.

Das Erreichen des *Muskelwertes 3* wird gefördert, wenn zur dynamisch konzentrischen auch *dynamisch exzentrische* Muskelarbeit mit geübt wird.

Ab dem *Muskelwert* 3 muß neben der Muskelkräftigung, für die nun auch Schwerkrafteinflüsse ausgenutzt werden können, verstärkt das Einbauen der paretischen Muskulatur in *Koordinationsabläufe* erfolgen: *PNF – Technik* der Dynamischen und Antagonistischen Umkehr. Bewegungsmuster, die mehrgelenkige paretische Muskelgruppen nur in einem Drehpunkt zur Annäherung bringen, sind bei der Auswahl zu bevorzugen. Im Rahmen des freien Bewegens kann auch dynamisch gegen einen imaginären Widerstand geübt werden, wobei die jeweiligen Antagonisten über die Vorstellung den Widerstand als Bremser der Bewegung bilden (»funktionelles Training«). Der Einsatz imaginärer Widerstände kann auch erfolgen, um statisches Muskelverhalten zu üben, wobei durch den raschen Wechsel der vorgestellten Widerstände die Muskulatur koordinative Leistungen erbringt und gekräftigt wird. Voraussetzung hierbei ist, daß man sich unüberwindbare Widerstände vorstellt und kein Bewegungsausschlag entsteht. Langsam beginnend können auch typische *Alltagsbeanspruchungen* in die Behandlung integriert werden. Belastung bezüglich der unteren Extremität und Gewichte in Form von Alltagsgegenständen für die obere Extremität sind dosiert einzusetzen. Die Muskulatur kann nun bis an die Ermüdungsgrenze belastet werden. Innervationsfördernde Maßnahmen sollten abgebaut werden.

Für die untere Extremität bietet sich hier z. B. der Einsatz des *Pezziballs* an, da durch die labile Unterstützungsfläche die Reaktionsfähigkeit der Muskulatur unter geringer Belastung erarbeitet werden kann. Dazu kann der Therapeut Widerstände am Ball oder am Patienten setzen (*Abb. 53a*).

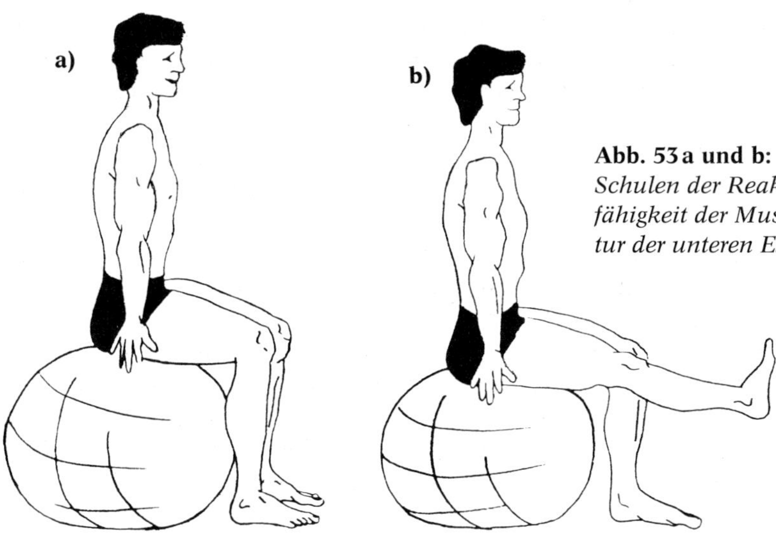

Abb. 53a und b: *Schulen der Reaktionsfähigkeit der Muskulatur der unteren Extremität.*

Steigerungsmöglichkeiten sind:
- Patient löst ein Bein vom Boden (*Abb. 53 b*).
- Patient führt Bewegungen mit diesem Bein durch, wobei das Standbein sich nicht bewegen darf.
- Therapeut setzt zusätzlich Widerstände an Ball oder Patient.
- Patient bewegt zusätzlich die Arme.
- Vom Behandler reduzierbare innervationsfördernde Maßnahmen (Kurzzeiteis, Tapping, aktivierendes Kommando und Sichtkontakt) verlieren ihre Bedeutung und sollten abgebaut werden.

Ist *Muskelwert 4* erreicht, muß das Einwirken von Schwerkrafteinflüssen und Hubbelastungen verstärkt zur Anwendung kommen; die Muskulatur muß in ihren Alltagsfunktionen trainiert werden.

Für die untere Extremität:

Vorwiegend Üben in der Belastungssituation = *Schulen der Reaktionsfähigkeit* der Muskulatur. Im Stand, z. B. beim Auslösen von Gleichgewichtsreaktionen durch den Behandler, oder im Einbeinstand durch dynamisches Bewegen des anderen Beines, oder statt dessen durch Widerstände des Behandlers. Dies kann durch die Veränderung der Unterstützungsfläche (z. B. eine weiche Matte) weiter gesteigert werden.

Für die obere Extremität:

Neben Hubbelastungen durch alltagsbezogene Gewichte sollte auch die Feinkoordination der Muskelgruppen untereinander trainiert werden. Hier überschneidet sich der Arbeitsbereich des Physiotherapeuten mit dem des Ergotherapeuten, so daß beide kooperativ Absprachen für die Behandlung treffen müssen.

Anmerkung: Soll PNF bei Muskelwert 4 eingesetzt werden, so muß die Anzahl der Wiederholungen hoch sein, mehrgelenkige Muskulatur muß unter Annäherung in mehreren Gelenken beansprucht werden, damit ein Kräftigungseffekt erzielt wird.

Schulen von Ersatzstrategien/Üben des Umgangs mit Hilfsmitteln/Vermeidung von Sekundärschäden: In dem Maße, in dem sich die Parese zurückbildet, müssen Ersatzstrategien und Hilfsmittel wieder abgebaut werden.
Ist eine komplette Rückbildung – wenn überhaupt – nur innerhalb eines langen Zeitraumes zu erwarten, so müssen die bereits vom Betroffenen angewandten Strategien zur Kompensation auf ihre zeitliche Ökonomie und ihre Belastung für primär nicht betroffene Strukturen überprüft werden.

Mögliche Alternativen können vom Behandler vorgeschlagen werden. Der Betroffene selbst aber muß entscheiden, was für ihn praktikabel ist.
Sind Alternativen nicht möglich und der Einsatz funktionsunterstützender oder ersetzender Hilfsmittel nicht praktikabel, so muß der Therapeut prophylaktisch ausgleichende Übungen anbieten, um voraussehbaren Folgeschäden (häufig Asymmetrie der Wirbelsäule), die sich oft mit dem Symptom »Schmerz« ankündigen, entgegenzuwirken. Beschwerden aufgrund von Sekundärschäden sind häufiger Grund für die Verordnung von Physiotherapie auch Jahre nach der akuten Lähmung.

Anmerkung: Bei der Auswahl von Hilfsmitteln stellt sich vielfach das Problem, daß die Mehrzahl funktionsersetzend ist. Dies hat zur Folge, daß bei der Benutzung bereits vorhandene Innervationen nicht genutzt werden, und die erreichte Muskelkraft ohne zusätzliches Üben nicht erhalten bleibt. Einige Beispiele für Hilfsmittel werden im Teil »Krankheitsbilder« vorgestellt.

Förderung der Durchblutung: Hierbei müssen die Maßnahmen aus dem physikalischen Bereich an die vegetativen Störungen angepaßt werden. Bei den oft kalten Extremitäten kommt es nach einer Eisbehandlung nicht automatisch zur reaktiven Hyperämie. Es kann zu Erfrierungen kommen, wenn Eis zu lange einwirkt. Durch die Anwendung von Hitze (z. B. Heiße Rolle) können aufgrund der Sensibilitätsstörungen Verbrennungen gesetzt werden.
Günstige Maßnahmen zur Beeinflussung der Durchblutung:
- kontrastarme Wechselbäder (mit »warm« beenden)
- Bürstungen (sofern die Hautverhältnisse es zulassen)
- Massagegriffe (Knetungen, Anhakstriche aus der Bindegewebsmassage).

Eine deutliche Durchblutungssteigerung kann beim Arbeiten nach PNF auch an der kontralateralen Extremität festgestellt werden. Die über Irradiation zustande kommende Steigerung hält deutlich länger an als bei den drei oben genannten Maßnahmen. Ist konzentrische Muskelarbeit der paretischen Muskulatur möglich, so ist dies das Mittel der Wahl (Messungen über Infrarotthermographie, EISENSCHUH/STOBOY, 1985).

ZUR WIEDERHOLUNG

1. Nennen Sie vier Ziele, die Sie bei der Lagerung von Patienten mit einer schlaffen Parese verfolgen.
2. Erläutern Sie die Einsatzmöglichkeit des Schlingentisches bei schlaffer Parese und nennen Sie zwei Vorteile gegenüber dem Bewegungsbad.
3. Finden Sie eine Begründung für den Abbau innervationsfördernder Maßnahmen bei Muskelwert drei.
4. Nennen Sie das Problem, das auf lange Sicht gesehen auftritt, wenn funktionsersetzende Hilfsmittel bei inkompletter Rückbildung von Paresen verordnet werden. Formulieren Sie einen Ratschlag für die Patienten zu diesem Problem.

3. HYPOKINETISCH-HYPERTONES SYNDROM

Das hypokinetisch-hypertone Syndrom beschreibt eine charakteristische Einschränkung der motorischen Funktionen, wie man sie z. B. bei der Parkinson-Erkrankung oft vorfindet. Es handelt sich um eine Erkrankung der Stammganglien (*Abb. 54*) des extrapyramidalen Systems, dessen einzelne Kerngebiete und Schaltstellen untereinander in vielen Regelkreisen in Wechselwirkung stehen und ganz wesentlich das pyramidale, bereits besprochene motorische Willkürsystem beeinflussen. Es ist eine der häufigsten Alterserkrankungen im zentralen Nervensystem.

Ursächlich findet man vor allem degenerative Formen mit Untergang dopaminhaltiger Zellen bei der Parkinson-Erkrankung im Bereich der Substantia nigra und nigrostriataler Nervenbahnen (Verbindungsbahnen zwischen Substantia nigra und Striatum). Man spricht dann vom idiopathischen Morbus Parkinson. Deutlich seltenere Ursachen für die Entstehung eines Parkinson-Syndroms sind:

- toxisch (häufig vor allem Psychopharmaka, selten Industrievergiftungen mit Kohlenmonoxid und Mangan)
- postkontusionell (Boxer-Enzephalopathie)
- postenzephalitisch.

Anmerkung: Die Genese eines arteriosklerotischen, d. h. gefäßbedingten Morbus Parkinson ist eher umstritten. Viele Patienten mit der sogenannten »subkortikalen vaskulären Enzephalopathie« (SVE) mit meist hochdruckbedingten kleinen, teilweise auch ausgedehnten ischämischen Läsionen im beidseitigen Marklager können gleichfalls wie der Parkinson-Patient wie »eingemauert« und hypokinetisch wirken. Hier fehlen aber die anderen Kardinalsymptome des Morbus Parkinson.

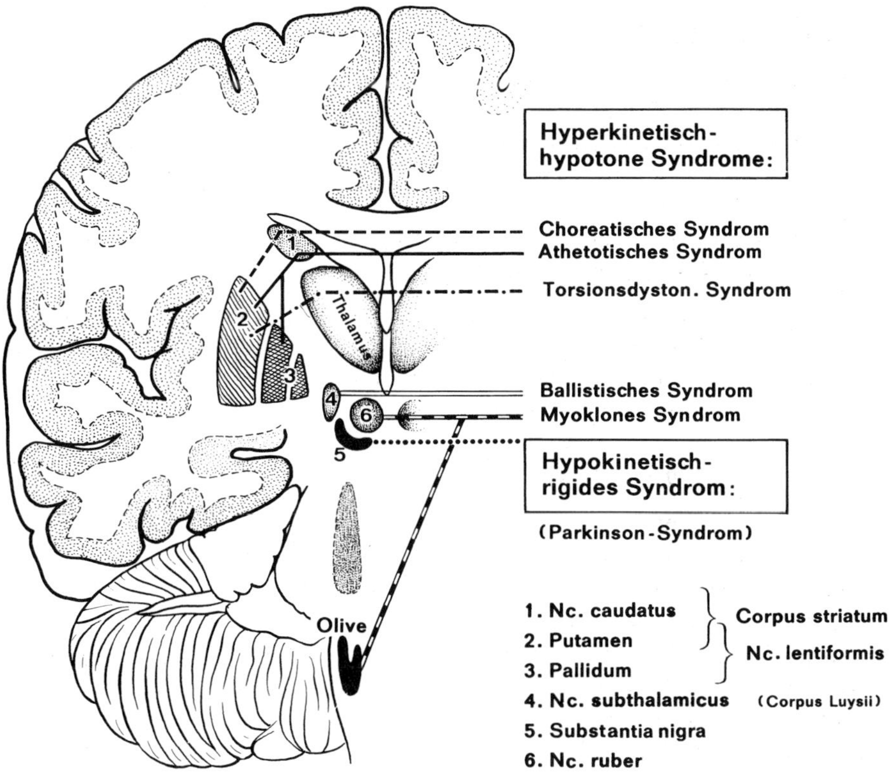

Abb. 54: *Stammganglienschema zum Verständnis extrapyramidal-motorischer Erkrankungen (aus DELANK, 1994).*

Das »Parkinson-Syndrom« kann auch Ausdruck von einer besonders therapierefraktären Multisystemdegeneration sein, z. B. Shy-Drager-Syndrom, striatonigrale Degeneration u. a. (hier sei auf entsprechende Lehrbücher verwiesen).

Pathophysiologie

Im Vordergrund der sehr komplexen Beziehungen der einzelnen Neurotransmitter steht eine funktionelle Einbuße von Dopamin. Sehr vereinfachend dargestellt, aber für den hier vorgestellten Ansatz ausreichend, kommt es zu einem Ungleichgewicht der sich sonst im Gleichgewicht haltenden Neurotransmitter Dopamin und Acetylcholin zuungunsten von Dopamin und zugunsten von Acetylcholin. Aus diesem biochemischen Mißverhältnis resultieren charakteristische Kardinalsymptome.

Symptome

Hypokinese

Bei diesem klassischen Dopaminmangelsymptom steht die zunehmende Bewegungsverarmung von mimischem und gestischem Ausdruck und bei Mitbewegungen im Vordergrund. Es imponiert eine gebundene, starre Körperhaltung (*Abb. 55a und b*), die Arme schwingen nicht mehr mit beim Gehen, das Gangbild wird kleinschrittig, der Patient hat Schwierigkeiten, die Gangbewegung abzubremsen, so daß er fast nach vorne, zur Seite oder nach hinten stürzt (Pro-, Latero-, Retropulsion). Auch das Starten von Bewegungen ist zunehmend erschwert, so z. B. das rasche sich Umdrehen. Die Gesichtsmimik verarmt (Hypomimie), die Sprache kann leise und monoton sein. Oft läßt sich bei dem Patienten eine gegenüber früher deutlich verkleinerte, gleichzeitig verzitterte Schrift nachweisen (Mikrographie).

Das typische gebundene, kleinschrittige Gangbild läßt sich durch eine systematische Ganganalyse (Computerdynographie, S. 63) gut darstellen.

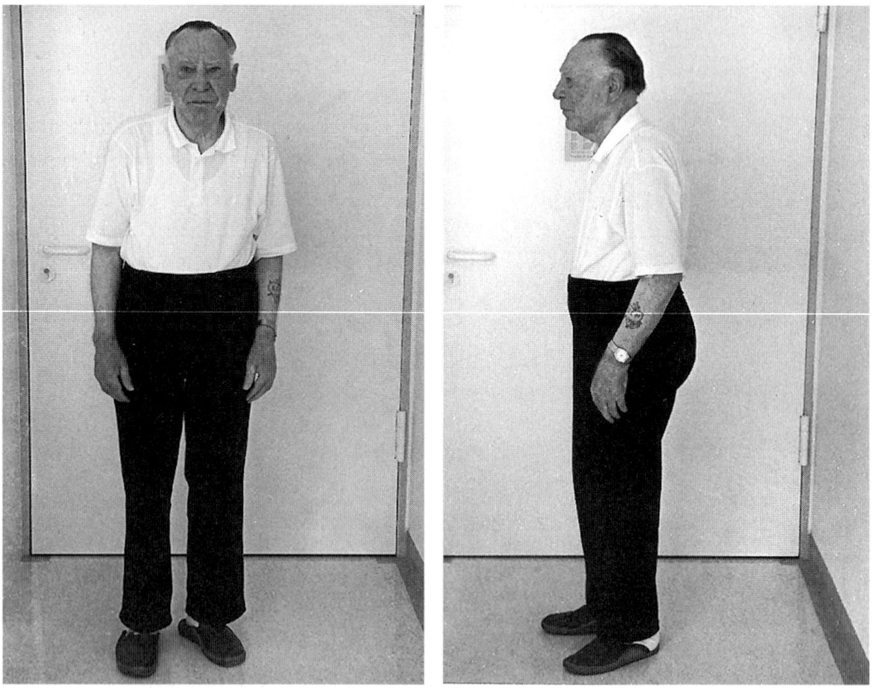

Abb. 55a und b: *Gebundene hypokinetische Haltung bei Morbus Parkinson.*

Rigor

Hier handelt es sich um eine Muskeltonuserhöhung. Im Unterschied zur Spastizität zeigt sie sich gleichermaßen in Beugern und Streckern, die bei passiver Bewegung über den gesamten Ablauf einen zähen Widerstand erkennen läßt, wobei häufig der Tonus der Antagonisten nur ruckweise und nicht gleichmäßig nachläßt *(Zahnradphänomen)*. Dies läßt sich besonders deutlich im Handgelenkbereich, aber auch bei passiver Bewegung der Halswirbelsäule darstellen. Die Eigenreflexe sind nicht wie bei der Spastik gesteigert, man findet keine Hinweise auf Pyramidenbahnzeichen und das Babinski-Zeichen. Es bestehen keine Paresen. Die Stärke des Rigor ist von der Ausgangsstellung des Patienten unabhängig.

Tremor

Es handelt sich um einen rhythmischen 4–8 Hertz Ruhetremor zwischen Agonist und Antagonist, der bei intendierten Bewegungen häufig deutlich nachläßt und bei Erreichen des Ziels dann wieder einsetzt. Als charakteristisch gilt der distal betonte »Pillendreher«-Tremor.

Bradyphrenie

Viele Patienten sind trotz deutlicher Beeinträchtigung der Motorik und ausdruckslosem Gesicht intellektuell ganz wach, lebendig und erleben ihren Zustand als sehr quälend. Bei einem kleinen Teil der Patienten fällt zusätzlich aber eine Verlangsamung kognitiver und auch psychischer Prozesse im Sinne einer Bradyphrenie und Demenz auf. Einige Patienten entwickeln eine behandlungsbedürftige depressive Verstimmung.

Als klinische Besonderheiten sind zu erwähnen, daß das Krankheitsbild einseitig betont und ausgebildet sein kann und daß es gelegentlich auch zur krisenhaften Verschlechterung bis hin zur völligen Bewegungsunfähigkeit *(akinetische Krise)* kommen kann. Bei vielen Patienten lassen sich zusätzlich vegetative Störungen, so ein *Salbengesicht* oder eine unangenehme Obstipation feststellen.

Therapie

Neben der Physiotherapie mit dem Hauptziel der Verbesserung der Hypokinese ist in den meisten Fällen eine individuell angepaßte, ggf. auch kombinierte Pharmakotherapie erforderlich. Die Substitution des vorhandenen Dopaminmangels durch orale Gabe von L-Dopa (*Tab. 4*) gilt als Standardtherapie des mittelschweren bis schweren Parkinson-Syndroms, wird aber in Anfangsstadien mit leichter Ausprägung von Akinesie zunehmend vermieden, um L-Dopa-typische Langzeitnebenwirkungen so lange

Tab. 4: Kardinalsymptome des Parkinson-Syndroms und deren Behandlung.

Symptom	Einzelbefunde	Therapie
Hypokinese –	gebundene Körperhaltung (flektierte Extremitäten) kleinschrittiger Gang Mikrographie Lidschlag ↓ Hypomimie usw.	L-Dopa-Substitution und MAO-B-Hemmer (Deprenyl) oder Dopaminagonisten (z. B. Bromocriptin)
Rigor +	Tonuserhöhung in allen Gelenken testbar (»Zahnradphänomen«)	L-Dopa und Anticholinergika ggf. Stereotaxie bei Einseitigkeit
Tremor +	4–8 Hz, wie andere Parkinsonsymptome oft einseitig (»Pillendrehertremor«)	Anticholinergika ggf. Stereotaxie bei Einseitigkeit
Vegetative Störungen –	Obstipation Salbengesicht	symptomatisch
Bradyphrenie –	verlangsamtes Denken Denkeinengung	Amantadine
Besonderheit: *akinetische Krise*	perakute hochgradige Akinese bis zur völligen Immobilisation, ggf. mit vegetativen Begleitreaktionen (Temperatur ↑, Puls ↑)	Amantadine i. v. L-Dopa-Substitution

Legende: In der vereinfachend pathobiochemischen Vorstellung einer Dysbalance zwischen vermindertem Dopamin und relativ erhöhtem Acetylcholin
+ = Plussymptome (Acetylcholin-Überschuß-Symptome)
– = Minussymptome (Dopamin-Mangel-Symptome)

wie möglich herauszuschieben. Als Beispiele typischer Langzeitnebenwirkungen sind das plötzliche Nachlassen der Wirkung (»wearing-off«-Effekt, »end-of-dose-hypokinesia«), ein plötzlicher Wechsel von guter und schlechter Wirkung (»on-off-Effekt«) und das Auftreten von Dyskinesien

(Bewegungsunruhe im Bereich der Extremitäten und Grimassieren) zu nennen.
Eine frühzeitige Gabe von sogenannten Dopaminagonisten (Dopamin-Rezeptor-Stimulatoren) und solchen Substanzen, die den hirneigenen Dopaminabbauprozeß hemmen (MAO-B-Hemmer), gilt in vielen Fällen als aussichtsreich. Gerade mit dieser Kombination können die schwerwiegenden Nebenwirkungen einer Langzeit-L-Dopa-Therapie gemildert werden. Eine weitere wichtige Medikamentengruppe, die ebenfalls dem Gehirn und den Stammganglien vermehrt L-Dopa über die Freisetzung aus den Nervenendigungen zur Verfügung stellt, ist Amantadin, das sich besonders bei krisenhafter Verschlechterung des hypokinetisch-hypertonen Syndroms bewährt hat. Beim Tremor als Hauptsymptom, der als Acetylcholinüberschußsymptom aufgefaßt wird, haben sich Anticholinergika bewährt. Dieses Symptom gilt als sehr schwer behandelbar. Bei Einseitigkeit und erheblicher Beeinträchtigung kann auch eine stereotaktische Behandlung mit computergestützter selektiver Ausschaltung einzelner Neuronenverbände in einzelnen Schaltstellen des extrapyramidalen Systems erfolgen, die dann oft über viele Jahre eine deutliche Besserung bringen kann.
Es sei betont, daß sämtliche erwähnten pharmakotherapeutischen Maßnahmen nichts an dem fortschreitenden Prozeß der Degeneration dopaminhaltiger Neurone verändern. Lediglich für die erst neu in die Therapie eingefügten MAO-B-Hemmer wird diskutiert, daß sie möglicherweise eine ZNS-schützende (protektive) Wirkung haben.

PHYSIOTHERAPIE

Befund

Befragung: Bei der Einschätzung der Selbständigkeit helfen vor allem Fragen zur Bewältigung von Bewegungsübergängen (z. B. das Aufstehen am Morgen) und nach den eingesetzten Hilfsmitteln. Schon jetzt kann sich das Überwiegen eines der Kardinalsymptome andeuten oder auch die gegenseitige Beeinflussung von Rigor und Hypokinese. Häufig klagen die Patienten über Muskelschmerzen.

Sichtbefund: In Rückenlage können viele der Patienten den Kopf nicht flach ablegen (»schwebendes Kopfkissen«). Schon hier kann die flexorische Einstellung von Wirbelsäule und Extremitäten auffallen. Im Sitz und Stand bleibt dies erhalten, der Kopf wird ventral translatiert und in den

oberen Kopfgelenken extendiert, um eine Kontaktaufnahme zu ermöglichen. Ein Ruhetremor kann an Hand, Fuß oder Kopf sichtbar sein.
Das *Starten von Bewegungen* erfolgt nur mühsam, bei häufiger Wiederholung werden die Bewegungen immer kleiner, *Bewegungsübergänge* finden ohne Rotation der Wirbelsäule und ohne Schwung statt, ein Drehen im Bett oder das Aufsetzen ist daher alleine kaum möglich (»axiale Apraxie«, LIEBENSTUND, 1998). Das *Gangbild* ist kleinschrittig, schlurfend, die Arme werden steif neben dem Körper gehalten, Pulsionen können in unterschiedliche Richtungen auftreten.

Die Mimik erscheint oft deutlich reduziert (Maskengesicht).

Tastbefund: Der Grundtonus der betroffenen Muskulatur ist deutlich erhöht.

Quantifizierung funktionsbeeinflussender Strukturen: Die passive *Gelenkbeweglichkeit* ist deutlich größer als die aktive. Das Ausmaß des Rigor bzw. ein eventuell vorhandenes Zahnradphänomen kann erfaßt werden. Bei Rigor muß langsam bewegt werden, endgradige Defizite findet man oft, wobei in frühen Stadien der Erkrankung das Endgefühl weichelastisch ist. Die Dehnbarkeit der Flexoren an den Extremitäten ist meist herabgesetzt. Die Beweglichkeit der Wirbelsäule ist vor allem bezüglich der Rotation, aber auch bezüglich der Extension eingeschränkt.
Werden die passiven Bewegungsmöglichkeiten vom Patienten nicht ausgeschöpft und ist kein deutlicher Rigor spürbar, kann man von einem hypokinetisch betonten Bild sprechen. Ist der Rigor ein zentrales Symptom des Patienten, so sollte außerdem die Thoraxbeweglichkeit mittels Atemmaßen quantifiziert werden.

Stimulus-Reaktions-Probe: Hat die bisherige Befundaufnahme deutliche Hinweise auf Rigor und/oder Hypokinese ergeben, so sind diese Tests nur bedingt aussagekräftig. Der *ROMBERG-Versuch* zeigt Falltendenzen; beim Auslösen von *Gleichgewichtsreaktionen* werden die meist begrenzten Möglichkeiten des Reagierens auf Impulse sichtbar. Viele Patienten bauen sofort einen starken Haltetonus auf, der Schutzschritte nicht mehr zuläßt und schnell zu Falltendenzen in Richtung des Impulses führt. Sind die Parkinsonsymptome gering ausgeprägt, so wird auf die Schwerpunktverlagerung zu schnell mit Schutzschritten reagiert.

Ziele der Behandlung

- Kontrakturprophylaxe
- Thoraxmobilisation
- Haltungskorrektur
- Ökonomisierung des Bewegungsverhaltens bei Lagewechseln
- Schulung von Gleichgewichts- und Schutzreaktionen
- Gangschulung
- Einüben eines individuell abgestimmten Heimprogramms/Förderung der Bewegungsfreude
- Beratung bezüglich des Einsatzes von Hilfsmitteln im Alltag
- Behandlungsansätze bezüglich Tremor s. S. 162.

Wichtig für das Arbeiten auf diese Zielsetzungen hin ist, daß der Patient in einem möglichst frühen Krankheitsstadium mit der krankengymnastischen Übungsbehandlung beginnt und darüber hinaus auch selbständig regelmäßig übt. Das Erlernen und Automatisieren von Bewegungsabläufen scheint bereits vom Auftreten erster klinischer Symptome an erschwert.

Bei Übungen und Gangschulung ist es hilfreich, deutliche, immer gleichbleibende aktivierende akustische und visuelle Reize (klare, kurze, raumbezogene Kommandos, Einbeziehen von Geräten) einzusetzen, um Starthemmungen zu überwinden und die »innere Taktgebung« zu beeinflussen. Akustische Signale kann der Patient später selbst in seinen Alltag einbauen. Die ausgewählten Übungen sollten immer wieder und in derselben Reihenfolge wiederholt werden.

Maßnahmen

Kontrakturprophylaxe: So lange wie möglich sollte das vorhandene Bewegungsausmaß in allen Gelenken aktiv erreicht werden (dieses beeinflußt den Rigor günstiger als passive Bewegung). Vor allem wenn die Hypokinese im Vordergrund steht, ist es hilfreich, bei der Planung die Bewegung bewußt groß zu wählen und mit Schwung zu arbeiten. In frühen Stadien ist Üben im Bewegungsbad sinnvoll.

Behindern Hypokinese und Rigor zu stark, wird unterstützt oder passiv mit wechselndem Tempo einachsig bewegt. Halten in der momentanen Endstellung hat einen zusätzlichen Dehnungseffekt auf die Muskulatur. Für die Gelenke der unteren Extremität muß vor allem die Extension endgradig erreicht werden. Bezüglich der oberen Extremität ist die freie Beweglichkeit der Skapula, Flexion und Abduktion und Außenrotation im Schultergelenk (Dehnung des M. pectoralis major) wichtig.

Beim Bewegen der Wirbelsäule sind bezüglich der HWS alle Bewegungsrichtungen wichtig, außerdem die Extension von BWS und LWS und die Rotation im Übergang BWS/LWS, wobei letzteres durch Bewegung der BWS oder der LWS erreicht wird und der nicht bewegte Teil widerlagert wird (*Abb. 56a und b*).

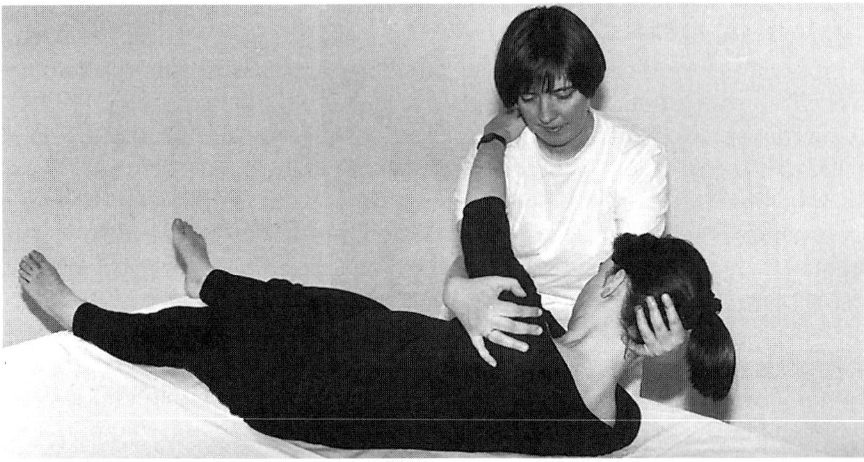

Abb. 56a: *Rotation, von der BWS eingeleitet.*

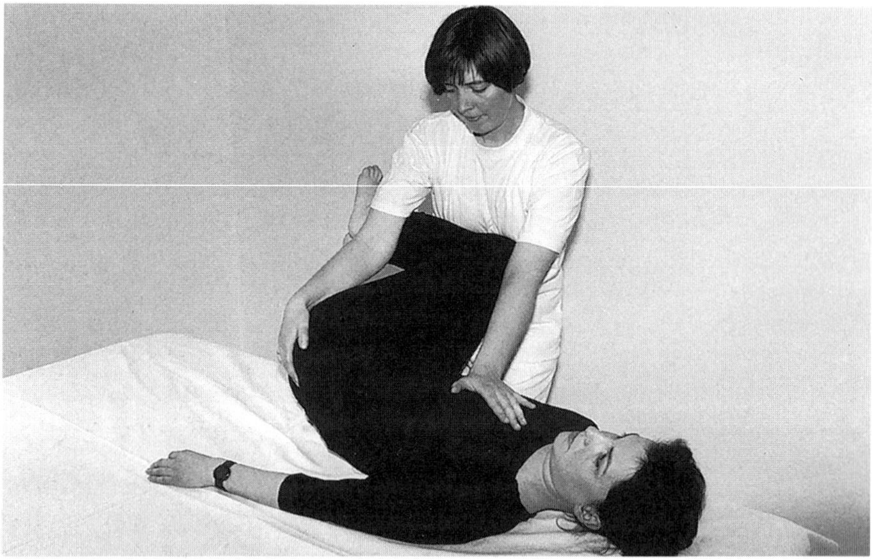

Abb. 56b: *Rotation, von der LWS eingeleitet.*

Besonders in Phasen stationärer Medikamentenumstellung oder bei akinetischen Krisen, in denen Patienten sich selbst kaum bewegen können, wird passives Bewegen als erleichternd empfunden. Der Wechsel der Gelenkstellungen bei der Lagerung (die Kriterien entsprechen denen der peripheren Parese) unterstützt die Kontrakturprophylaxe.

Anmerkung: In diesem Fall müssen die sonstigen Prophylaxen ebenfalls intensiv durchgeführt werden.

Thoraxmobilisation: Da Rigor sich auch auf die Interkostalmuskulatur auswirkt, bewegt der Thorax sich bei der Atmung kaum mit, die Hauptatemrichtung ist abdominal. Dies kann durch Dehnlagerungen (»untere Drehdehnlage«, *Abb. 57*, »Mondlage« nach HAASE) und über die Wahrnehmung der Atembewegung (gesteuert durch taktile Hilfen des Therapeuten oder durch Auflegen der eigenen Hände – »Kontaktatmung«) erfolgen. Günstig ist es auch, von der BWS aus eingeleitete Rotationen mit der Atmung zu verbinden.

Haltungskorrektur: Um die kyphotische Haltung zu verändern und das Gefühl für Bewegung und Körperstellungen zu schulen, wird dynamisch

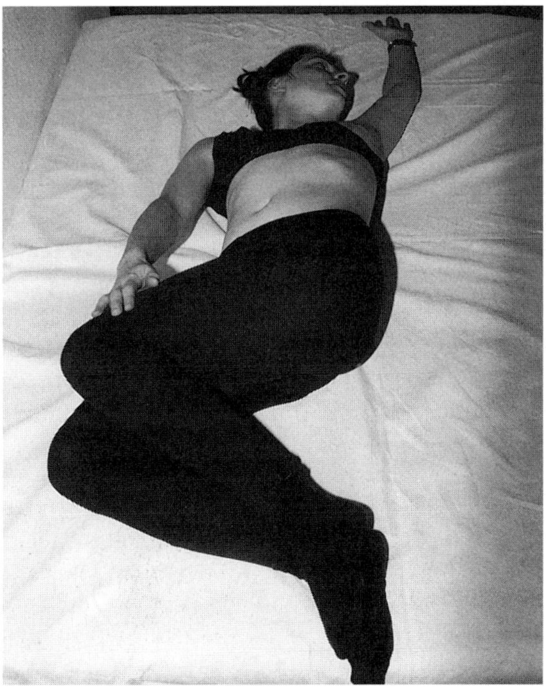

Abb. 57: *Untere Drehlage (nach SCHAARSCHUCH-HAASE).*

im gesamten Bewegungsausmaß der Sagittalebene bewegt. Die Aufrichtung kann durch Führungshilfen des Therapeuten verbessert werden, bei nachlassendem Rigor wird das Bewegungsausmaß größer (Widerstände zur Stabilisation der Haltung wirken sich negativ auf den Rigor aus). Wird dies als Beginn eines Übungsprogramms durchgeführt, kann der Patient vor den einzelnen Übungen eine korrigierte Haltung einnehmen und beim Üben beibehalten. Hilfreich zur Korrektur ist es dazu, die Aufmerksamkeit auf Beckenbewegungen und die Veränderung der Gesäßbelastung zu lenken.

Ökonomisierung des Bewegungsverhaltens bei Lagewechseln: Wichtig ist, daß Bewegungsabläufe vor der Durchführung in einzelnen Schritten geplant und dann durchgeführt werden, ohne jedoch Bewegungsimpulse des Patienten zu unterbrechen. Wenn möglich soll das vorhandene passive Bewegungsausmaß der WS vollständig ausgenutzt werden. Ist dies schwierig, muß auf Ersatzstrategien zurückgegriffen werden, wie z. B. das Einleiten des Drehens über Abdruckaktivität bei aufgestellter Ferse und evtl. zusätzlichem Anbringen von Haltemöglichkeiten in Greifhöhe.

Das Aufsetzen aus der Seitlage wird erleichtert, wenn die Beine zeitgleich mit dem Abstützen des Armes aus dem Bett gebracht werden. Erleichternd wirkt ein leicht erhöhtes Kopfteil. Beim Aufstehen ist vor allem auf eine sichere, breite Unterstützungsfläche, festes Schuhwerk und eine ausreichende Oberkörpervorlage zu achten. Das richtige Maß an Schwung zum richtigen Zeitpunkt ist entscheidend für Sicherheit beim Aufstehen und Stehen.

Schulung von Gleichgewichts- und Schutzreaktionen: Zur Erhaltung des Gleichgewichts bei unterschiedlichsten Anforderungen müssen dem Körper automatisierte Reaktionsmöglichkeiten zur Verfügung stehen. Diese Gleichgewichtsreaktionen werden beim Parkinson-Patienten massiv behindert durch Hypokinese und zusätzlich verstärkt durch Rigor, wodurch Falltendenzen entstehen.

Diese Reaktionen in der Behandlungssituation zu schulen ist begrenzt möglich, indem man immer wieder Bewegungsabläufe und dabei vor allem Gewichtsverlagerung übt und die Unterstützungsfläche als Steigerung labil gestaltet (z. B. durch den Einsatz eines Pezziballs oder einer weichen Matte). Das Erleben der eigenen Reaktionsmöglichkeiten gibt dem Patienten Zutrauen; die Umsetzung in den Alltag ist jedoch schwierig, da durch auftretende Angstmomente der Haltetonus inadäquat steigt und die Reaktionen wieder blockiert. Außerdem sind Übertragungsleistungen von geübten auf verändert ablaufende Situationen kaum möglich.

Es ist daher wichtiger, die Auslösbarkeit der Schutzschritte zu erhalten. Gelingt dies auch in späteren Stadien der Erkrankung, reduziert sich die Sturzgefahr deutlich. In der Behandlungssituation muß das Auslösen in für den Patienten überraschenden Situationen eingeübt werden.

Gangschulung: Sie umfaßt nicht nur das Gehen, sondern auch das Starten und Stoppen des Bewegungsablaufs, das Einbauen von Richtungswechseln, das Überwinden von Engpaß- oder Tunnel- und Schwellenphänomenen und das Treppensteigen. Ungemein wichtig ist festes Schuhwerk mit einem flachen Absatz und einer glatten Sohle, um die Gefahr des Hängenbleibens zu reduzieren.
Da durch die typische Haltung bereits Falltendenzen vorprogrammiert sind, muß auch hier die Haltungskorrektur immer wieder angestrebt werden. Der Therapeut kann dies während des Gehens durch seine Hände dorsal und ventral auf Höhe des Sternums unterstützen.
Die Schrittlänge, eine reduzierte Spurbreite, das mangelnde Abheben der Füße in der Spielbeinphase und Startschwierigkeiten sind über ein aktivierendes kurzes Kommando günstig beeinflußbar. Auch eine bewußt zu große Planung der Bewegung kann hilfreich sein. Markierungen am Fußboden zur Korrektur können im Einzelfall nützlich sein, haben aber oft negative Auswirkungen auf die Haltung und sind als Hilfe auch nicht ohne weiteres in den Alltag übertragbar. Bei Schwellenphänomenen können sie nicht eingesetzt werden.
Gangtypische Armbewegungen als Ausdruck automatisiert ablaufender rotatorischer Bewegungen des Schultergürtels bei dynamischer Widerlagerung der in Aufrichtung stabilisierten Wirbelsäule sind für Parkinson-Patienten kaum möglich. Das in der Behandlung Eingeübte ist eher aktiven Armbewegungen zuzuordnen, die eventuell weiterlaufend auf die Wirbelsäule positive Auswirkungen haben können. Wichtig ist, immer reziproke Armbewegungen einzuleiten, da beim Auftrag, die Arme beim Gehen zu bewegen, meist der Paßgang entsteht.

Mögliche Hilfen hierzu:
- Therapeut geht hinter dem Patienten, die Hände sind mit je einem Stab verbunden; der Therapeut kann durch Schub nach vorne die Armbewegung initiieren.
- Therapeut geht hinter dem Patienten, seine Hände liegen auf Höhe des Akromions und leiten von dort aus rotatorische Bewegungen ein (*Abb. 58*).

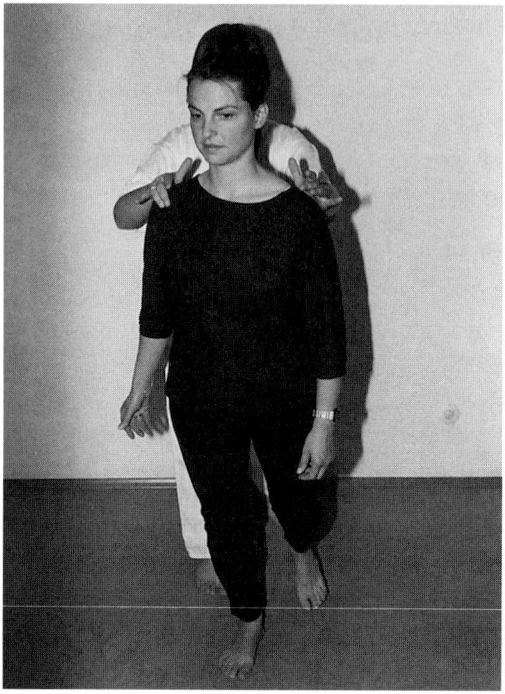

Abb. 58: *Einleitung von Armbewegungen.*

Je nach sonstiger Problematik können Engpässe, Hindernisse und Schwellen, die zu überwinden oder übersteigen sind, durch Geräte (z. B. Seile, Keulen) nachgestellt werden. Es darf aber nicht vergessen werden, auch dieses auf den Alltag vor Ort zu übertragen (Hilfsmittel zum Gehen s. unten).

Einüben eines individuell abgestimmten Heimprogramms/Förderung der Bewegungsfreude: Um das in der Einzelbehandlung erreichte Bewegungsausmaß zu halten, ist regelmäßiges Durchführen von Übungen notwendig. Hierzu eignet sich eine *Gymnastik auf dem Hocker*, wobei die einzelnen Übungen bereits in der Behandlung eingeübt und oft in derselben Reihenfolge wiederholt werden müssen. Dies gilt in besonderem Maße auch für das Einnehmen der korrekten ASTE (s. o.). Gegenstände des Alltags eignen sich als Geräte (Handtuch, Besenstiel). Als Erinnerungshilfen bieten sich Kommandos, Zeichnungen, Fotos oder auch für den Patienten besprochene Kassetten an. Ob Angehörige einbezogen werden, muß im Einzelfall entschieden werden, da sie fördernde, aber auch hemmende Wirkung auf die Bewegungsfreude haben können.

Die Wahrscheinlichkeit des regelmäßigen Übens kann positiv beeinflußt werden, wenn

- das Üben fest in den Tagesablauf einbezogen wird.
- die Anzahl der Übungen überschaubar bleibt.
- zum Üben wenig Platz benötigt wird.
- Patient und Angehörige von der Notwendigkeit des Übens überzeugt sind.

Die ausgewählten Übungen beinhalten als Elemente häufig

- Wirbelsäulenbewegungen, vor allem Rotation und Extension.
- Flexion und Abduktion im Schultergelenk.
- bewußtes Atmen in verschiedene Richtungen.
- das bewußte Abheben der Füße vom Boden.

Es ist sinnvoll, Kopfbewegungen immer mit einzubeziehen, da Zuwendreaktionen deutlich reduziert sind.

Als Steigerung der Übungen kann das gleichzeitige Abrufen mehrerer motorischer Programme angesehen werden, z. B.:

- statisches Verhalten der Rumpfmuskulatur in physiologischer Stellung bei dynamischem Einsatz der Extremitäten.
- mehrere dynamische Aufträge gleichzeitig ausführen (z. B. Kombination der gangtypischen Armbewegungen mit reziprokem Anheben der Beine).

Zur Förderung der Bewegungsfreude sind außerdem Angebote zur *Gruppengymnastik* (ausgehend meist von Selbsthilfe-Gruppen) sehr geeignet. Neben dem Aspekt des Bewegens ist das Erleben der Gemeinschaft sehr wichtig, woraus auch oft Interesse für weitere Aktivitäten entsteht und auch Angehörige durch Kontakte zu anderen betroffenen Familien Unterstützung finden können. Da in diese Gruppen Patienten mit unterschiedlicher Ausprägung der Symptomatik kommen, können die Übungen aber ein individuelles Heimprogramm und eine Einzelbehandlung nicht ersetzen. Der Leiter der Gruppe (z. B. Physiotherapeutin) hat die Aufgabe, auch schwer von der Erkrankung Betroffene mit einzubeziehen, ohne die anderen zu unterfordern. Dies setzt voraus, daß der Leiter die einzelnen Teilnehmer kennt und keine zu starke Fluktuation innerhalb der Gruppe besteht. Dem Einzelnen muß vermittelt werden, daß er nicht unter Leistungsdruck steht und selbst entscheidet, wie intensiv er die Übungen durchführt. Für Betroffene, die eher unterfordert sind, können Temposteigerungen oder Variationen der Übung angeboten werden, wobei dies die Ausführung der Bewegung nicht verändern sollte.

Zur Förderung des Gemeinschaftsgefühls ist weiterhin nützlich

- Übungen auszuklammern, die das Konkurrenzdenken fördern.
- Korrekturen allgemein formuliert anzusprechen oder alle Teilnehmer

taktil zu korrigieren und niemanden positiv oder negativ hervorzuheben.
- Partner- und Gruppenaufgaben mit einzubeziehen.
- gemeinsames Singen in Pausen (als Atemvertiefung) anzubieten.

Beratung bezüglich des Einsatzes von Hilfsmitteln im Alltag: Werden *Gehhilfen* verordnet, muß unbedingt auch der Umgang damit geübt werden. Zur Auswahl stehen Gehstock, Gehwagen (*Abb. 59*), Rollator (*Abb. 60*) oder Deltarad (*Abb. 61*).

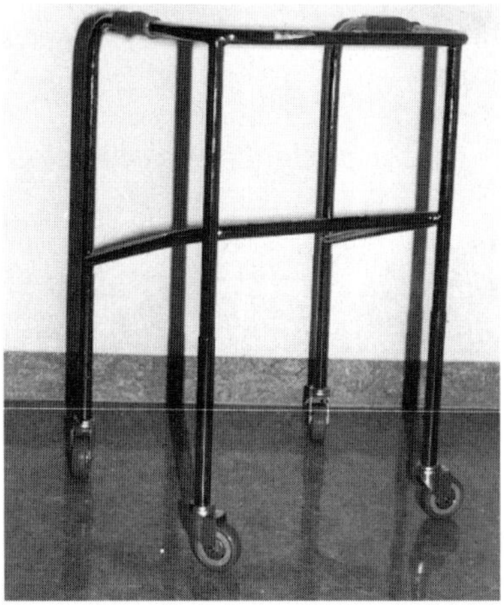

Abb. 59: *Gehwagen.*

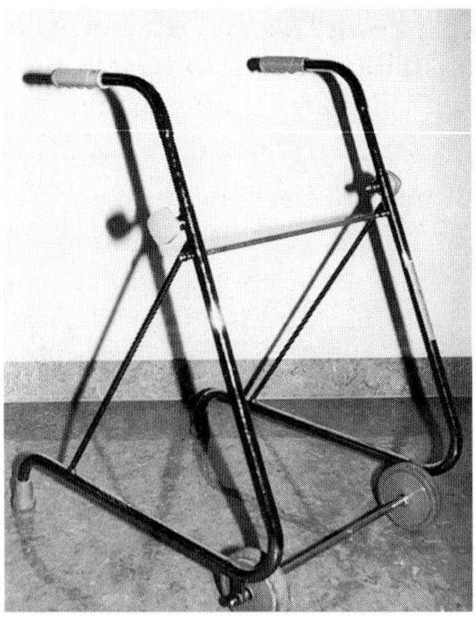

Abb. 60: *Rollator.*

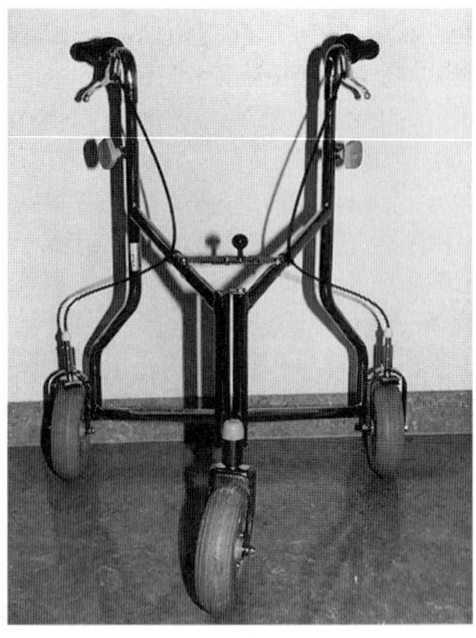

Abb. 61: *Deltarad.*

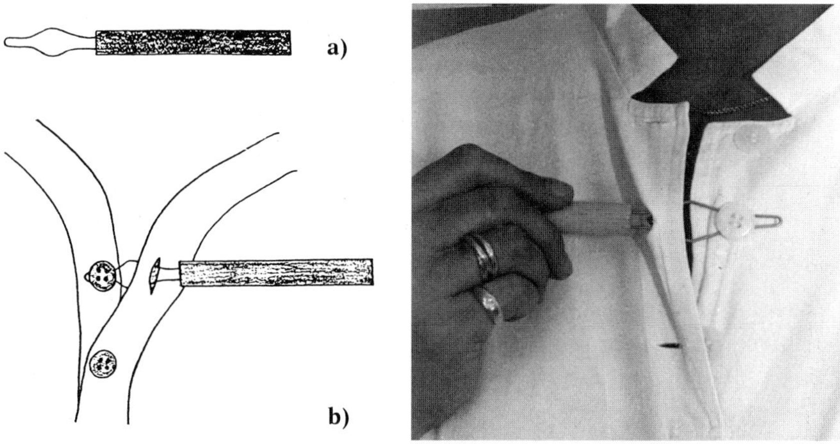

Abb. 62a bis c: *Knöpfhilfe zum Ersatz feinmotorischer Fertigkeiten.*

Die Schwierigkeit, mehrere motorische Programme gleichzeitig abzurufen, macht einen ökonomischen Einsatz des Gehstocks schwer, von zwei Stützen ist aus diesem Grund abzuraten. Für viele ist der Stock psychologische Unterstützung, Falltendenzen kann er kaum verhindern. Von Vierpunktstützen ist eher abzuraten, da sie nicht mehr Sicherheit bieten, beim Aufstellen aber mehr Beachtung brauchen, damit sie nicht zum Hindernis werden. Gehwagen, Rollator und Deltarad vermitteln mehr Sicherheit, die Bedienung eventuell vorhandener Bremsen muß intensiv eingeübt werden. Meist wird die eher kyphotische starre Haltung durch diese Hilfsmittel verstärkt; enge Wohnungen machen ihren Einsatz fast unmöglich.
Da in vielen Einrichtungen weitere Hilfsmittel (z. B. Knöpfhilfe, *Abb. 62a bis c*) nur im Katalog zur Verfügung stehen, kann der Therapeut nur beratend zur Fülle des Angebots Stellung beziehen. Vor dem Kauf ist es aber sinnvoll, diese im Fachhandel auszuprobieren.
Überlegungen, die in die Beratung mit einfließen können, sind:
- Ist die Handhabung einfach? (In vielen Fällen genügt auch schon eine rutschfeste Unterlage).
- Bei welchen Handgriffen bringt es Erleichterung? Wieviele Hilfsmittel werden gebraucht?
- Wie ist die Relation Preis → Erleichterung im Alltag?
- Wieviel Zeitersparnis bringt das Hilfsmittel? Da Hilfsmittel Funktionen ersetzen, werden evtl. noch vorhandene Fertigkeiten nicht mehr geübt und gehen verloren.

- Bringt das Hilfsmittel Erleichterung für die Angehörigen (z. B. Lifter für die Badewanne)?

Neben dem Anbringen von Haltegriffen und der Veränderung der Sitzhöhe (z. B. auch Toilette) ist an die Reduktion der Unfallgefahr durch das Beseitigen von »Stolperstellen« wie z. B. Türschwellen, kleine Absätze oder lose liegende Teppiche zu denken.

ZUR WIEDERHOLUNG

1. Nennen Sie zwei Ziele, die Sie bei der Durchführung der »unteren Drehlage« mit Parkinson-Patienten erreichen können.
2. Beschreiben Sie das Bewegungsverhalten eines Parkinson-Patienten und formulieren Sie eine mögliche Wirkung, die dadurch auf nicht mit dem Krankheitsbild vertraute Personen entsteht.
3. Erklären Sie, warum man bei Parkinson-Patienten nicht von gangtypischen Armbewegungen sprechen kann.
4. Sie wollen Angehörige davon überzeugen, daß zusätzlich zur wöchentlichen Gruppengymnastik ein Heimprogramm täglich durchgeführt werden soll. Nennen Sie Ihre drei wichtigsten Argumente.

4. HYPERKINETISCHE SYNDROME UND TREMORFORMEN

Gewissermaßen eine Umkehrung des hypokinetisch-hypertonen Syndroms stellen die hyperkinetisch-hypotonen Syndrome dar *(Abb. 54,* S. 137). Hier stehen nicht Bewegungsarmut und charakteristische Tonuserhöhung im Vordergrund, sondern Bewegungsüberschuß, Bewegungsunruhe (*Dyskinesie*) und eher eine Muskelhypotonie. Am häufigsten findet man als morphologisches Korrelat eine Schädigung im Bereich des Striatums. Pathophysiologisch ist der entstehende Bewegungsüberschuß wahrscheinlich Folge eines Ausfalls des vom Neostriatum zum Pallidum und zur Substantia nigra ausgehenden Nervenbahnsystems mit hemmenden Neuronen. Dieses untergeordnete System ist durch den Fortfall der Hemmwirkung unkontrolliert übererregt. Pathobiochemisch finden wir hier typischerweise einen Dopaminüberschuß.

Im folgenden werden die wichtigsten Erscheinungsbilder kurz vorgestellt. Da die krankengymnastischen Behandlungsansätze der einzelnen hyperkinetischen Bilder identisch sind, werden diese am Ende des Kapitels gemeinsam abgehandelt.

DAS CHOREATISCHE SYNDROM

Folgende Untergruppen werden bezüglich der Ursache (Ätiologie) unterschieden:
- die kindliche, meist entzündlich bedingte Chorea minor mit guter Prognose.
- die Chorea Huntington als dominant erbliches komplexes Krankheitsbild mit Manifestation im mittleren Lebensalter.
- zahlreiche symptomatische Formen (z. B. Gefäßerkrankungen, Enzephalitis, während der Schwangerschaft, Überdosierung mit L-Dopa).

Hauptsächlich sind hier die kleinen Striatumzellen geschädigt oder in ihrer Funktion gestört. Die Chorea Huntington (Chorea major) als ernsthafteste Manifestation ist häufig mit psychischen Auffälligkeiten und mit einem zunehmenden geistigen Abbau (Demenz) verbunden, so daß aufgrund der späten Manifestationsform unbedingt eine genetische Beratung (Vererbungsmodus autosomal dominant) mit Hilfe von Chromosomenanalysen für die weitere Familienplanung erforderlich ist. Die unten beschriebenen motorischen Störungen nehmen, wie bei fast allen Hyperkinesien, mit der Erregung zu und hören im Schlaf auf (sistieren).

Physiotherapeutischer Befund

Sichtbefund: Eine Beschreibung der *Körperhaltung* ist oft nur unzureichend möglich, da sich der Körper kaum in Ruhe befindet. Dies gilt im fortgeschrittenen Stadium auch für die Rückenlage. Schon in Ruhe laufen schnelle, vom Betroffenen nicht steuerbare Bewegungen oder auch Zuckungen ab, die teilweise groteske Gelenkpositionen beinhalten. Im Gesichtsbereich ist ein Grimassieren mit Vorstülpen und Zurückziehen der Zunge (Chamäleon-Zunge) zu beobachten. Die Betroffenen berichten über Schluckbeschwerden.
Die Hyperkinesien verstärken sich bei Aktivität, so daß das Bewegungsverhalten stark beeinträchtigt ist. Das Gangbild ist unsicher, Schrittlänge, Spurbreite und Belastungsdauer variieren ständig, ebenso wie die Armbewegungen beim Gehen.

Tastbefund: Der Grundtonus der Muskulatur ist hypoton.

Stimulus-Reaktions-Probe: Durch die einschießenden Bewegungen sind koordinative Leistungen stark beeinträchtigt. Bei den *Koordinationsversuchen* sieht man überschießendes, ungenaues Bewegungsverhalten, wobei bei mehrmaligem Durchführen immer wieder Variationen auftreten. Die *Gleichgewichtsreaktionen* sind in derselben Weise beeinträchtigt, Schutzschritte sind oft zu früh auslösbar.

ATHETOSE

Im Unterschied zu den anderen beschriebenen hyperkinetischen Syndromen findet man gelegentlich auch spastische Paresen.
Phänomenologisch stehen im Vordergrund distal betonte unwillkürliche, wurmartige langsame Bewegungsabläufe. Sie können einseitig (Hemiathetose) und beidseitig (Athéthose double) sein. Hier besteht meist eine frühkindliche globale Hirnschädigung (ICP = Infantile Cerebralparese) mit assoziierten leichten bis schweren Intelligenzdefekten. Ursache ist oft ein Sauerstoffmangelsyndrom mit Schädigung im Bereich des Caudatum und Putamen (Striatum). Es kann aber auch nach einem Schädel-Hirn-Trauma zu athetotischen Symptomen kommen. Oft sind athetotische Bewegungen mit choreatischen Abläufen kombiniert (Choreo-Athetose).

Physiotherapeutischer Befund

Die mit der Athetose häufig kombiniert auftretenden Symptome werden hier außer acht gelassen. Zur kompetenten Behandlung von Patienten mit ICP verweisen wir auf die entsprechende Fachliteratur (Feldkamp, 1989).

Sichtbefund: Das Bewegungsverhalten ist gekennzeichnet durch ebenfalls unwillkürlich ablaufende Bewegungen, die langsamer als die des choreatischen Syndroms sind. Man kann sie als wurmförmige, schraubende Bewegungen, bei denen vor allem die distalen Gelenke überstreckt werden, bezeichnen. Oft beobachtet man ein Verharren in bizarren Gelenkstellungen. Durch die Einbeziehung des orofazialen Bereichs kommt es ebenfalls zum Grimassieren und zu einer deutlichen Sprechstörung.

Tastbefund: Der Muskeltonus variiert von hypoton bis hyperton, je nach momentanem Erregungszustand der Muskulatur.

Stimulus-Reaktions-Probe: Im Gegensatz zum choreatischen Syndrom werden die *Koordinationsversuche* eher zu langsam durchgeführt, die Bewegungen sind jedoch ebenfalls ungenau und unkoordiniert. *Gleichgewichtsreaktionen* können nicht adäquat eingesetzt werden, Schutzreaktionen erfolgen zu langsam.

DYSTONIEN

a) Torsionsdystonie

Hier liegt eine unwillkürliche Bewegungsstörung der proximalen Muskulatur vor. Sie äußert sich gleichfalls in langsamen, kraftvollen und drehenden Bewegungen der Muskeln am Rumpf, im Halsbereich und proximal an den Extremitäten. Sie können so ausgeprägt sein, daß die Patienten nicht mehr in der Lage sind, frei zu gehen. Auch hier unterscheidet man ätiologisch idiopathische und symptomatische Formen (symptomatisch: Zustand nach Enzephalitis, Geburtstraumen). Selten findet man sie eingebunden in ein anderes Syndrom degenerativer extrapyramidaler Störungen, so z. B. bei Chorea Huntington.

Physiotherapeutischer Befund

Sichtbefund: Im Haltungsbefund zeigt sich eine skoliotische Fehlhaltung in Kombination mit einem Flachrücken. Das *Bewegungsverhalten* der Patienten ist – bei Beobachtung der Rumpfmuskulatur – gekennzeichnet durch immer wieder dieselben Bewegungsrichtungen. Es erfolgt eine Rotation des Schultergürtels gegenüber dem Beckengürtel, wobei zusätzlich die extensorische Komponente der Wirbelsäule ausgeprägt ist. Die Extremitäten werden meist extensorisch/rotatorisch in den dystonen Bewegungsablauf mit einbezogen, flexorische Komponenten sind aber ebenfalls möglich. Die Dystonie verstärkt sich bei Aktivität, wodurch Bewegungsabläufe mühsam werden. Muskelgruppen, die von der Dystonie betroffen sind, hypertrophieren, ihre Antagonisten werden insuffizient.

Quantifizierung funktionsbeeinflussender Strukturen: Die *Gelenkbeweglichkeit* der Wirbelsäule ist vor allem rotatorisch und lateralflexorisch in Gegenrichtung zur Vorzugshaltung (Prädilektionshaltung) eingeschränkt. Ein Kraftzuwachs der in die Dystonie einbezogenen Muskelgruppen läßt sich nur schwer quantifizieren, da die Muskeln häufig in der Synergie aktiviert werden; funktionell erbringt er keinen Vorteil.

Stimulus-Reaktions-Probe: Gleichgewichtsreaktionen stehen dem Betroffenen durch die Verstärkung der Dystonie bei Aktivität nicht adäquat zur Verfügung, ein schnelles Reagieren der Muskulatur ist nicht möglich.

b) Torticollis spasticus

Als Sonderform der Torsionsdystonie darf der Torticollis spasticus gelten, wobei die Symptomatik sich hier auf den Kopf-Hals-Bereich beschränkt. Während früher immer wieder auch psychogene Faktoren diskutiert wurden, bestehen heute kaum noch Zweifel an einer rein organisch bedingten Erkrankung der Stammganglien. Für eine solche organische Genese spricht auch die Beobachtung, daß die Störungen durch lokale Injektion von Botulinumtoxin (Nervengift) in die betroffene Muskulatur deutlich gebessert werden können.

Physiotherapeutischer Befund

Sichtbefund: Beim Auftreten der Dyskinesie kommt es zur LATFLEX des Kopfes auf die betroffene Seite und zur ROT auf die Gegenseite. In der Endposition kann ein Verharren über Sekunden, selten auch Minuten, erfolgen. Hypertrophien zeigen sich schwerpunktmäßig im M. sternocleidomastoideus und im M. trapezius.

Quantifizierung funktionsbeeinflussender Strukturen: Die passive Gelenkbeweglichkeit der Halswirbelsäule kann eingeschränkt sein, schmerzhafte Blockierungen in einzelnen Bewegungssegmenten können auftreten.

BALLISTISCHES SYNDROM

Beim ballistischen Syndrom stehen meist einseitige heftige, ausfahrende Bewegungsstürme im Vordergrund, die nicht unterdrückt werden können und häufig sogar zu Verletzungen führen. Der Patient ist oft gezwungen, sich z. B. auf den betroffenen Arm zu legen, um die Bewegungsunruhe zu kontrollieren. Ursächlich finden sich gehäuft ischämische (vaskuläre) Läsionen im Bereich eines kleinen Kerns des Stammgangliengebiets (Nucleus subthalamicus).
Die Physiotherapie zeigt nach bisherigen Erfahrungen beim ballistischen Syndrom kaum Erfolge, am ehesten ist die Symptomatik durch VOJTA-Therapie beeinflußbar.

PHYSIOTHERAPIE BEI HYPERKINETISCHEN SYNDROMEN

Ziele der Behandlung

Nahziele:

- Aufbau einer dosierten Muskelspannung bis hin zur Ganzkörperspannung durch Aktivierung diagonal verlaufender Muskelketten.
- Kontrolle bzw. Reduktion unwillkürlich ablaufender Bewegungsmuster.

- Erreichen einer symmetrischen Körperhaltung.
- Stabilisation der Wirbelsäule zur Widerlagerung bei Extremitätenbewegung.
- Schulen koordinierter Bewegungsabläufe der Extremitäten.

Fernziele:
- Ökonomisierung von Bewegungsabläufen des Alltags.
- Schulen der Gleichgewichtsreaktionen und einer automatisiert angepaßten Kopfkontrolle.

Maßnahmen

Durch die Anwendung physiotherapeutischer Konzepte auf neurophysiologischer Basis (nach BRUNKOW, nach PNF, nach VOJTA) werden gleichzeitig oder im fließenden Übergang mehrere der genannten Nahziele angestrebt. Eine strenge Zuordnung Ziel – Maßnahme kann daher nicht erfolgen. Andere Ziele können nur als Fernziele bei längeren Behandlungszeiträumen angesteuert werden.
Auf welchen Therapieformen der Schwerpunkt der Behandlung liegt, muß vor allem von der Sicherheit des Behandlers im Umgang mit derselben abhängen.
Ausgehend von der Vorstellung, daß allen hyperkinetischen Syndromen eine Enthemmung zentralnervöser Funktionen zugrunde liegt, zielen die Behandlungskonzepte auf die Möglichkeit zur Selbsthemmung über Aktivierung noch intakter Regelkreise.
Die VOJTA-Therapie bietet Ansätze zur Behandlung, was hier aber nicht weiter ausgeführt werden kann.

Gemeinsamkeiten der Konzepte

Beginnend in einer für den Patienten sicheren ASTE (z. B. RL) kann Symmetrie, Aufrichtung und Reduktion der unwillkürlich ablaufenden Bewegungen durch einen Spannungsaufbau mittels Widerständen (PNF – Technik »Rhythmische Stabilisation«) oder durch eine Ganzkörperspannung mittels *Stemmführung nach BRUNKOW* erreicht werden.

Exkurs: Bei den Stemmführungen nach BRUNKOW erfolgt die Einleitung der Spannung von distal über Aktivierung der Dorsalextensoren der Hände und Füße bei gleichzeitigem Aufbau eines Hand- und Fußgewölbes. Die entstehende Spannung läuft in diagonalen Muskelketten nach proximal weiter bis zur Rumpfmuskulatur. Dieser Spannungsaufbau wird durch taktile Reize (z. B. Stauchungsimpulse, *Abb. 63*) eingeleitet, was für

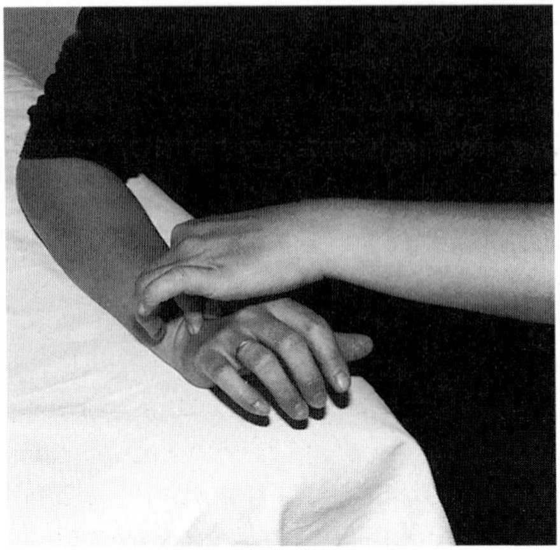

Abb. 63: *Einleitung der Stemmführung nach* BRUNKOW *durch Stauchungsimpuls im Bereich des Capitatum (Druckrichtung: palmar/proximal).*

den Patienten einen günstigen Einstieg darstellt, da sich die Spannung eher reaktiv und langsam aufbaut und es nicht zu massiven Tonuserhöhungen einzelner Muskelgruppen kommt. Die Konzentration des Patienten kann auf das Spüren der Spannung gelenkt werden, der langsame Aufbau der Spannung wird als angenehm empfunden. Um eine spätere Ganzkörperspannung in Aufrichtung zu erreichen, müssen Muskelgruppen, die die Aufrichtung verhindern, über taktile Reize durch weiches, langsames Streichen, von proximal nach distal detonisiert werden. Muskelgruppen, die die Aufrichtung fördern, werden durch härteres, schnelleres Streichen von distal nach proximal tonisiert (*Abb. 64*). Als ASTE zur Aktivierung wird Rückenlage (mit 90° FLEX in Hüft- und Kniegelenk und Fußsohlenkontakt an der Wand) oder Bauchlage bevorzugt. Erst nach in-

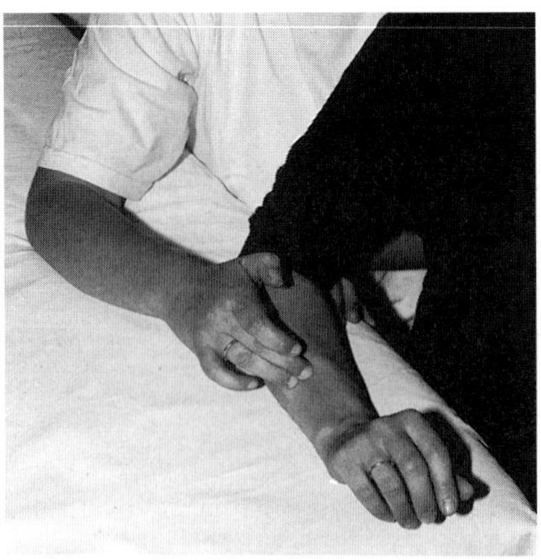

Abb. 64: *Tonisierende Streichung zur taktilen Einleitung der Stemmführung nach* BRUNKOW.

tensivem Vorüben erfolgt die Anleitung zum aktiven Aufbau der Ganzkörperspannung. Versteht man die Stemmführungen nach BRUNKOW als Bahnungssystem mit dem Ziel der automatisierten Aktivierung von Muskelketten, wird ihre »Wiederentdeckung« in der Physiotherapie auch für Patienten mit Ataxie oder Halbseitenlähmung verständlich.

Kann die ASTE vom Patienten kontrolliert werden, so kommen Bewegungen der Extremitäten gegen einen reellen Widerstand (PNF: Technik der Dynamischen Umkehr) oder einen gedachten Widerstand hinzu, wobei der Bewegungsablauf langsam aber flüssig gestaltet wird (*Abb. 65*). Weitere Steigerungen können durch die unterschiedliche Wahl der Bewegungskomponenten, die nicht den pathologisch ablaufenden Mustern entsprechen sollten und das Halten der Extremitäten in verschiedenen Stellungen erfolgen. Sind in einer ASTE die Ziele erreicht, so erfolgt der Bewegungsübergang in die nächste Position, die durch Veränderung (meist Verkleinerung) der Unterstützungsfläche neue Anforderungen stellt.
Bei Bewegungsübergängen (z. B. RL ↔ Sitz, Sitz ↔ Stand) können Widerstände (real oder gedacht) ebenfalls als Hilfe angeboten werden. Die Bewegungseinleitung erfolgt auch dann von distal, der Impuls soll kontrolliert auf die Wirbelsäule weiterlaufen. Die neue Position soll danach wieder symmetrisch und bezüglich der Bewegungsunruhe kontrolliert sein.
Vor allem in den ASTE Sitz und Stand kann zur Unterdrückung der Bewegungsunruhe das Einnehmen der Stemmposition der oberen Extremität erleichternd wirken.

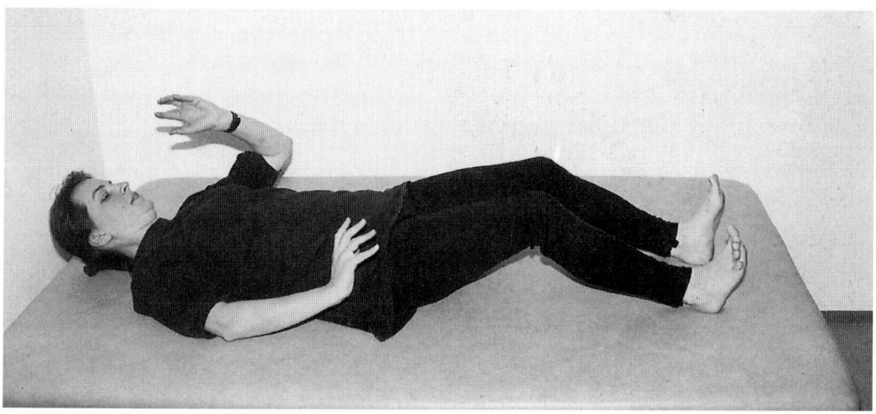

Abb. 65: *Bewegungen der Arme gegen gedachten Widerstand unter Beibehaltung der Ganzkörperspannung.*

Zum Erzielen von Ergebnissen ist es erforderlich, daß der Patient ein großes Maß an Konzentration, Geduld und die Bereitschaft zum dauernden Üben mitbringt. Der Behandlungsaufbau muß so gestaltet werden, daß die vom Therapeuten gesetzten Widerstände immer mehr ersetzt werden durch gedachte Widerstände.
Das Erreichen der Fernziele setzt eine Beeinflußbarkeit der Symptomatik durch die genannten Konzepte voraus, was leider nicht immer gegeben ist.

Anmerkungen

Die Schmerzsymptomatik, unter der manche Patienten (vor allem auch bei Torticollis spasticus) leiden, ist nicht durch passive oder physikalische Maßnahmen (Massage, Dehntechniken, Wärme, Kälte) dauerhaft reduzierbar. Sie verstärkt sich durch diese Maßnahmen eher noch. Dies gilt ebenso bei Behandlung der übrigen Symptome durch diese Maßnahmen. Besonders beim Torticollis spasticus hat sich gezeigt, daß auch korrigierende Kopfstützen nicht hilfreich sind. Manche dieser Patienten können sich selbst durch das Setzen taktiler Reize im Kinnbereich als Orientierung zur Symmetrie eine Erleichterung für die Kopfkontrolle schaffen (PETERSON, 1985).

Pharmakotherapie und weitere Therapieverfahren

Für alle beschriebenen hyperkinetischen Syndrome gilt, daß sie in ihrem Spontanverlauf nur geringgradig therapeutisch beeinflußt werden können. Eine Ausnahme stellt möglicherweise die erst kürzlich eingeführte lokale Behandlung der betroffenen Muskulatur mit Botulinumtoxin beim *Torticollis spasticus* dar, wobei die Injektion einen zeitlich befristeten Effekt hat und die Gefahr der Überdosierung des Giftes bedacht werden muß, so daß diese Maßnahme nicht unbegrenzt anwendbar ist.

Therapieverfahren

1. Choreatisches Syndrom: Dopamin-Antagonisten, Neuroleptika, ggf. Antidepressiva.
2. Athetosen: lediglich leicht dämpfende Benzodiazepine.
3. Dystonien:
   a) Torsionsdystonie:
      - Medikamentöse Therapie: Dopamin-Antagonisten, Anticholinergika, Dopamin-Rezeptor-Stimulantien, Benzodiazepine.
      - Chirurgische Therapie: bilaterale stereotaktische Thalamusläsion.
      - Psychotherapie.

b) Torticollis spasticus:
   - Medikamentöse Therapie wie a), zusätzlich subkutan Injektionen von Botulinumtoxin.
   - Chirurgische Therapie: Ausschaltung zervikaler Vorderwurzeln mit Denervierung der zugehörigen Muskulatur (zervikale Rhizotomie), Stereotaxie: Thalamusläsion, Elektrostimulation.
   - ggf. Psychotherapie.

4. Ballistisches Syndrom: Neuroleptika.

TREMORFORMEN

Von den Tremorformen wurde bereits der Parkinson-Ruhetremor (S. 139) mit 4–8 Hertz (Hz), der oft einseitig betont ist, erwähnt. Dieser verschwindet charakteristischerweise bei Aktivität der betroffenen Extremitäten.
Davon abzugrenzen ist der höherfrequente (6–12 Hz) *essentielle Tremor*, bei dem es sich um eine Kombination aus Ruhe- und Haltetremor handelt. Er ist sehr oft familiär bedingt und betrifft hauptsächlich die Hände und den Kopfbereich. Charakteristischerweise bessert er sich auf geringe Mengen von Alkohol deutlich (diagnostischer Test). Der *zerebelläre Tremor*, im Frequenzbereich von 3–5 Hz, imponiert als sog. Aktions- oder Intentionstremor (s. auch S. 163). Diese Tremorform ist im Alltag stark behindernd, da sie bei zielgerichteten Bewegungen auftritt und sich kurz vor Erreichen des Ziels deutlich steigert, so daß das Ziel in der Regel verfehlt wird. Eine Steigerung des Tremors ist auch bei Steigerung der Bewegungsgeschwindigkeit festzustellen. Auch *metabolische* Störungen, z. B. ein Leberkoma, können einen *Tremor* in Form eines grob ausfahrenden »Flügelschlagens« bedingen. Dieser Tremor ist oft ganz unregelmäßig. Im Rahmen von Entzugserscheinungen, z. B. bei Alkoholmißbrauch oder Schlafmittelabhängigkeit, findet man einen charakteristischen sog. *prädeliranten Tremor*, der sowohl in Ruhe als auch bei Aktivität deutlich wird. Hier leiten zusätzliche Zeichen wie Hyperhidrosis, Tachykardie, Hautveränderungen auf die vegetative Übererregbarkeit hin. Weitere Tremorformen sind der *toxische Tremor*, z. B. durch Medikamente, der *orthostatische Tremor* und der *psychogene Tremor*.

Die *Therapiemöglichkeiten* sind sehr begrenzt, der Parkinson-Tremor wird versuchsweise mit Anticholinergika behandelt, die anderen Tremorformen sprechen gelegentlich auf Betablocker sowie auch auf niedrigdosierte Antiepileptika (Antikonvulsiva) an.

PHYSIOTHERAPIE

Befund

Die *Befragung* des Patienten liefert erste Hinweise auf die Art des Tremors, wobei neben dem Zeitpunkt des Auftretens und dem Aussehen vor allem auch die psychische Belastung des Patienten durch den Tremor wichtig ist. Es ist auch zu bedenken, daß Tremor sich in emotionalen Situationen verstärkt.

Die Befragung wird durch den *Sichtbefund* in Ruhe (Parkinson-Ruhetremor) und bei Aktivität der betroffenen Körperteile (zerebellärer Intentionstremor) ergänzt.

Stimulus-Reaktions-Probe: Zum Nachweis eines Intentionstremor bieten sich die *Zielversuche* (S. 47f) an. Hierbei zeigen sich grob ausfahrende Bewegungsabläufe in der Endstrecke der Bewegung.
Da Tremor mit Ausnahme des essentiellen Tremors selten als isoliertes Symptom auftritt, helfen vor allem die sonstigen Symptome für die Zuordnung weiter.

Ziel der Behandlung

Erlernen von Mechanismen zur Tremorunterdrückung im Alltag.

Maßnahmen

Die Effektivität der folgenden Maßnahmen ist sehr unterschiedlich. Häufig kann nur in manchen Situationen eine Reduktion über einen begrenzten Zeitraum erreicht werden.

Zur Beeinflussung des Ruhetremors

Mit den betroffenen Körperteilen eine Spannung aufbauen (z. B. die Hand übt auf den Oberschenkel Druck aus; der Fuß wird am Stuhlbein fixiert). Betroffene Körperteile mit Gewichten beschweren (z. B. die Hand unter den Oberschenkel legen, bei einseitigem Auftreten mit der anderen Hand fixieren). Ist bei schweren Formen der Ruhetremor durch Willküraktivität nicht mehr unterdrückbar, kann es nützlich sein, z. B. eine Tasse mit beiden Händen zu halten.

Zur Beeinflussung des Intentionstremors

In der Vorstellung bewegen, gegen gleichbleibenden Widerstand anzuarbeiten. Vorbereitend hierzu kann mit der Technik »Dynamische Umkehr« aus PNF gearbeitet werden.

Bewegen mit einem Gewicht (z. B. einer gefüllten Tasse) ist leichter möglich als ohne Gewicht.
Bei Intentionstremor der Beine: Bleimanschetten um die Knöchel anlegen.
Inwieweit diese Maßnahmen auf weitere Tremorformen übertragen werden können, muß im Einzelfall die Erprobung zeigen.
Die Förderung der Entspannungsfähigkeit, z. B. über Autogenes Training zur Veränderung des Umgangs mit emotional belastenden Situationen, kann bei Tremorformen unterschiedlichster Ursache hilfreich sein.
Zeitdruck sollte in allen Fällen vermieden werden.

ZUR WIEDERHOLUNG

1. Erläutern Sie, wie man sich die Beeinflussung hyperkinetischer Syndrome durch physiotherapeutische Maßnahmen vorstellt.
2. Finden Sie eine Begründung für den hohen Stellenwert taktiler Stimuli bei der Behandlung hyperkinetischer Patienten.
3. Beschreiben Sie Hilfen, die bei den unterschiedlichen Tremorformen als Kontrolle angeboten werden können.

5. ZEREBELLÄRES SYNDROM

Das Kleinhirn ist ein zentrales Koordinationsorgan. Hier laufen Informationen aus verschiedenen Sinnessystemen zusammen und nehmen Einfluß auf Bewegungsabläufe im Bereich der Motorik und auch der Okulomotorik. Es laufen hier Bahnsysteme vom Rückenmark (spinozerebelläre Bahnen), vom Gleichgewichtsorgan (vestibulozerebelläre Bahnen), vom Hirnstamm (pontozerebelläre Bahnen) einschließlich wichtiger Verbindungsbahnen aus dem Bereich der Okulomotorik zusammen. Sie werden hier miteinander koordiniert und sollen so zu einem flüssigen Bewegungsablauf führen. Als Leitsymptom des zerebellären Syndroms kann die *Ataxie* gelten, die eine Koordinationsstörung agonistischer und antagonistischer Muskeln meint und sich z. B. in überschießenden oder zu kurz bemessenen (dysmetrischen) Bewegungen bei Zielversuchen (Extremitätenataxie) oder in einem unsicheren Gangbild (Gangataxie, evtl. mit Rumpfataxie) zeigen kann. Dies kann so weit gehen, daß der Patient nicht in der Lage ist, frei zu stehen (Astasie) und zu gehen (Abasie). Im Unterschied zu einer Ataxie, die durch Störungen im Bereich der Peripherie, z. B. der Axone, die die Tiefensensibilität weiterleiten, im Rahmen einer

Polyneuropathie oder auch durch Funktionsstörungen im Bereich des Rückenmarks (s. auch Hinterstrangsyndrom) bedingt ist, verschlechtert sich hier der Grad der Ataxie nicht durch Augenschluß (sog. Test im Blindgang).

Als *Lehrbeispiel* für ein klinisches Bild, bei dem man nahezu alle Kleinhirnsymptome nebeneinander vorfindet, kann der Zustand im Rahmen einer »Alkoholvergiftung« (Intoxikation) gelten. Hier zeigen sich neben der gestörten Gangkoordination auch Koordinationsfunktionsstörungen der Sprache, die verwaschen, nur noch grob artikuliert klingt (Dysarthrie), der Augenfolgebewegungen bis hin zu Doppelbildern (Diplopie) und schließlich auch der Zielbewegungen, die dysmetrisch werden. Weitere Kleinhirnsymptome (*Abb. 66*) sind eine Minderung des Muskeltonus

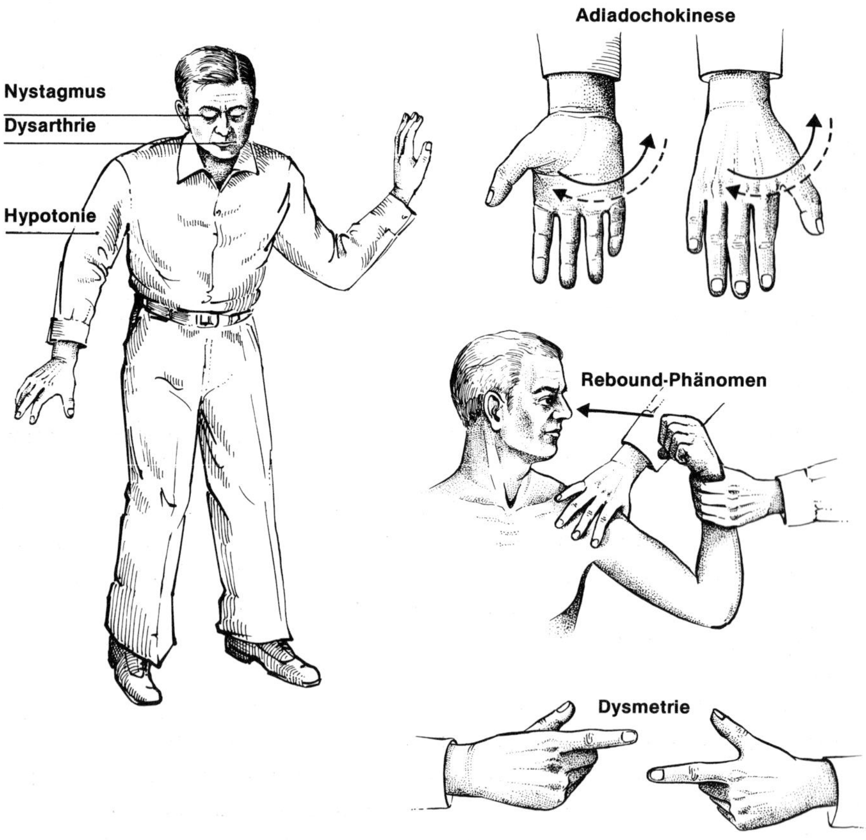

Abb. 66: *Klinisch wichtige Kleinhirnsymptome (aus* DELANK*, 1994).*

(Muskelhypotonie), die Unfähigkeit, Agonisten- und Antagonistenbewegungen im Wechsel in unterschiedlicher Geschwindigkeit koordiniert auszuführen (Dysdiadochokinesie bis hin zur Adiadochokinesie) und das »Rebound-Phänomen« (überschießende, vom Patienten nicht abzubremsende Aktivität eines Muskels): Zunächst wird der Muskel vom Untersucher gegen heftigen Widerstand aktiviert und dann plötzlich unterbrochen. Der Patient kann nicht adäquat den Antagonisten, der eine bremsende Funktion hat, aktivieren, so daß eine überschießende Bewegung resultiert. Als charakteristisch gilt ferner die bereits beschriebene Form des Intentionstremors (s. Tremorformen, S. 161). Der erfahrene Untersucher kann aufgrund der Symptomkonstellation in einzelnen Fällen den Verdacht auf eine Störung im Bereich bestimmter Kleinhirnstrukturen äußern. So sind z. B. bei einer Kleinhirnwurmerkrankung eher die schwere Gang-, Stand- und Rumpfataxie und eine schwere Dysarthrie typisch, während bei Erkrankungen der übergeordneten Kleinhirnhemisphäre häufig die Ataxie im Bereich der Extremitäten im Vordergrund steht. Neben dem beschriebenen akuten Bild der Kleinhirnintoxikation gibt es einige chronische Erkrankungen, die sehr häufig Kleinhirnsymptome verursachen. Dazu gehören die Multiple Sklerose, Tumoren und atrophisch degenerative Prozesse.

PHYSIOTHERAPIE

Befund

Je nach Läsionsstelle ist es möglich, daß nur Teilbereiche des Syndroms auftreten oder nur einzelne Körperteile davon betroffen sind.

Befragung: Es kann bereits jetzt auffallen, daß die Sprache des Patienten verwaschen und nur grob artikuliert klingt (Dysarthrie). Besonders wichtig für die weitere Befundaufnahme ist die Frage nach der Abhängigkeit von Hilfsmitteln bzw. Hilfspersonen im Alltag, da der Therapeut bei Fehleinschätzung der motorischen Fähigkeit auf Falltendenzen nicht vorbereitet ist.

Sichtbefund: Die *Spontanhaltung* wird sofort bei der Kontaktaufnahme beobachtet. Die Patienten sitzen selten frei, manchmal fällt eine erhöhte Spannung der Arme als Kompensation auf. Die Korrektur der meist kyphotischen Haltung kann dann nur kurzfristig frei gehalten werden. Die Symptomatik im Stand ist bei vielen Patienten deutlicher. Man kann eine vergrößerte Standbreite, Genu recurvatum, einen schwankenden Ober-

körper und steif gehaltene Arme beobachten (Kompensationsmechanismen). Bei Aktivitäten fällt vor allem die Veränderung der *Bewegungsqualität* auf:
Die Bewegungsabläufe werden zunehmend unsicher und überschießend, je geringer die Unterstützungsfläche wird. Fein koordinierte Bewegungen sind nur unzureichend möglich, was sich z. B. auch beim Schreiben zeigt. Bei Bewegungsübergängen erfolgen Gewichtsverlagerungen in zu großem Ausmaß und oft zu schnell, was zu Falltendenzen führt. Die Arme werden zur Verbesserung der Stabilität in Stützfunktion eingesetzt.
Bei der Beobachtung des *Gangbildes* sieht man eine stark schwankende Spurbreite, Genu recurvatum und mangelnde Abrollphasen in der Standbeinphase, in der Spielbeinphase ein Vorschleudern des Unterschenkels. Des weiteren sind ein sehr steif gehaltener, manchmal aber auch instabil wirkender Oberkörper und fehlende gangtypische Armbewegungen auffallend.
Benötigt der Patient zum Gehen Hilfsmittel, so sollte man vor der Beobachtung des Gangbildes das Ausmaß der Ataxie (z. B. durch Stimulus-Reaktions-Probe) kennen. Soll dieser Patient dann ohne Hilfsmittel gehen, muß ihm adäquate Hilfe angeboten werden.

Tastbefund: Hypotoner Grundtonus im Bereich der betroffenen Körperteile, der zum Teil aber bei Aktivität hyperton wird (vor allem Oberkörper, Kopf und Arme).

Stimulus-Reaktions-Probe: Sie bietet Möglichkeiten der Bestätigung der im Sichtbefund auffallenden Symptomatik. Die Bewegungsabläufe der Extremitäten bei den *Koordinationsversuchen* sind überschießend, am Bewegungsende findet sich ein Intentionstremor; die Diadochokinese ist gestört; als Prüfung der *Koordinationsfähigkeit der Rumpfmuskulatur* kann der Armvorhalteversuch im Sitz (S. 40) eingesetzt werden; beim ROMBERG-Versuch kommt es schon kurz nach dem Einnehmen der Position noch bei geöffneten Augen zum Schwanken.

Gleichgewichtsreaktionen lassen sich kaum auslösen, da entweder zu wenig Tonus (Patient fällt sofort um) oder zu viel Tonus (Patient läßt sich nicht bewegen) aufgebaut wird.

Ziele der Behandlung

- Stabilisation der Wirbelsäule in Aufrichtung in Ruhe und bei Bewegung der Extremitäten (Tonusaufbau).
- Kontrolle ataktischer Komponenten bei isolierten Bewegungsabläufen der Extremitäten.

- Koordiniertes Durchführen von Bewegungsübergängen und anderen komplexen Bewegungsabläufen.
- Schulung von Gleichgewichtsreaktionen.

Maßnahmen

Stabilisation der Wirbelsäule in Aufrichtung in Ruhe und bei Bewegung der Extremitäten: Bei der Vermittlung einer korrekten Haltung muß der eher hypotone Grundtonus der Muskulatur über therapeutische Widerstände heraufgesetzt werden. Günstig sind rotatorisch wirkende Widerstände in Kombination mit Stauchungsimpulsen in Richtung der Körperlängsachse (PNF-Technik: Stabilisierende Umkehr, Rhythmische Stabilisation). Der Wechsel der Widerstände erfolgt zu Beginn langsam, später wird das Tempo gesteigert. Der Patient arbeitet in der Vorstellung, sich nicht durch die wechselnden Widerstände bewegen zu lassen; dies kann unterstützt werden durch Kommandos wie z. B. »halten«. Da es wichtig ist, daß der Patient das Gespür für selektiven Tonusaufbau im Bereich der Wirbelsäule erlangt, muß eine Fixation durch Spannungsaufbau der Arme gering gehalten werden. Günstige Ausgangsstellungen für die Stabilisation sind: Sitz, Fersensitz, Kniestand, Halbkniestand, Stand. Die Behandlung beginnt in der ASTE, die der Patient nicht mehr ohne Mühe aufrecht über längere Zeit halten kann. Bei besonders schwerer Symptomatik kann dies auch die Seitlage sein.
Eine weitere Möglichkeit, besonders zu Beginn der Behandlungsserie das Gefühl für adäquaten Tonusaufbau zu vermitteln, besteht über das Arbeiten mit Stemmführungen nach Brunkow. Die Aktivierung der Rumpfmuskulatur über distal angesetzte Reize ist eher reaktiv, so daß die Konzentration auf das Spüren gelenkt werden kann (s. unter Hyperkinetisches-hypotones Syndrom, S. 157f). Eine spätere aktive Einleitung der Stemmführungen sollte aber nicht forciert werden, da die Extremitäten dadurch für weitere Aktivitäten blockiert sind.
Wird die Position sicher und korrekt gehalten, kann die dynamische Aktivierung der Arme erfolgen. Hierzu werden z. B. beschleunigte und abgestoppte kleine Bewegungen der Unterarme (z. B. »hacken«) instruiert. Verstärkt automatisiert wird der Einsatz der Arme z. B. beim Zuspielen eines Luftballons abgerufen.

Kontrolle ataktischer Komponenten bei isolierten Bewegungsabläufen der Extremitäten: Bei ataktischen Bewegungen der Extremitäten ist es günstig, zu Beginn eine große Unterstützungsfläche zu wählen, um die Konzentration voll auf die Kontrolle der Ataxie zu lenken. Hilfreich zum Erlernen eines koordinierten Bewegungsablaufs ist aus PNF die »Technik der

Dynamischen Umkehr«. Hier kann das schwierige Moment der Bewegungsumkehr mit einbezogen werden. Die Dosierung des Widerstandes erfordert Erfahrung des Behandlers: Er darf ein flüssiges Bewegen nicht behindern, muß aber hoch genug sein, um koordinative Leistungen der Muskelsynergien zu erleichtern. Alle Alltagsbewegungen können ebenfalls mit therapeutischem Widerstand geübt werden.
Das Endziel der Übungen ist, daß der Patient sich bei seinen Bewegungen die bisher durch den Therapeuten gesetzten Widerstände vorstellt und so ataktische Komponenten unterdrückt. Gelingt dies nicht, so kann der Versuch unternommen werden, durch Anlegen von Bleimanschetten um Handgelenke oder Knöchel den Bewegungen einen Widerstand entgegenzusetzen.

Koordiniertes Durchführen von Bewegungsübergängen und anderen komplexen Bewegungsabläufen: »Mattenprogramm«

Liegt eine Extremitätenataxie vor, so muß bezüglich koordinierter Bewegungen bereits vorgeübt worden sein (s. o.). Neben dem koordinierten Einsatz der Extremitäten bei Bewegungsübergängen liegen die Schwerpunkte des Übens auf dem Erlernen des richtigen Ausmaßes an Gewichtsverlagerung und der Fähigkeit, Bewegungsimpulse rechtzeitig abzubremsen.
Die Unterstützungsfläche auf der Matte, die zu Beginn maximal gewählt wird (RL, BL), verringert sich mit jedem Bewegungsübergang (bis zum Halbkniestand). Das Üben beginnt mit *dem* Bewegungsübergang, der vom Patienten nicht mehr sicher und koordiniert durchgeführt werden kann. In den meisten Fällen ist dies der Übergang in den Kniestand, der Fersensitz als Zwischenposition ist dann günstig. Zur Erleichterung des koordinierten Ablaufs arbeitet der Patient gegen den vom Therapeuten gesetzten Widerstand (*Abb. 67*). Durch Widerstände und Stauchungsimpulse wird dem Patienten auch der Bereich des Körpers bewußt, der bei einem Bewegungsübergang stabilisierend eine Stützfunktion übernehmen muß. (Eine Alltagsbewegung kann nur dann ausgeglichen und harmonisch erfolgen, wenn sowohl die statische Innervation zum Erhalten der Körperposition gegen die Schwerkraft, als auch die dynamische Komponente der Bewegungsabläufe synchron abrufbar ist.) Das Ausmaß und der korrekte Zeitpunkt der Gewichtsverlagerung bei einem Bewegungsübergang wird durch Führung des Therapeuten neu erfahren. Der Therapeut steht immer auf der Seite, zu der Gewicht verlagert wird (*Abb. 68*). Nur so kann die bei vielen Patienten vorhandene Angst vor der Bewegung, die sich in einem zu starken, unökonomischen Tonusaufbau zeigt, reduziert werden. Vorbereitend für das Gehen kann Gewichtsverlagerung beim Kniegang geübt

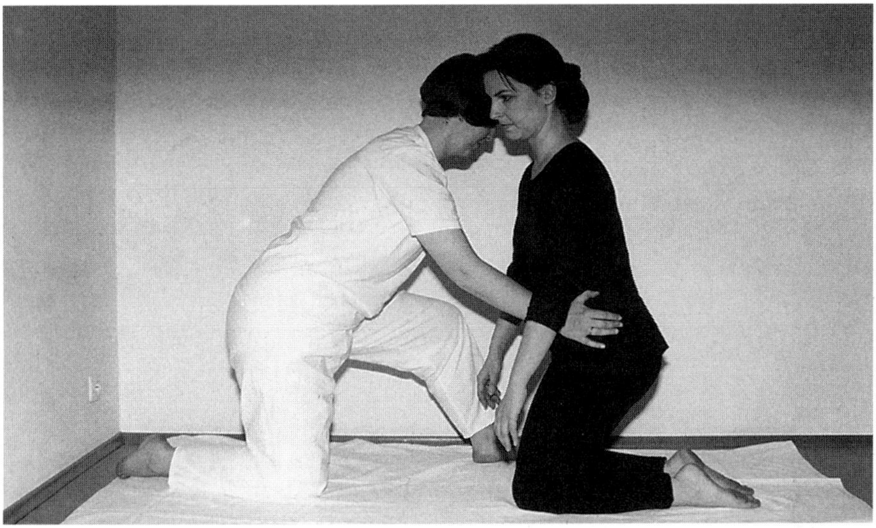

Abb. 67: *Bewegungsübergang Fersensitz – Kniestand.*

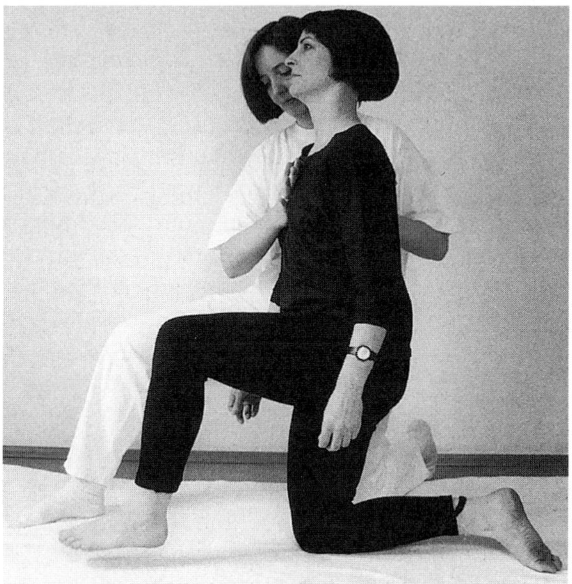

Abb. 68: *Gewichtsverlagerung beim Bewegungsübergang in den Halbkniestand.*

werden. Die Stabilisation auf dem Standbein kann beim Bewegungsübergang Kniestand → Halbkniestand erarbeitet werden.

Anmerkung

Die Durchführung der Bewegungsübergänge auf der Matte hat primär nicht das Ziel, dem Patienten eine Möglichkeit des Aufstehens vom Boden zu zeigen. Hierzu ist es leichter, sich an vertrauten Gegenständen hochzuziehen oder über den »Bärenstand« hochzukommen.

Das Üben des *Gehens* ist eng geknüpft an die Frage der *Hilfsmittelversorgung.* Der Bewegungsablauf des Gehens, bei Gesunden weitgehend automatisiert, erfordert vom ataktischen Patienten viel Konzentration, so daß in vielen Fällen kaum Aufmerksamkeit für gleichzeitig zu erledigende Dinge bleibt. Situationen, in denen die Konzentration gestört wird (laute Geräusche, plötzliche Gefahren usw.), bergen für die Patienten ein hohes Fallrisiko. Um diese Situationen zu entschärfen, können *Hilfsmittel* verordnet werden, deren Einsatz mit dem Patienten eingeübt werden muß.
Bei geringen Unsicherheiten der Extremitäten können die schon erwähnten Bleimanschetten helfen. Unterarm- und auch Vierpunktstützen stellen erfahrungsgemäß zusätzliche Unsicherheitsfaktoren dar. Bewährt im Einsatz haben sich Deltarad, Rollator und Gehwagen, da sie in sich stabil beim Abstützen bleiben (*Abb. 59 bis 61*, S. 150).
Verführerisch für Therapeut und Patient ist es, beim Üben des Gehens einen Gehbarren zu benutzen, da er durch seine Stabilität viel Sicherheit bietet. Soll dies als Vorübung für ein Gehen mit Hilfsmitteln sein, muß man darauf achten, daß der Patient im Gehbarren stützt und nicht flexorisch zieht. Auch zum Vorüben der Standbeinphase nach PNF (*Abb. 69*) kann der Gehbarren hilfreich sein. Wird aber Gehen ohne die oben erwähnten Hilfsmittel angestrebt, so ist der Einsatz des Gehbarrens mit Vorsicht zu betrachten: Korrektes Gewichtverlagern als Voraussetzung zum Gehen kann nur ohne Stabilisationsmöglichkeit der Arme erreicht werden. Hat der Patient erst einmal die Sicherheit durch den Gehbarren erfahren, so kann der Schritt zum freien Gehen mit viel Angst verbunden sein.
Teilsymptome des Gangbildes (z. B. Genu recurvatum in der Standbeinphase) zu korrigieren fällt den Patienten schwer und gelingt nur unter großer Konzentration, wodurch eine Umsetzung im Alltag meist nicht mehr gewährleistet ist.

Schulung der Gleichgewichtsreaktionen: Bereits beim »Mattenprogramm« werden permanent Anforderungen an das Gleichgewicht gestellt. Durch das Erlernen des Umgangs mit Gewichtsverlagerungen und dem adäqua-

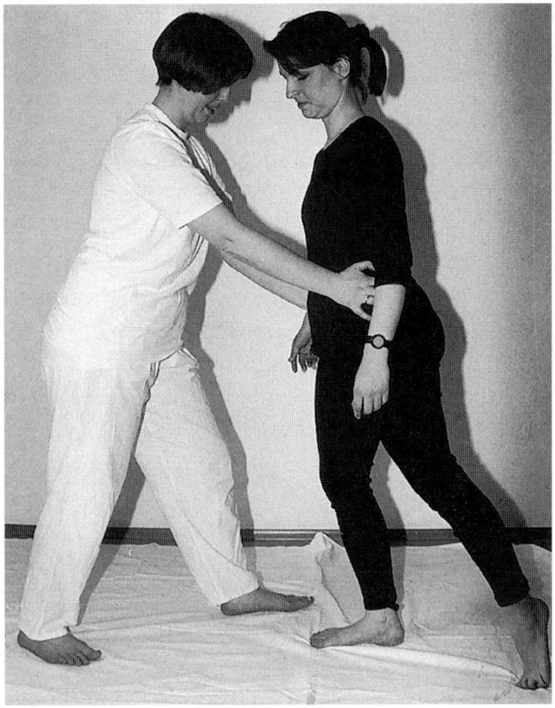

Abb. 69: *Üben der Standbeinphase unter Einsatz von Stauchungsimpulsen.*

ten Tonusaufbau kann auf Impulse besser reagiert werden. Die Anforderungen an das Gleichgewicht können durch Übungen auf dem Schaukelbrett oder auf labiler Unterstützungsfläche (z. B. dicke Matte, Pezziball) erhöht werden, was für Patienten, die das Gehen ohne Hilfsmittel erreichen sollen, wichtig ist.

Anmerkungen

Da immer wieder bei Anpassungsleistungen von Haltung und Bewegung an sich verändernde Situationen die ataktischen Komponenten zum Vorschein kommen, kann der Therapeut nur durch eine flexible Kombination der genannten Maßnahmen in der Behandlungssituation sich den Anforderungen, die der Alltag stellt, nähern.

Die visuelle Kontrolle stellt für Patienten keine Hilfe zur Kompensation der Ataxie dar. Es kann auf den Einsatz des Spiegels in der Behandlung daher verzichtet werden.

ZUR WIEDERHOLUNG

1. Nennen Sie drei charakteristische Merkmale, die bei der Durchführung von Koordinationsversuchen auf eine zerebelläre Ataxie schließen lassen.
2. Erläutern Sie vier Teilaspekte, die Sie bei der Durchführung des Mattenprogramms immer wieder ansteuern.
3. Nennen Sie zwei Indikationen für die Verordnung eines Hilfsmittels zum Gehen.

6. HINTERSTRANGSYNDROM

Im Hinterstrang des Rückenmarks verlaufen Bahnsysteme aus der Peripherie mit Informationen bezüglich des Lage- und Bewegungssinns, des Vibrationsempfindens und des Diskriminationsvermögens, die insgesamt unter dem Begriff der »Tiefensensibilität« zusammengefaßt werden. Partiell verlaufen hier auch Bahnsysteme des Berührungsempfindens. Eine Störung oder ein Ausfall dieser Bahnen führt zu charakteristischen klinischen Auffälligkeiten:

1. Leitsymptom ist auch hier die *Ataxie*, die oft bereits im einfachen Stehversuch (nach ROMBERG) zu sehen ist, die hier aber im Unterschied zum zerebellären Syndrom durch das optische System gut kompensiert werden kann. Entsprechend verschlechtert sich »im Blindgang« die Gangunsicherheit erheblich (*»spinale Ataxie«*).
2. Der Lagesinn ist gestört, so daß Gelenkstellungen, aber auch Bewegungen nur noch unzureichend oder überhaupt nicht mehr erkannt werden (Störung des Bewegungssinns).
3. Abschwächung der Muskeleigenreflexe und Minderung des Muskeltonus.
4. Unfähigkeit, Gegenstände z. B. durch Tasten zu erkennen (Astereognosie).

Ursachen für Hinterstrangsymptome können Stoffwechselstörungen, Vitamin B12-Mangel, Multiple Sklerose und Rückenmarktumoren sein.

Merke: Auch bei Erkrankungen im Bereich der distalen Abschnitte der sensiblen Nerven (z. B. Polyneuropathien), bei denen die Meldungen aus den peripheren Rezeptoren (die im weiteren über das Hinterstangsystem laufen) gestört sind, findet man ein ähnliches Bild wie bei dem beschriebenen Hinterstrangsyndrom. Dieses Bild wird dann als *»sensible Ataxie«* bezeichnet.

PHYSIOTHERAPIE

Befund

Befragung: Die Patienten geben vor allem bei Dunkelheit eine verstärkte Gangunsicherheit an.

Sichtbefund: Im Stand sind als häufigste *Haltungsabweichungen* von der Norm eine vergrößerte Standbreite und das Genu recurvatum zu sehen. Zusätzlich zeigt sich im *Gangbild* ähnlich wie bei der zerebellären Ataxie eine stark variierende Spurbreite, ein nur angedeutetes Abrollen der Füße in der Standbeinphase und ein Vorschleudern des Unterschenkels in der Spielbeinphase. Die Patienten versuchen die Sicherheit beim Gehen durch Blickrichtung nach unten und durch Festhalten an Gegenständen zu erhöhen. Beim Gehen ohne Festhalten werden die Arme zur Erhaltung des Gleichgewichts in Balancierfunktion eingesetzt, so daß nicht von gangtypischen Armbewegungen gesprochen werden kann.
Im Bereich der oberen Extremität erscheint das Bewegungsverhalten nur unsicher, wenn Aufträge außerhalb des Blickfeldes auszuführen sind.

Tastbefund: Der Grundtonus der Muskulatur im betroffenen Areal kann hypoton sein.

Stimulus-Reaktions-Probe: Die Prüfung der *Tiefensensibilität* gibt Auskunft über das Ausmaß der Schädigung. Zeigen sich beim Test des Lageempfindens einzelner Gelenke keine Abweichungen, so sollte als gesteigerte Anforderung gleichzeitig in mehreren Gelenken die Position verändert werden. Sowohl große als auch minimale Veränderungen der Gelenkstellung müssen im Test enthalten sein. Kann der Patient die vom Therapeuten durchgeführten Bewegungen nicht nachmachen, kann auf die Prüfung des Bewegungsempfindens übergegangen werden. Die Zielversuche (S. 47f), die mit *geschlossenen Augen* durchgeführt werden, dienen zur Festigung der Befunde, wobei auch der ROMBERG-Versuch und der UNTERBERGER Tretversuch durchzuführen sind. Die Störungen zeigen sich bei den Koordinationsversuchen als unkoordinierte, überschießende, das Ziel verfehlende Bewegungen, die bei Durchführung unter Sichtkontrolle verschwinden.
Da die Meldung der Propriozeptoren nur unzureichend weitervermittelt wird, reagiert der Patient bei Schwerpunktverlagerungen verspätet, so daß *Schutzreaktionen* ohne adäquat vorausgegangene Gleichgewichtsreaktionen sichtbar werden.

Ziele der Behandlung

Schulung koordinierter Bewegungsabläufe durch
- Stimulation der Propriozeptoren.
- Aktivierung von Ersatzmechanismen.

Maßnahmen

Schulung koordinierter Bewegungsabläufe durch Stimulation der Propriozeptoren: Da nur selten die Verschaltung der sensiblen Rückmeldungen komplett ausfällt, wird versucht, die Anzahl kompensatorischer afferenter Impulse zu erhöhen. Hierzu bieten sich für die Gelenkrezeptoren vor allem Druckimpulse, für die Muskelspindeln Dehnungsimpulse an. Beide Impulsformen lassen sich günstig durch Techniken aus PNF verwirklichen. Der Patient übt dabei darüber hinaus eine ökonomische Aktivierung der Muskulatur in Synergien.
Um ein schnelleres Reagieren der Muskulatur zu erreichen, kann zusätzlich Kurzzeiteis als exterozeptiver Reiz eingesetzt werden.

Schulung koordinierter Bewegungsabläufe durch Aktivierung von Ersatzmechanismen: Bei intakter Oberflächensensibilität kann im betroffenen Areal hierdurch ein Teil der fehlenden Informationen ersetzt werden. Im Bereich der oberen Extremität wird zusätzlich vieles über die visuelle Kontrolle kompensiert. Dies ist beim Gehen nur unzureichend einsetzbar, da durch die Blickrichtung nach unten zum einen sich die Haltung negativ verändert, zum anderen das Wahrnehmungsfeld im Alltag stark eingeschränkt wird.
Zum Erlernen einer Kontrolle des Genu recurvatum wird zuerst im Stand die Stabilisation des Kniegelenkes in Deblockierung geübt. Diese Deblockierung muß auch bei dynamischem Einsetzen des anderen Beins gehalten werden. (Aufträge: »Mit dem Fuß eine Zigarette austreten«, »Einen Schritt nach vorne machen«, »Auf eine Fußkiste steigen«). Der Patient soll bei diesen Übungen den Einfluß der Beckenstellung auf die Position des Kniegelenks ausnutzen lernen. Dazu steht der Behandler auf der Standbeinseite und erleichtert die Deblockierung durch einen Schub des Beckens nach ventral, kombiniert mit einem Stauchungsimpuls nach kaudal (*Abb. 70a und b*).

Anmerkung:

Da koordinierte Bewegungsabläufe für die untere Extremität vor allem auch Reaktionsfähigkeit der Fußmuskulatur (= feinkoordiniertes Zusammenspiel der Muskelgruppen zur Gleichgewichterhaltung) voraussetzen,

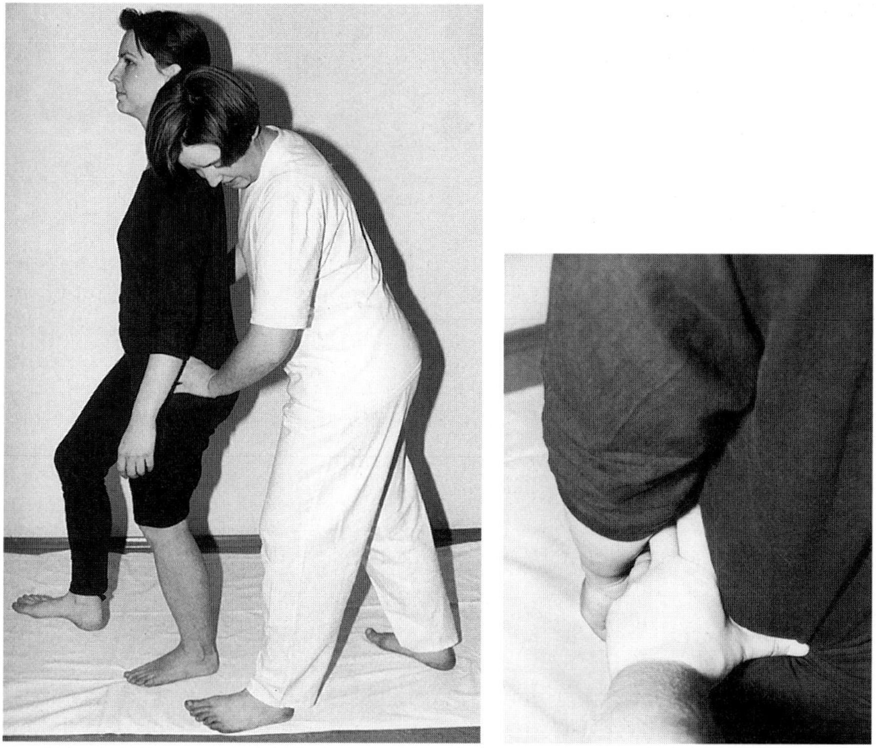

Abb. 70 a und b: *Erleichterung der Deblockierung des Kniegelenks in der Standbeinphase (Schub nach ventral/kaudal).*

sollte dieser Aspekt zusätzlich in der Behandlung berücksichtigt werden. (Maßnahmen s. S. 132f)

Werden die Übungen im Stand sicher ausgeführt, kann der Therapeut beim Gehen die Deblockierung durch denselben Griff während der Standbeinphase unterstützen. Die Patienten sollten zur Vermeidung zusätzlicher Unsicherheiten festes Schuhwerk mit leicht erhöhtem Absatz tragen. Als *Hilfsmittel zum Gehen* kann ein Handstock, oder bei besonders schwerwiegender Symptomatik ein Gehwagen eingesetzt werden.
Ist das Vorschleudern des Unterschenkels in der Spielbeinphase die Hauptschwierigkeit, kann die Vorstellung, gegen einen Widerstand zu bewegen, helfen (therapeutischer Ansatzpunkt: PNF-Technik der Dynami-

schen Umkehr). Ebenso wie beim zerebellären Syndrom kann der Einsatz von Bleimanschetten ausprobiert werden. Der Spiegel ist zum Bewußtmachen der Symptomatik hilfreich, das wiederholte Üben vor dem Spiegel fördert aber vor allem die visuelle Kontrolle der unteren Extremität, die im Alltag in dieser Form nicht einsetzbar ist.

ZUR WIEDERHOLUNG

1. Beschreiben Sie 2 Alltagssituationen, in denen sich eine Störung der Tiefensensibilität besonders deutlich zeigt. Welche Konsequenzen hat dies für die Durchführung neurologischer Tests?
2. Nennen Sie 3 Voraussetzungen, die zur korrekten Prüfung des Lageempfindens erfüllt sein müssen.
3. Erläutern Sie Übungsansätze zur Korrektur des Gangbildes bei einer Tiefensensibilitätsstörung und beziehen Sie Stellung zum Einsatz des Spiegels hierzu.

7. SCHWINDEL – EIN EIGENES SYNDROM?

Dem »Schwindel« ist ein eigener Abschnitt gewidmet, obwohl es sich hierbei weniger um ein Syndrom handelt, vielmehr um eine vieldeutige, anamnestisch oft mißverständliche und unzuverlässige Angabe, hinter der sich zahlreiche Krankheitsprozesse verbergen können. Da sehr viele Patienten über Schwindel klagen, müssen Untersucher und Behandler sorgfältig nachfragen, was der Patient im einzelnen unter »Schwindel« versteht. Die genauen Angaben über das Auftreten und die Art des Schwindel zeigen dann oft charakteristische Ausfallserscheinungen für einzelne Bestandteile des peripheren und zentralen Nervensystems. So können das bereits beschriebene zerebelläre Syndrom, das Hinterstrangsyndrom, aber auch die Polyneuropathie zu »Schwindel« führen. Durchblutungsstörungen im Hirnstamm können vorübergehende Schwindelzustände auslösen (früher »VBI = vertebrobasiläre Insuffizienz«). Ferner können Erkrankungen des Hörnervs, Funktionsbeeinträchtigungen des Sehnervs oder der Nerven für die Augenbeweglichkeit, aber auch diffuse, im Alter häufige Erkrankungen des gesamten Groß- und Kleinhirns im Rahmen einer zerebralen Arteriosklerose zu schwindelartigen Zuständen führen. Auch Erkrankungen im HNO-ärztlichen Bereich mit Durchblutungsstörungen und degenerativen Prozessen im Gleichgewichtsorgan des Innenohrs zeigen mehr oder weniger charakteristische »Schwindelbilder«. Hier ist besonders der streng lagerungsabhängige benigne paroxysmale Lagerungsschwindel zu nennen.

Merke: Bei der relativ uncharakteristischen Angabe »Schwindel« immer die genauen Ausfälle erfragen, ggf. bei Unsicherheit eine erneute neurologische Untersuchung anstreben.

PHYSIOTHERAPIE

Tritt Schwindel als *Zusatzsymptom* während der Behandlung auf oder wird er schon vorher angegeben, so wird dies jede Behandlung beeinträchtigen. Da er oftmals nicht direkt durch die Behandlung beeinflußt werden kann, muß der Patient dann erlernen, sich mit dem Schwindel im Alltag zurechtzufinden.
Ein orthostatisch bedingter Schwindel, der vor allem bei rascher Lageänderung in die Vertikale auftritt, ist über Blutdruckkontrollen zu erkennen. Die Patienten geben dann bei genauer Befragung eher diffuse Symptome an (unscharfes Erkennen und Verschwimmen von Gegenständen, Sternchen sehen, schwarz-werden vor Augen, Unsicherheit beim Stehen und Gehen, taumelndes Gehen). Dies wird dann auch als *unsystematischer Schwindel* bezeichnet. Er kann durch Muskelkontraktionen, vorwiegend der unteren Extremität (Bewegen der Füße, auf der Stelle treten), ebenso wie durch das Tragen von Kompressionsstrümpfen beim Aufsetzen bzw. Aufstehen reduziert werden. Je mehr der Betroffene körperlich aktiv wird, und je häufiger Lagewechsel durchgeführt werden, desto geringer wird die Tendenz zum Schwindel.

Schwindel als Hauptsymptom

In vielen Fällen ist beim Auftreten von Schwindel das Gleichgewichtssystem gestört. Das Gleichgewicht wird reguliert durch Meldungen aus dem Vestibularapparat im Innenohr, aus dem Auge und aus den Propriozeptoren. Diese Meldungen werden im Hirnstamm verschaltet. Eine Störung in einer der Informationsquellen oder in der Verschaltung löst »Verwirrung« aus, die der Betroffene als Schwindel wahrnimmt. Der Schwindel wird in der Regel dann als Drehschwindel beschrieben (systematischer Schwindel).

1. BENIGNER PAROXYSMALER LAGERUNGSSCHWINDEL

Befund

Befragung: Der Patient gibt bei Lagewechsel und besonders bei schnellen Kopfbewegungen Schwindel an; Entstehung meist durch eine Funktionsstörung des hinteren Bogengangs im Vestibularapparat aufgrund von Verklumpungen und Anlagerung losgelöster Teilchen in der Endolymphe. Diese verklumpten Teilchen üben bei rascher Bewegung eine Sogwirkung auf die Cupula aus, wodurch veränderte Meldungen an den Hirnstamm entstehen.

Ziel der Behandlung

Beseitigung der Anlagerungen im hinteren Bogengang.

Maßnahme

»Lagerungstraining« nach BRANDT und DAROFF.
Als »Reiz« wird eine schnelle Bewegung von Kopf und Oberkörper durch Umlagerung benutzt, wobei in jeder eingenommenen Position verharrt werden soll, bis der Schwindel verschwindet. Erforderlich ist eine leichte Kopftieflage und eine rotatorische Einstellung der HWS (Auftrag: »Sich auf die Seite legen, den Kopf so ablegen, daß die Nase zur Decke zeigt«). Jede Position soll mehrmals hintereinander eingenommen werden, der Patient soll das Training mehrmals am Tag durchführen (*Abb. 71*).

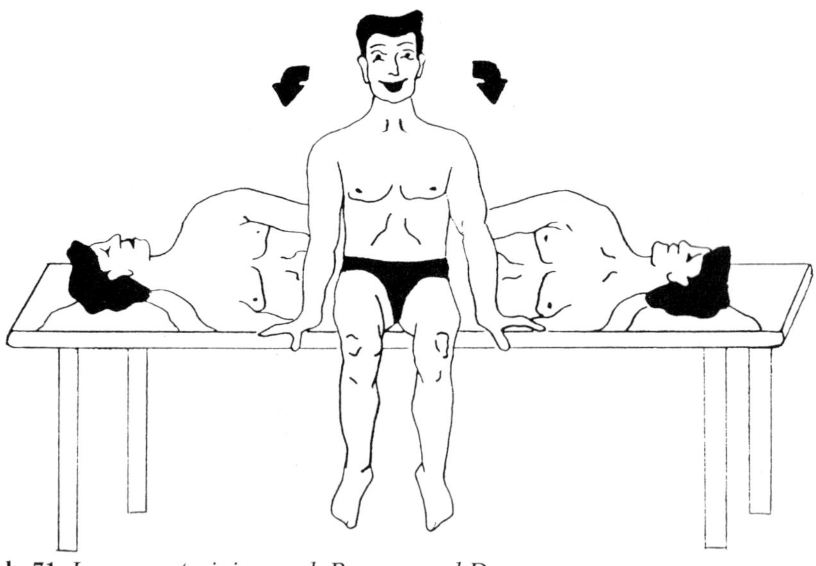

Abb. 71: *Lagerungstraining nach BRANDT und DAROFF.*

2. NEURONITIS VESTIBULARIS

Befund

Befragung: Der Patient gibt einen plötzlich auftretenden Drehschwindel an mit einer Fallneigung zur betroffenen Seite (entstehend durch einen plötzlichen Ausfall des Vestibularapparats).

Ziel der Behandlung

Schulen von Kompensationsmechanismen zur Reduktion des Schwindels.

Maßnahmen

Hierzu werden verstärkt Informationen aus dem Auge und den Propriozeptoren als Reize auf das Regulationssystem im Hirnstamm eingesetzt, wodurch aufgrund des Ausfalls des Vestibularapparats fehlende Informationen kompensiert werden.

Fixationsübungen

a) Verfolgen einer Bewegung mit den Augen ohne Kopfbewegung.
b) Fixation eines Gegenstands bei Kopfbewegung.
c) Verfolgen einer Bewegung mit den Augen bei gleichzeitiger Kopfbewegung.
d) Patient sitzt auf einem Drehstuhl: Ein Blickpunkt soll fixiert werden, bis er durch die Drehung des Stuhls verloren wird. Danach erfolgt eine schnelle Kopfdrehung zur Neufixierung des Punktes (*Abb. 72 a bis c*).

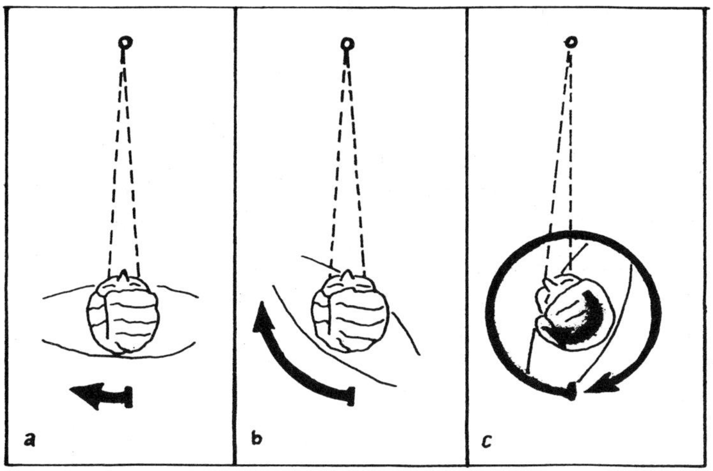

Abb. 72 a bis c: *Fixationsübungen auf dem Drehstuhl.*

Aktivierung der Propriozeptoren

Sie erfolgt durch die Wahl labiler Ausgangsstellungen und/oder Geräten, die hohe Anforderungen an das Gleichgewicht stellen (z. B. Schaukelbrett, *Abb. 73;* Kreisel).
Gleichzeitig wird durch bewußtes Spüren von Muskelspannungen bei diesen Aufgaben die Wahrnehmung des Patienten für die Propriozeptoren geschult. Hierbei sind taktile Hilfen durch den Behandler überaus wichtig.

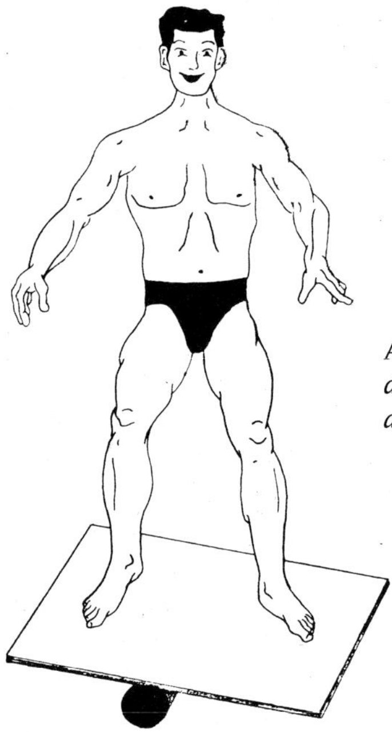

Abb. 73: *Aktivierung der Propriozeptoren auf dem Schaukelbrett.*

ZUR WIEDERHOLUNG

1. Nennen Sie zwei Punkte, durch die Sie schnell einen systematischen von einem unsystematischen Schwindel unterscheiden können.
2. Erklären Sie, warum bei Hirnstamminfarkten Schwindel als Symptom auftritt.

V.

Neurologische Krankheitsbilder und spezifische Konzepte der Physiotherapie

Im folgenden werden systematisch neurologische Krankheitsbilder und dazu physiotherapeutische Vorschläge beschrieben, wobei die Systematik unter neuroanatomischen Gesichtspunkten erstellt wurde. Zunächst werden Erkrankungen des ZNS (des Gehirns und des Rückenmarks) beschrieben, dann folgen Störungen des PNS (Schädigungen der Nervenwurzeln, Irritationen im Bereich des Nervenplexus, der peripheren Nerven, der motorischen Endplatte und der Muskulatur). Des weiteren wurde eine Gewichtung nach physiotherapeutisch relevanten Symptomen und der Häufigkeit der einzelnen Zustandsbilder vorgenommen. Vorgestellt wird aus ärztlicher Sicht bei den Krankheitsbildern ihre ursächliche Entstehung (Ätiologie), das Erscheinungsbild (Phänomenologie, klinischer Befund), notwendige diagnostische und schließlich erforderliche therapeutische Maßnahmen. Bezüglich der Physiotherapie erfolgt auch eine Zuordnung zum jeweiligen Syndrom.

ERKRANKUNGEN DES ZENTRALEN NERVENSYSTEMS (ZNS)

1. ERKRANKUNGEN DES GEHIRNS

ZEREBROVASKULÄRE ERKRANKUNGEN

Der ischämische Insult

Unter dem ischämischen Insult versteht man eine vorübergehende oder bleibende Durchblutungsstörung mit den Folgen eines Sauerstoffmangels in umschriebenen oder ausgedehnten Versorgungsgebieten einzelner Hirnarterien, wobei Großhirn, Kleinhirn oder Hirnstamm betroffen sein können. Bezüglich der Verlaufsdynamik unterscheidet man Störungen mit

- Rückbildung innerhalb von 24 Stunden (transitorisch-ischämische Attacke = TIA).
- Rückbildung innerhalb einer Woche (PRIND = prolongiertes reversibles intermittierendes neurologisches Defizit).
- bleibenden neurologischen Ausfällen (manifester Insult).

Aufgrund des meist plötzlichen Auftretens mit entsprechenden, oft schweren Ausfällen (z. B. Halbseitenlähmung) haben sich im Klinikalltag die etwas mißverständlichen Begriffe »Schlaganfall«, »Apoplexie« oder »apoplektischer Insult« eingebürgert. Diese Begriffe sind irreführend, weil sie nur die »Plötzlichkeit« des Ereignisses beschreiben, aber nichts über die zugrunde liegende Ursache (z. B. Durchblutungsstörung, Einblutung, oder auch ein plötzliches entzündliches Geschehen) aussagen.

Ätiologie

Normalerweise ist eine ungestörte Blut- und Sauerstoffzufuhr ins Gehirn durch eine Versorgung über die beiden Halsschlagadern (Arteriae carotides) und die durch die Halswirbelsäule (Proc. transversus) verlaufenden Vertebralarterien gewährleistet. Letztere vereinigen sich zur Arteria basilaris und kommunizieren über einen inneren Gefäßkranz (Circulus arteriosus) mit dem Stromgebiet aus den Karotiden. Aus diesem Gefäßkranz entspringen als Hauptäste die Arteria cerebri anterior, die Arteria cerebri media und die Arteria cerebri posterior. Unter folgenden Umständen kann es in einzelnen Gefäßgebieten zu einer kritischen Durchblutungssituation kommen:

- Veränderungen der Hirngefäße selbst: Intra- und extrakraniell können Einengungen der Strömungsbahn (Stenosen), Thrombosen, Gefäßaufspleißungen (Dissektionen) oder vollständige Verschlüsse (Okklusionen) eine zerebrale Ischämie in nachgeschalteten Gefäßsystemen bedingen. Am häufigsten finden sich als Befund generalisiert arteriosklerotische Veränderungen. Als *Risikofaktoren* für einen solchen Umbau der Gefäßwände mit nachlassender Elastizität gelten ein fixierter Hypertonus, Diabetes mellitus, Nikotinabusus, Fettstoffwechselstörungen und entzündliche Gefäßerkrankungen.
- Embolien ins Hirnarteriensystem: Diese können vom Herzen (kardiale Embolien) oder von thrombotischen Veränderungen im Gefäß selbst ausgehen.
- Gerinnungsstörungen (Koagulopathien): So besteht z. B. erhöhtes Risiko für zerebrale Ischämien bei jungen Frauen mit hormoneller Antikonzeption und Nikotinabusus durch eine Störung des Gerinnungssystems.
- Als weiterer Faktor ist eine kritische Hypotonie beim älteren Patienten zu erwähnen, die z. B. in den Morgenstunden bei einer Störung der Autoregulationsfähigkeit der Hirnarterien (d. h. der Fähigkeit, unabhängig vom systemischen Blutdruck eine ausreichende Durchblutung zu gewährleisten) zur kritischen (mangelhaften) Durchblutungssituation führt.
- Als Raritäten für eine zerebrale Ischämie seien die Luftembolie im Rahmen kardiochirurgischer Eingriffe und Fettembolien nach größeren Frakturen der langen Röhrenknochen der Vollständigkeit halber erwähnt.

Klinik und Befunde

In Abhängigkeit von den betroffenen Gefäßsystemen ergeben sich folgende charakteristische Ausfallmuster:

- Arteria cerebri media: kontralaterale brachiofazial betonte Hemiparese, bei Betroffenheit der dominanten Hemisphäre oft mit Aphasie, Alexie und anderen neuropsychologischen Defiziten (S. 51f) verbunden. Bei Beteiligung der Sehbahn ist auch eine kontralaterale homonyme Hemianopsie zu erwarten. Im weiteren Verlauf entsteht oft die klassische WERNICKE-MANN-Haltung als typisches Muster (S. 90).

- Arteria cerebri anterior: kontralaterale, beinbetonte Hemiparese, oft Blasenstörungen, psychopathologische Auffälligkeiten.
- Arteria cerebri posterior: durch Beteiligung der Sehrinde nahezu immer kontralaterale Gesichtsfeldausfälle (homonyme Hemianopsie).
- Arteria basilaris und Arteria vertebralis: oft Ausfallerscheinungen seitens des versorgten Kleinhirns und des Hirnstamms, wobei bei letzterem auch gleichseitige Hirnnervenausfälle und kontralaterale Ausfälle der langen Bahnen, z. B. der Pyramidenbahn, beobachtet werden.

Diagnostik

Die moderne bildgebende Diagnostik des Gehirns mittels konventionellem CT und MRT erlaubt außer im ganz frischen Stadium in den meisten Fällen die Darstellung des infarzierten Gebietes (*Abb. 74a und b*). Für das ganz akute Stadium kann neuerdings mit spezieller MRT-Technik das infarktgefährdete Gebiet frühzeitig identifiziert werden (»diffusionsgewichtetes« MR). Die angiologische Diagnostik, zunächst mittels Doppler- und Duplexsonographie der extra- und intrakraniellen Gefäße, im Verlauf dann auch mittels zerebraler Angiographie, zielt auf die Darstellung von Stenosen, Thrombosen usw.. Elektrokardiographie (ggf. auch in Langzeitableitung) sowie Echokardiographie sollen embolieverdächtige Veränderungen bzw. verantwortliche Rhythmusstörungen erfassen. Laborchemisch wird auf Störungen des Gerinnungssystems, pathologische Vermehrung der Thrombozyten oder entzündliche Veränderungen im Bereich der Gefäße (Vaskulitis) untersucht.

Therapie

Im Akutstadium: Kreislaufstabilisation und Blutdruckeinstellung. Bei rezidivierenden Attacken (TIA's) und dazu passender Stenose im Bereich der A. carotis wird eine operative Entfernung des thrombotischen Materials erwogen. Kritische nicht operable, umschriebene Einengungen können längerfristig eine Antikoagulation (durch Marcumar) erforderlich machen. Dies ist allerdings nur eine prophylaktische Maßnahme, wie auch die niedrig dosierte Gabe eines Thrombozytenaggregationshemmers (Acetylsalicylsäure 100–300 mg/Tag; neuere Medikamente sind Ticlopidin und Clopidogrel). In der Akutphase ist ggf. eine Vollheparinisierung erforderlich, um eine weitere Infarzierung und Verschlechterung aufzuhalten.
Neue Studien weisen darauf hin, daß streng selektierte Patienten, sofern sie frühzeitig, d. h. innerhalb von 3 Stunden diagnostiziert werden, von einer Thrombolyse (Auflösung des Gerinnsels) profitieren. Als Komplikation der akuten Ischämie, sowie auch als Folge einer postischämischen Narbenbildung finden sich bei diesen Patienten gehäuft epileptische An-

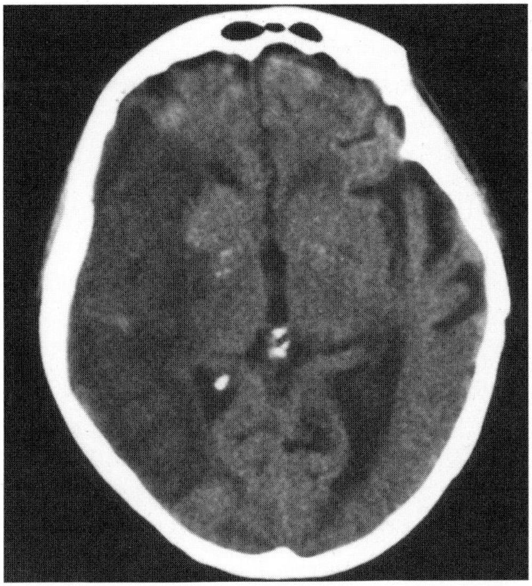

a)

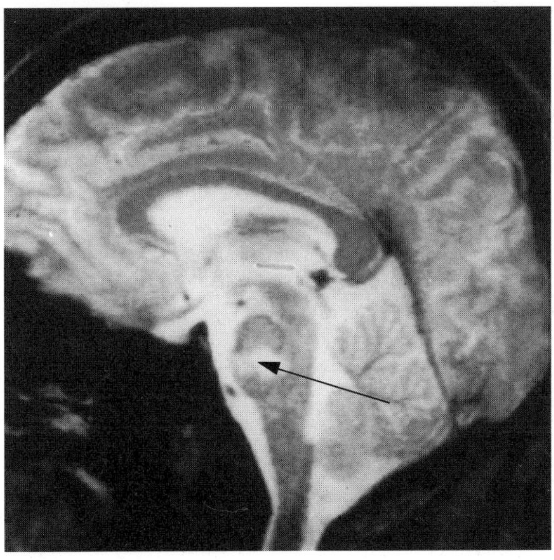

b)

Abb. 74a und b: *Ausgedehnter raumfordernder Totalinfarkt der rechten A. cerebri media im CT (auf Röntgenbildern immer seitenverkehrt!)*
a: *axiale Schnittführung, hier dunkel demarkiert, umschriebener Hirnstamminfarkt im MRT.*
b: *helles daumenbreites Signal (Pfeil) in T2-Wichtung, sagittale Schnittführung.*

fälle (bis zu 40%) oft vom fokalen Typ (Pohlmann-Eden et al., 1996), die den Rehabilitationsverlauf erschweren können.
Sämtliche erwähnten und auch viele weitere Therapiekonzepte sind derzeit Gegenstand einer kontroversen Diskussion.

Anmerkung:

Auch Thrombosen im Bereich der Hirnvenen und der größeren venösen Bahnsysteme (Sinus) können zu arteriellen Flußstörungen und so zu einer Ischämie führen. Hier findet man charakteristischerweise oft Einblutungen (hämorrhagische Infarkte). Man unterscheidet pathogenetisch Thrombosen, die im Zusammenhang mit benachbarten entzündlichen Prozessen (Nebenhöhlen-, Mittelohrentzündung) entstehen (septische Thrombosen) von solchen, die im Rahmen einer Veränderung der Blutgerinnung, z. B. im Wochenbett bei jungen Frauen auftreten (mild verlaufende, blande, Sinusthrombosen). Der Verdacht auf eine Sinusthrombose ergibt sich immer dann, wenn in Verbindung mit Kopfschmerz, Übelkeit, Erbrechen epileptische Anfälle auftreten, sich Bewußtlosigkeit mit Nackensteifigkeit und Fieber entwickeln. Die Untersuchung des Liquors ergibt meist den Nachweis von Erythrozyten. Die früher eher sehr ungünstige Prognose der Hirnvenenthrombose hat sich durch die frühzeitige Vollheparinisierung deutlich gebessert.

PHYSIOTHERAPIE

Je nach Lokalisation der Ischämie resultieren unterschiedliche Symptome, deren Ausprägung durch die physiotherapeutische Befundaufnahme erfaßt wird. In vielen Fällen wird in den ersten Phasen der Mobilisation eine konsequente Blutdruckkontrolle notwendig sein, da auftretende Blutdruckspitzen die Gefahr einer zusätzlichen Einblutung in das ischämische Gebiet erhöhen.
Resultiert eine Hemiparese – siehe Syndrom der zentralen Parese (S. 87ff).
Sind Ataxien die Folge – siehe Syndromlehre zerebelläre Ataxie (S. 163ff).
Das Auftreten von **Hemianopsien** macht ein Training zum Erlernen des Umgangs mit der Störung im Alltag notwendig.

Befund

Sichtbefund: Bei der Beobachtung des Bewegungsverhaltens fällt auf, daß Gegenstände auf der betroffenen Seite nicht gesehen werden. So kommt es zum Anstoßen der betroffenen Körperseite, z. B. beim Durchgehen durch Türen.

Tastbefund: Die Schulter-Nackenmuskulatur zur Seite des Gesichtsfeldausfalls kann hyperton sein.

Ziele der Behandlung

- Reduktion der Verletzungsgefahr durch Erlernen von Kompensationsmechanismen.
- Detonisierung hypertoner Schulter-Nackenmuskulatur.

Maßnahmen

Reduktion der Verletzungsgefahr durch Erlernen von Kompensationsmechanismen: Dies kann über Rotation des Kopfes zur betroffenen Seite erfolgen, wobei dadurch das Sichtfeld nicht vergrößert, sondern nur zur betroffenen Seite verschoben wird. Denselben Effekt hat ein Training der Augenbeweglichkeit zur betroffenen Seite hin durch Fixationsübungen (s. auch S. 179). Diese Kompensation ist im Alltag weniger auffällig, verschiebt das Sichtfeld aber in geringerem Ausmaß.
Der Betroffene muß zur Wahrnehmung seines Umfelds mehr Aufmerksamkeit aufbringen, um die Verletzungsgefahr in Grenzen zu halten.

Detonisierung hypertoner Schulter-Nackenmuskulatur: Dies ist besonders wichtig, wenn als Kompensation die Kopfstellung verändert wird. Betroffene Muskeln sind häufig M. sternocleidomastoideus, M. trapezius pars descendens und M. levator scapulae.
Neben der Detonisierung durch den Therapeuten (z.B. Entspannungstechnik aus PNF, *Abb. 82*, S. 224) ist es wichtig, zum Eigentraining (*Abb. 83*, S. 224) anzuleiten. Durch bewußtes Bewegen in die jeweilige Dehnstellung der hypertonen Muskulatur und Halten in Endstellung kann neben der Detonisierung auch das Körpergefühl für die Symmetrie geschult werden.

Subkortikale vaskuläre Enzephalopathie (SVE)

Die modernen bildgebenden MR-Verfahren zeigen aufgrund ihrer hohen Sensitivität in zunehmender Häufigkeit bei älteren Patienten eine SVE in Form vieler kleinerer, um beide Hirnkammern herum gelegener (periventrikulär) lakunärer Infarkte mit Entmarkungszeichen (Demyelinisation) der zum Kortex oder von ihm weg führenden Bahnsysteme.

Ätiologie

Ursächlich wird ein zunehmender sklerotischer Umbau der kleinen Hirngefäße (Hyalinose) verantwortlich gemacht, wobei eine schwere Hypertonie als entscheidender pathogenetischer Faktor zu betrachten ist.

Klinik und Befunde

Es handelt sich meist um ältere Patienten im 6. und 7. Lebensjahrzehnt. Oft stehen beginnende Wesensänderung, Affektlabilität und Gedächtnisstörungen im Vordergrund, ggf. aber auch neurologische Herdzeichen, die differentialdiagnostisch an eine umschriebene zerebrale Ischämie denken lassen. Gelegentlich wirken das Gangbild und das Bewegungsmuster der Patienten in ähnlicher Weise »gebunden« (hypokinetisch) wie beim Parkinson-Patienten, wobei hier aber die klassischen anderen Symptome wie Rigor, Tremor usw. fehlen.

Diagnostik

CT und MRT (*Abb. 75a und b*).

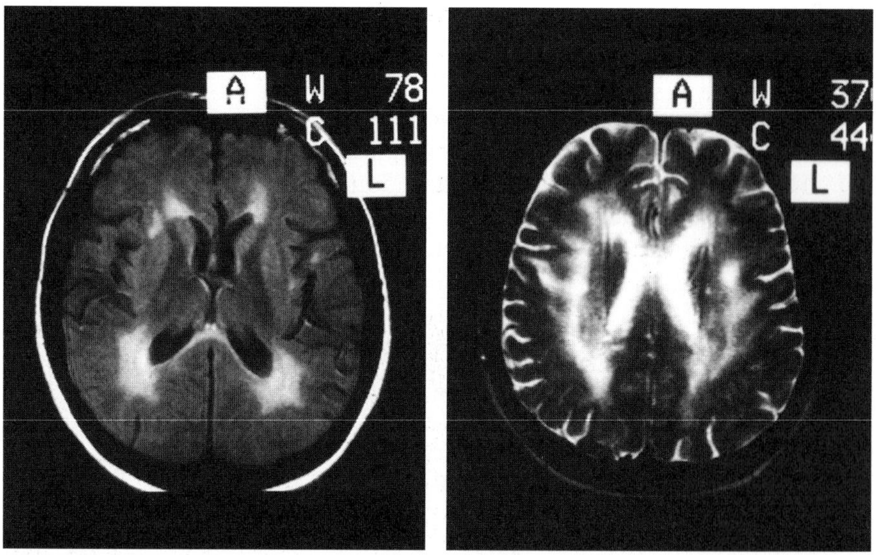

Abb. 75a und b: *Ausgeprägte paraventrikuläre ischämische Läsionen im MRT bei SVE.*

Therapie

Prophylaktisch ggf. Thrombozytenaggregationshemmer, unterstützende antidepressive Medikation, weitere symptomatische Therapiemaßnahmen wie z. B. Blutdruckeinstellung.

Zeigt der Betroffene bei der Befundaufnahme eine der Hypokinese des Parkinson-Syndroms ähnliche Symptomatik, so kann physiotherapeutisch wie dort beschrieben vorgegangen werden (S. 136ff).

Die intrazerebrale Massenblutung

Ätiologie

Am häufigsten findet man die intrazerebrale Blutung bei langjährigem Hypertonus als Folge einer Zerreißungsblutung (Rhexisblutung) der kleinen Gefäße im Stammgangliengebiet, die aus der A. cerebri media gespeist werden. Sehr viel seltener sind auch andere Großhirnbereiche oder das Kleinhirn betroffen. Weitere seltenere Ursachen für plötzliche Einblutungen in die Hirnsubstanz sind Gefäßmißbildungen wie z. B. Aneurysmen, Tumorgefäße und Gefäße in Metastasen, aber auch Gerinnungsstörungen.

Klinik und Befunde

Im Vergleich zur zerebralen Ischämie sind eher jüngere Patienten betroffen. Im Anfangsstadium ist der Patient oft erheblich bewußtseinsgetrübt, ggf. auch komatös, zeigt bei Blutungen in die Großhirnhemisphäre eine Blicklähmung (Déviation conjuguée) zur Seite der Einblutung und bietet kontralateral Ausfälle, z. B. eine Hemiparese.

Diagnostik

Es findet sich eine ausgedehnte signalintensive Einblutungszone sowohl im CT als auch im MRT (*Abb. 76*).

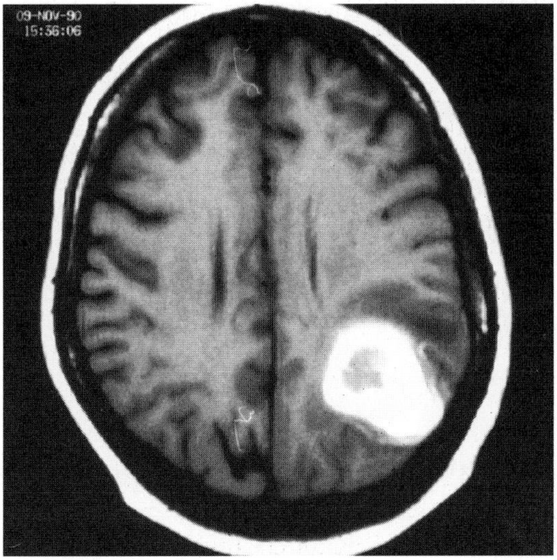

Abb. 76: *Intrazerebrale Massenblutung, signalintensiv links parietookzipital (T1-Wichtung, MRT).*

Es ist die Bestimmung der Gerinnungswerte erforderlich zum Ausschluß einer Gerinnungsstörung, ggf. auch eine zerebrale Angiographie, wenn sich kein Hypertonus als Risikofaktor erheben läßt, um vaskuläre Mißbildungen (Malformationen) wie Angiome und Aneurysmen auszuschließen.

Bei lebensbedrohlicher Verschlechterung kann eine operative Ausräumung der Einblutung erforderlich sein. Wird das Akutstadium überlebt, ist die Prognose bezüglich des neurologischen Defizits oft besser als bei der zerebralen Ischämie, da hier die Substanz durch die Blutung nur verdrängt wird, nicht aber – wie bei der zerebralen Ischämie – hypoxisch geschädigt ist.
Im Falle eines nachgewiesenen Angioms können eine zusätzliche Bestrahlung, eine Embolisation des »Gefäßknäuels« oder eine operative Ausschaltung indiziert sein.

Die spontane Subarachnoidalblutung (SAB)

Ätiologie

In über der Hälfte der Fälle läßt sich die Ruptur eines Aneurysmas (= Aussackung einer Arterie) nachweisen, die meist auf dem Boden einer angeborenen Gefäßwandschwäche im Bereich der Hirnbasisarterien entsteht. Unter Provokationssituationen, z. B. bei körperlicher Überanstrengung, Sport, Defäkation, Koitus kann die dünne Wand des Aneurysmas rupturieren, es kommt zur Einblutung in den Subarachnoidalraum. Am häufigsten ist bezüglich der Lokalisation die Arteria communicans anterior betroffen.

Klinik und Befunde

Der Krankheitsbeginn ist häufig dramatisch mit vernichtendem plötzlich einsetzendem Kopfschmerz, gelegentlich gleich mit Übergang in tiefes Koma. Oft finden sich Zeichen der Nackensteifigkeit, herdförmige Ausfälle und Störungen der zentralen Herz-Kreislauf-Regulation. In Abhängigkeit von der Schwere des neurologischen Defizits werden nach Hunt und Hess (1968) 5 Stadien unterschieden:

Grad I Patient unauffällig, ohne Symptome
Grad II starke Kopfschmerzen oder Meningismus; keine neurologischen Ausfälle außer Hirnnervenbefunde
Grad III Somnolenz; leichte herdförmige Ausfälle
Grad IV Patient kaum erweckbar (Sopor), schwere Hemiparese
Grad V tiefes Koma; Dezerebrationshaltung

Diagnostik

Im Stadium 1 bis 3 (4) wird eine frühzeitige angiographische Darstellung eines Aneurysmas mit dem Ziel einer Frühoperation angestrebt. Während früher die Diagnose der SAB meist im Rahmen der lumbalen Liquorpunktion mittels »3-Gläser-Probe« gestellt wurde (d. h. der in 3 nacheinander dargereichte Gläser abtropfende Liquor bleibt blutig im Unterschied zum artefiziell blutigen Liquor, der beim 2. und 3. Reagenzglas aufklart), wird heute das für den Patienten nicht belastende kraniale CT durchgeführt. Es kann in den Subarachnoidalräumen die hyperdense signalintensive Einblutung zeigen.

Therapie

Akuttherapie ist die bereits erwähnte operative Ausschaltung des Aneurysmas durch Clipping (Abklemmen des Aneurysmastiels durch Clips). Wegen der Gefahr der Rezidivblutung in den ersten Tagen (Letalität bis 50%) und der erheblichen Gefahr von Gefäßspasmen mit der Folge komplizierender zerebraler Ischämien in der ersten bis zweiten Krankheitswoche empfiehlt sich die Gabe eines prophylaktisch wirksamen Kalziumantagonisten. Zusätzlich müssen CT-Kontrollen frühzeitig eine komplizierende Störung der Liquorzirkulation in Form eines Hydrocephalus occlusus erfassen.
Empfehlung zur Mobilisation: »Strenge Bettruhe« von 4–6 Wochen bei Patienten ohne Aneurysmaclipping; 2 Wochen bei frühoperierten Patienten ohne komplizierende Gefäßspasmen.

PHYSIOTHERAPIE BEI BLUTUNGEN

Befund

Neben dem Erfassen der neurologischen Symptomatik müssen Veränderungen des Allgemeinzustands – Bewußtseinslage, Atemsituation, plötzlich auftretende Schmerzzustände (Thrombose?) – erkannt werden.

Ziele der Behandlung

– »Strenge Bettruhe«
Da im Akutstadium das Ausmaß der neurologischen Defizite meist noch nicht absehbar ist, liegt der Schwerpunkt der Behandlung auf der Prophylaxe:

– Pneumonieprophylaxe.
– Thromboseprophylaxe.
– Kontrakturprophylaxe.
– Dekubitusprophylaxe.

Die Zielsetzungen der weiteren Behandlung richten sich nach den neurologischen Defiziten (s. Syndromlehre).

Stehen neurologische Symptome auch im weiteren Verlauf im Hintergrund, bleiben als Zielsetzungen der »Mobilisierungsphase«:

– Ökonomisierung des Bewegungsverhaltens im Alltag.
– Verbesserung der Selbsteinschätzung bzgl. des Blutdruckverhaltens bei Belastung.

Maßnahmen

Bei der Behandlung müssen alle Maßnahmen so angepaßt werden, daß Faktoren, die eine Rezidivblutung begünstigen, minimiert werden.

Pneumonieprophylaxe: Alle Maßnahmen, die eine forcierte Atemvertiefung zur Folge haben (z.B. Eisabreibungen, Klatschungen mit feuchten Kompressen) sind in der Akutphase kontraindiziert, ebenso wie gröbere Erschütterungen (z.B. Klopfungen, Hackungen). Zur Verbesserung der Belüftung der Lunge dienen Umlagerungen, dosierte Vibrationen und ein Lenken der Atemexkursion über Handkontakt in verschiedene Richtungen (»Kontaktatmung«). Sekret sollte möglichst durch Räuspern und nicht durch Hustenstoß entfernt werden. Bei allen atemtherapeutischen und auch bei sonstigen Maßnahmen muß Pressen unbedingt vermieden werden.

Bei der Durchführung der *sonstigen Prophylaxe* hängt das Maß der aktiven Mitarbeit von der ärztlichen Verordnung und hier besonders von den erlaubten Blutdruckwerten ab. Auch die Lagerung (z.B. 30 Grad Hochlagerung des Oberkörpers oder Flachlagerung) muß ärztlich verordnet werden. In dieser Phase hat der Therapeut oft die Aufgabe, Aktivität des Patienten deutlich zu bremsen.

Weitere Maßnahmen zur Prophylaxe siehe Syndrom der peripheren Parese (S. 125ff).

Beachte: Da viele Patienten in der Akutphase unter Obstipation leiden, kann unterstützend zur medikamentösen Behandlung eine Colonmassage durchgeführt werden.

Der Beginn der *Mobilisierungsphase* hängt neben dem Allgemeinzustand vor allem von der Neigung zu Gefäßspasmen im von der Blutung betroffenen Areal ab.

Ökonomisierung des Bewegungsverhaltens: Während der langsamen Belastungssteigerung unter Blutdruckkontrolle wird besonders Wert auf die Koppelung der Atmung an Bewegungen gelegt. Dies beginnt schon beim Drehen im Bett und wird besonders wichtig bei der Gymnastik auf dem Hocker, beim Aufheben von Gegenständen vom Boden und beim Treppensteigen. Anstrengende Bewegungssequenzen sollten immer mit der Ausatmung kombiniert werden. Vor der Entlassung müssen im Beruf häufig auftretende Bewegungsabläufe neu eingeübt werden.

Verbesserung der Selbsteinschätzung bzgl. des Blutdruckverhaltens bei Belastung: Da das Vermeiden von Blutdruckspitzen ein wichtiger Teil der Rezidivprophylaxe darstellt, muß der Patient später auch ohne dauernde Blutdruckkontrolle in Belastungssituationen Druckveränderungen einschätzen können. Dies muß bei der Belastungssteigerung in der Klinik mit einbezogen werden. Der Patient erkennt dabei auch, welche Situationen besonders blutdrucksteigernd sind und soll im Alltag danach bewußt Phasen geringerer Belastung oder Ruhephasen, in denen Entspannung im Vordergrund steht, einschieben. Entspannend und somit blutdrucksenkend wirkt z. B. die oben beschriebene »Kontaktatmung«. Hierzu muß nicht unbedingt die RL gewählt werden, es sollte aber für Ruhe in der Umgebung gesorgt werden.

NEUROTRAUMATOLOGIE

In neueren Studien wird eine einfache Klassifikation in ein leichtes, mittelschweres und schweres Schädel-Hirn-Trauma (SHT) vorgeschlagen. Das leichteste SHT ist danach die einfache Schädelprellung ohne Bewußtseinsstörung. Die konventionelle Begrifflichkeit hat sich in ihren Kriterien am Grad der Bewußtseinsstörung und des Nachweises von herdförmigen Störungen orientiert. Diese Idealtypen, die Commotio und Contusio cerebri, zeigen in der Praxis aber erhebliche »Übergänge«. In Kenntnis dieser Einschränkung bedienen wir uns weiterhin dieser Einteilung, da sie ein weites Maß der Verbreitung und Akzeptanz hat und auch noch in der Begutachtungssituation verwendet wird. Wir verwenden diese Begriffe als Syndrome.

Syndrom der Commotio cerebri

Synonym: leichte Gehirnerschütterung, vorübergehende Funktionsstörung des Gehirns ohne klinischen oder diagnostischen Hinweis auf Hirnsubstanzschädigung.

Tab. 5: Differenzierungshilfen zwischen Commotions- und Kontusions-Syndrom beim Schädelhirntrauma.

	Commotio cerebri	**Contusio cerebri**
Bewußtlosigkeit	kurz, max. 15 Min.	30 Min. – 1 Std. und länger
Amnesie (retrograd/ anterograd)	bis ca. 1–2 Std.	bis ca. 24 Std.
Neurologische Auffälligkeiten	keine	oft fokale Hinweise, alle Übergänge bis zum tiefen Koma
Vegetative Beschwerden	oft Kopfschmerzen, Schwindel, Übelkeit gute Rückbildung innerhalb weniger Tage	oft persistierend, je nach Schwere oft wochenlang (Rhythmusstörungen, Blutdruck- und Temperatur-Dysregulationen)
Pathomechanismus	Funktionelle, passagere Störungen	Hirnsubstanzschädigung (regional-diffus)
EEG	o. B., bei Kleinkindern gelegentlich pathologisch	Herdbefunde und Allgemeinveränderung
CT	o. B.	Hirnödem, ggf. mit Kontusionsblutung und anderen regionalen oder diffusen Läsionszeichen

Klinik und Befunde

Man findet hier eine meist kurzdauernde Bewußtlosigkeit; der Patient hat oft eine Erinnerungslücke (Amnesie) für kurze Zeit vor dem Unfall (retrograd) bzw. auch für eine Zeit nach dem Unfall (anterograd). Er klagt über vegetative Beschwerden wie Schwindel, Übelkeit, Kopfschmerzen (*Tabelle 5*). Dauerschäden sind nicht zu erwarten, auch wenn diese immer wieder in Begutachtungssituationen von Betroffenen geltend gemacht werden.

Diagnostik

Übereinstimmend zur Klinik ergeben EEG und kraniales CT altersentsprechende Normbefunde, lediglich im Kindesalter können initial auffällige EEG-Befunde abgeleitet werden.

Therapie

Kopfschmerzen und vegetative Störungen werden symptomatisch behandelt. Eine kurzfristige stationäre Aufnahme ist prophylaktisch wegen ggf. eintretender Komplikation zu empfehlen. Eine rasche Mobilisation ist anzustreben, um Kreislaufdysregulationen durch Immobilisation frühzeitig anzugehen.

Syndrom der Contusio cerebri

Im Unterschied zur Commotio cerebri handelt es sich hier um eine Hirnsubstanzschädigung, die umschrieben (regional) oder allgemein (diffus) sein kann. Zusätzlich können ein Epidural- oder auch ein Subduralhämatom auftreten (S. 198).

Klinik und Befunde

Die Bewußtlosigkeit geht über die Dauer von 30 Minuten hinaus, sie kann Tage oder Wochen dauern. In sehr schweren Fällen erlangt der Patient nie wieder das Bewußtsein und verharrt in einem komaähnlichen Zustand. Man findet sehr oft bereits in der klinischen Untersuchungssituation fokale Hinweise, z. B. spastische Mono- oder Hemiparesen, Tetraparesen, epileptische Reaktionen, und bei Aufklaren der Patienten Sprachstörungen usw. Im Falle des Wiedererwachens beträgt die Amnesie Tage, selten auch mehrere Wochen. Dann werden häufig psychoseähnliche Unruhezustände mit Halluzinationen und Wahnvorstellungen beobachtet. Sie werden als Kontusionspsychosen und organisches Delir (früher »Durchgangssydrom«) bezeichnet. Vegetative Störungen wie Temperatur-, Blutdruckdysregulation, Herzrhythmusstörungen usw. können bis in die Phasen der langjährigen Rehabilitation hineinreichen. Im Unterschied zum hypoxischen Hirnschaden, bei dem eine Bewußtlosigkeit über 48 Stunden eine sehr ungünstige Prognose beinhaltet, können sich Patienten mit Contusio cerebri auch nach mehrwöchiger tiefer Bewußtlosigkeit funktionell sehr gut erholen.

Posttraumatisch kann man in zunehmendem Maße als Defektzustand das *Apallische Syndrom* (Coma vigile, Wachkoma) beobachten. Hiermit ist ein Zustand gemeint, bei dem der Patient scheinbar wach ist (Augen geöffnet), aber keine erkennbare optische Fixation aufweist. Auch andere Großhirnleistungen sind nicht erkennbar. Damit handelt es sich um eine funktionelle Entkoppelung des Großhirns von Hirnstammfunktionen. Es besteht ein sog. »persistierender vegetativer Status«, was bedeutet, daß der Patient spontan atmet, eine stabile, nicht lebensbedrohliche Herz-Kreislaufsituation aufweist und intakte Hirnstammfunktionen zeigt. Man findet eine nicht willkürlich ablaufende Primitivmotorik auf sensible Reize hin, pathologische Haltungs- und Stellreflexe sowie vestibuläre Blickbewegungen. Meist besteht eine deutliche Störung des Pyramidalsystems im Sinne einer Tetraspastizität mit bds. auftretenden Pyramidenbahnzeichen. Die Patienten haben Störungen des Schlaf-Wachrhythmus, sie zeigen gelegentlich vegetative Dysregulationen und meist eine Erhöhung des Grundumsatzes mit deutlicher Sinustachykardie. Im Verlauf kommen komplizierend massive Ossifikationen und Kontrakturen hinzu. Dieser Zustand kann über Jahre ohne Wiedererlangung des Bewußtseins fortbestehen, bevor die Patienten dann meist an Infekten versterben. Dies ist eine extrem belastende Situation für Angehörige, die aufgrund der scheinbaren Wachheit der Patienten immer wieder nach neuen Kontaktmöglichkeiten suchen und einen Abschied nicht vollziehen können.
Das Apallische Syndrom tritt aber auch als Phase während der Rückbildung der Symptomatik (Remission) auf.

Diagnostik

Akutdiagnostisch zeigt das kraniale CT oft den Befund einer ausgedehnten Hirnschwellung, umschriebene Veränderungen wie Kontusionsblutungen und Zeichen der Hirnquetschung.
Für die frühzeitige Prognoseabschätzung haben sich die serielle Anwendung der weitgehend medikamentenunabhängigen evozierten Potentiale bewährt (Pohlmann-Eden, 1997).

Therapie

Die Hauptgefahr der schweren Contusio cerebri besteht in einer kritischen Hirndruckentwicklung mit dem Risiko einer Einklemmung von Großhirnteilen im bindegewebigen Zelt (Tentorium), das Kleinhirn und Großhirn trennt, bzw. einer Einklemmung im Foramen magnum. Solche Einklemmungssyndrome verlaufen nahezu immer tödlich, weshalb eine rasche Hirndrucksenkung wichtigstes Ziel ist.
Akutmaßnahmen sind die operative Dekompression und rasch wirkende hirnabschwellende Substanzen (z. B. Mannitol). Im Langzeitverlauf können Dexamethasonpräparate und eine maschinenassistierte Hyperventilation die globale Hirnschwellung zum Abklingen bringen.
Gelegentlich ist eine Behandlung mit anfallshemmenden (antikonvulsiven) Präparaten und Antispastika symptomatisch erforderlich.

Alle bisher beschriebenen Krankheitszustände werden als »gedeckte« Traumen bezeichnet.

Offenes Schädel-Hirn-Trauma (SHT)

Beim offenen Schädel-Hirn-Trauma (früher »Concussio cerebri«) liegt neben der Substanzschädigung des Hirngewebes eine Durchtrennung von Haut, Knochen und harter Hirnhaut (Dura mater) vor. Folge hiervon sind Lufteinschlüsse, Einsprengungen von Knochenfragmenten und ein massiv erhöhtes Risiko für eine Entzündung der Hirnhäute bzw. des Gehirns. Insbesondere ist das Risiko der Hirnabszeßentwicklung deutlich erhöht. Auch eine sog. »Liquorfistel«, bei der es zum Bruch der sehr dünnen Siebbeinplatte kommt, wird bereits unter dem Begriff offenes Schädel-Hirn-Trauma geführt, da es zum Austritt von Liquor kommt. Dies kann sich auch bei undramatisch ablaufenden Schädelprellungen noch einstellen.

Klinik und Befunde

Im wesentlichen wie unter Contusio cerebri beschrieben.

Diagnostik

Nativ-Übersichtsaufnahmen des Schädels, kraniales CT, selten auch MRT.

Therapie

Ist die Diagnose eines offenen Schädel-Hirn-Traumas gestellt, wird frühzeitig eine breit abdeckende, liquorgängige antibiotische Medikation erforderlich.

Das offene Schädel-Hirn-Trauma ist sehr häufig assoziiert mit komplizierenden Hämatomen, die im folgenden kurz beschrieben sind.

Subdural- und Epidural-Hämatom

Das *Subduralhämatom* ist eine Blutung, die sich zwischen Dura mater und dem Gehirn abspielt und sich aufgrund des Charakters einer venösen Blutung langsam sichelförmig über die gesamte Hemisphäre ausbreitet. Sie entsteht meist durch Zerreißung von Brückenvenen. Dagegen handelt es sich bei dem *epiduralen Hämatom* um eine arterielle Blutung zwischen Dura mater und Schädelknochen (Kalotte), meist durch eine Ruptur der dem Schädelknochen anliegenden A. meningia media. Hier findet man oft eine dramatisch sich ins Innere des Gehirns einwühlende Blutung.

Klinik und Befunde

Bei beiden Hämatomen findet man sehr häufig ein relativ unauffälliges Anfangsstadium. Oft kommt es nach einem freien Intervall zu einer raschen Eintrübung mit Entwicklung von Herdzeichen mit meist zum Herdgeschehen ipsilateraler Pupillenerweiterung.

Diagnostik

CT, bei epiduralem Hämatom wird oft eine Kalottenfraktur sichtbar (*Abb. 77*).

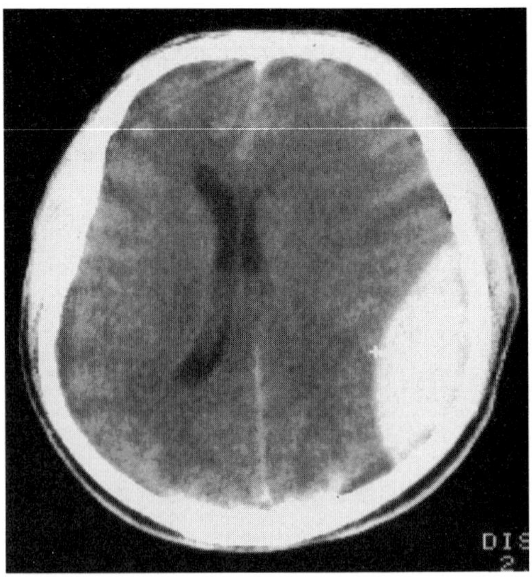

Abb. 77: *Posttraumatisches epidurales Hämatom (CT), links parietookzipital.*

Therapie

Therapie der Wahl ist die gegebenenfalls mehrfach zu wiederholende operative Entlastung (CT-Kontrolle). Ansonsten gelten die Therapiemaßnahmen der Contusio cerebri.

PHYSIOTHERAPIE

Während bei Schädelprellung und Commotio cerebri keine spezifische Behandlung erforderlich wird, richtet sich die Behandlung bei *Contusio cerebri* und *offenem Schädel-Hirn-Trauma* (*SHT*) nach der jeweiligen neurologischen Symptomatik (s. Syndromlehre).
In *Akutphasen* steht wiederum die Prophylaxe im Vordergrund.
Wie bei allen bewußtlosen Patienten soll beim Behandeln taktil und verbal die Kontaktaufnahme erfolgen. Günstig ist, mit ruhiger Stimme in einfachen Worten zu erklären, was jeweils durchgeführt wird.
Da Patienten mit SHT zunehmend in Spezialabteilungen behandelt werden und die eingesetzten Maßnahmen zur Behandlung sehr variieren, sollen hier nur allgemeine Hinweise gegeben werden.

Anmerkung zur Kontrakturprophylaxe:

Tritt schon während der Bewußtlosigkeit deutlich Spastizität auf, darf diese in keinem Fall mit Kraft durchbrochen werden, da dadurch Mikrotraumen gesetzt werden und noch immer diskutiert wird, ob dies die Tendenz zu gelenknahen Verknöcherungen innerhalb der Muskulatur (paraartikuläre Ossifikationen) verstärkt.
Als Spitzfußprophylaxe eingesetzte Basketballstiefel bewähren sich nur in den seltensten Fällen. Häufig stellen sie einen Reiz zur Verstärkung der Spastizität dar und verursachen zusätzlich einen Wärmestau.
Sonstige Maßnahmen zur Prophylaxe siehe Syndrom der zentralen Parese (S. 92 ff).

Bei *Contusio cerebri und offenem SHT* wird während des Wiedererwachens und auch danach die krankengymnastische Behandlung der neurologischen Symptome und deren Auswirkungen stark beeinflußt durch *Verhaltensweisen des Patienten,* die typisch für einzelne *Remissionsphasen* sind (Einteilung nach GERSTENBRAND).

Apallisches Syndrom: Schlaf- und Wachzeiten können unterschieden werden (Coma vigile). Bewegungen laufen oft auf taktile Reize hin als Massenbewegungen ab und sind nicht willkürlich gesteuert.

Vorgehen des Therapeuten: Reize, die Massenbewegungen provozieren, soweit wie möglich reduzieren. Weiteres Vorgehen wie in der Akutphase.

Primitiv-psychomotorische Phase: Auf Ansprache kann zum Teil kurze Zeit optisch fixiert werden. Viele Reize lösen Unruhe, Angst und Abwehr aus, was sich auch in einer motorische Unruhe und deutlich erhöhter Spastizität zeigen kann.

Vorgehen des Therapeuten: Konstante Kontaktpersonen werden nun wichtig, langsame Berührungsreize wirken beruhigend. Alles, was Abwehr auslöst, muß weggelassen werden, auch wenn dadurch Sekundärkomplikationen (z. B. Kontrakturen) entstehen.

Phase des Nachgreifens: Vorhandene motorische Innervationen können besser eingesetzt werden. Optisches Fixieren im Gesichtsfeldbereich ist möglich, Gegenstände werden häufig in den Mund gesteckt. Außerdem treten stereotyp ablaufende Bewegungssequenzen (Schablonen) auf.

Vorgehen des Therapeuten: Da verbale Aufträge noch nicht umgesetzt werden können, bleiben vor allem taktile Reize wichtig. Das optische Fixieren muß intensiv mit einbezogen werden. Es sollte versucht werden, stereotype Bewegungssequenzen durch das Einbringen neuer Reize (z. B. Veränderung des Geräts) zu verändern.

Klüver-Bucy-Phase: Schablonen treten vermehrt auf. Problematisch werden nun vor allem auftretende Affektschwankungen (Aggression, Wut, Zorn im Wechsel mit Zuneigungsbezeugungen, z. B. Streicheln). Das Sprachverständnis ist bedingt vorhanden.

Vorgehen des Therapeuten: Schablonen müssen weiter variiert werden, wobei nun eventuell auch einfache, situationsbezogene Kommandos weiterhelfen. Die Affektschwankungen erfordern vom Therapeuten viel Geduld und vom gesamten Team konsequentes Verhalten gegenüber dem Patienten.

Korsakow-Phase: Meist werden sich die Patienten ihrer Situation nun bewußt, wodurch zum einen eine stark erhöhte Suizidgefahr, zum anderen aber auch das Arbeiten an einem gemeinsamen Ziel eher möglich wird. Das Abbauen noch vorhandener Schablonen kann leichter erfolgen, vorhandene Kontrakturen können nun effektiver behandelt werden. Der Einsatz unterstützender Lagerungsschienen wird besser toleriert. Die krankengymnastische Behandlung der neurologischen Symptome kann direkt angesteuert werden.
Der Übergang in das **Integrationsstadium**, in dem bleibende neurologische Defizite deutlich werden und Fortschritte meist nur noch langsam erfolgen, ist fließend.

Die Dauer der einzelnen Phasen kann zeitlich nicht festgelegt werden. Ob die Phase des Integrationsstadiums erreicht wird, kann nicht vorausgesagt werden. Auch wenn sie erreicht wird, bleiben oft Wesensänderungen (Antriebslosigkeit, aggressives oder distanzloses Verhalten), eine herabgesetzte Merkfähigkeit und nur kurze Konzentrationsphasen als Symptome. Diese machen auch bei geringer neurologischer Restsymptomatik eine weitere Rehabilitation (z. B. Berufsausbildung) und somit die Integration in die Gesellschaft schwierig.

HIRNTUMOREN

Primäre Hirntumoren

Nach der 1979 von der Weltgesundheitsorganisation (WHO) vorgeschlagenen Einteilung unterscheidet man bezüglich der Gutartigkeit bzw. Bösartigkeit von Hirntumoren folgende 4 Grade:

Grad I = benigne (gutartig)
Grad II = semibenigne
Grad III = semimaligne
Grad IV = maligne (bösartig).

In diese Gradeinteilung gehen Wachstumsgeschwindigkeit und histologischer Befund ein. Hirneigene Tumoren bilden im Unterschied zu anderen bösartigen Gewebetumoren keine Metastasen außerhalb des eigenen Organs (extrazerebral).
Die primären Hirntumoren lassen bezüglich dem Grad ihrer Bösartigkeit, der Vorzugslokalisation, der Altershäufung einige Besonderheiten erkennen, die in *Tabelle 6* zusammengefaßt werden. Sie ist eine Auflistung der wichtigsten Hirntumoren:
Das bösartige, stets infauste Glioblastom des Erwachsenenalters, das bevorzugt in der Großhirnhemisphäre und im Balkenbereich (dann Schmetterlingsglioblastom genannt) wächst. Das Medulloblastom mit oft sehr bösartigem Verlauf, das in der Kindheit auftritt. Weniger bösartige, variabel auftretende Tumoren sind Astrozytom und Oligodendrogliom. Meist gutartige, von den Hirnhäuten ausgehende Tumoren werden als Meningeome bezeichnet.

Diagnostik und Therapie siehe unter Hirndruckzeichen und Herdsymptome (S. 204 f).

Tab. 6: Überblick über häufige Hirntumoren, Besonderheiten und Therapie.

Tumor	**WHO**	**Vorzugslokalisation**	**Besonderheiten**	**Alters-bevorzugung (Lebensjahr)**	**Therapie**
Glioblastom (Glioblastoma multiforme)	IV	Großhirnhemisphären Balken	häufigster bösartiger ZNS-Tumor des Erwachsenenalters Prognose infaust: Überleben oft wenige Monate	40.–50.	Tumorexstirpation nachfolgende Bestrahlung
Astrozytom	II–III	Stirnhirn Kleinhirn (Kinder)	bei niedrigem WHO-Grad post-operativ Heilungen, geht oft nach Jahren über in Stadium IV	30.–50.	Operation
Oligodendro-gliom	II–III	Großhirn – bes. fronto-parietal	neigt zu girlandenförmigen Ver-kalkungen	30.–45.	Operation
Meningeom	I–II	Keilbein Konvexität N. olfactorius Tentorium	oft epileptische Anfälle als Erst-manifestation – häufigster gut-artiger Tumor des Erwachsenen-alters, Frauen > Männer	40.–60.	Operation
Akustikus-neurinom	II	Kleinhirnbrücken-winkel, im Spätstadium Kompression des Hirnstamms	bei M. Recklinghausen oft bds., im Liquor Eiweißerhöhung	30.–50.	Operation

Fortsetzung nächste Seite

Tab. 6: (Fortsetzung)

Tumor	WHO	Vorzugslokalisation	Besonderheiten	Altersbevorzugung (Lebensjahr)	Therapie
Hypophysenadenom	I–II	Hypophysenvorderlappen	oft typische endokrine Insuffizienzzeichen (Amenorrhö, Libidoverlust) basophiles A. → Cushing (Cortisol) eosinophiles A. → Akromegalie (STH) Lokalsymptom: bitemporale Hemianopsie (Chiasma opticum)	30.–50.	Operation
Medulloblastom	IV	Hintere Schädelgruppe	infiltrierendes Wachstum, Abtropfmetastasen in den Liquor → Querschnittsyndrom	Kinder- und Jugendalter	Operation + kraniospinale Bestrahlung + Chemotherapie

Hirnmetastasen

Ätiologie

Hämatogen sind sie am häufigsten ausgehend vom Bronchialkarzinom, Mammakarzinom, Hypernephrom und Melanom (in absteigender Häufigkeit).
Oft sind Metastasen die klinische Erstmanifestation des Primärtumors. Die klinischen Befunde und diagnostische Maßnahmen entsprechen denen der Primärtumoren.

Therapie

Bei solitären Absiedelungen und stabiler Situation des Patienten kann eine operative Entfernung mit anschließender Bestrahlungs- und Chemotherapie erwogen werden.

Hirndruckzeichen und Herdsymptome

Klinik und Befunde

Über eine kontinuierliche Größenzunahme des Hirntumors mit umgebendem (perifokalem) Ödem kommt es rasch zum Aufbrauchen des sog. »funktionellen Reserveraumes« (= Liquorraum) des Gehirns in der knöchernen Schädelbegrenzung und schließlich zu *Hirndruckzeichen*: Hier sind Kopfschmerzen, Schwindel, Doppelbilder, morgendliches Nüchternerbrechen, zunehmende Gangunsicherheit zu nennen, außerdem selbst oder von anderen mitgeteilte Wesensänderungen und zunehmende Benommenheit bis hin zur Bewußtlosigkeit mit epileptischen Reaktionen. Außerdem findet man eine Stauungspapille. Im Unterschied zu diesen Hirndruckzeichen lassen sog. *Herdsymptome* auf die jeweilige Lokalisation des Prozesses schließen.

Beispiele: Eine im neurologischen Befund vorhandene Aphasie mit einer spastischen Hemiparese rechts ist auf einen Prozeß im linken Temporoparietal-Bereich dringend verdächtig. Eine hochgradige Fallneigung zur Seite nach links mit Dysarthrie und linksseitigen Unsicherheiten in den Zielversuchen ist verdächtig auf eine linksseitige Kleinhirnveränderung.
Im Unterschied zur zerebrovaskulären Störung entwickeln sich die Symptome bei Hirntumoren typischerweise allmählich über Wochen, ggf. über viele Monate.

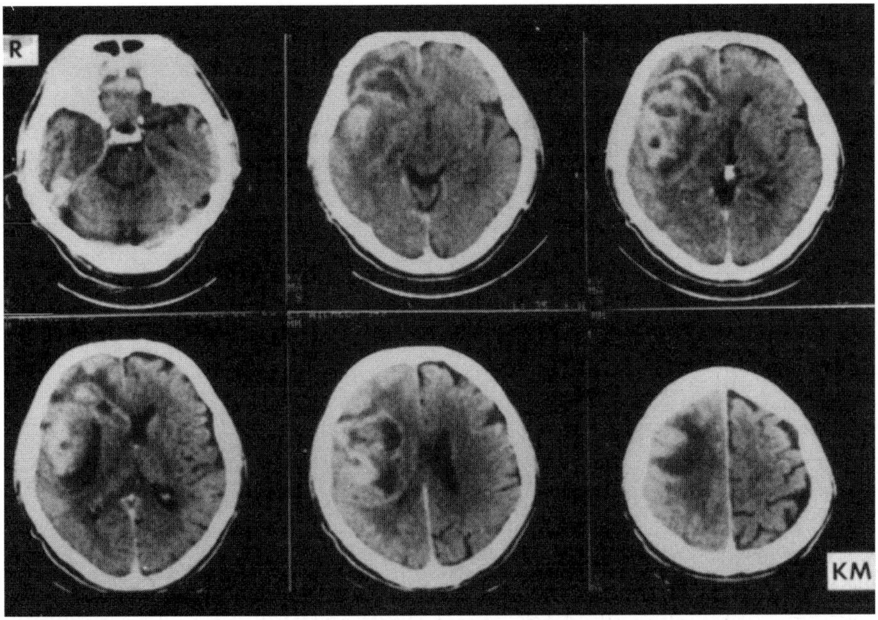

Abb. 78: *Glioblastom frontotemporal rechts als polyzyklischer, ausgedehnter hemisphärischer Tumor (CT mit Kontrastmittel, mehrere Schnittebenen).*

Diagnostik

Ein erster richtungsweisender Befund kann eine herdförmige Störung im EEG bei charakteristischer Voranamnese sein. Die bildgebende Diagnostik mittels CT oder MRT zeigt dann oft bereits im Anfangsstadium bei Gabe von Kontrastmittel die neoplastische intrazerebrale Raumforderung (*Abb. 78*). Im Falle besonders bösartiger Hirntumoren zeigt die zerebrale Angiographie oft ein pathologisches Gefäßnetz im Tumorareal, das das Tumorwachstum beschleunigt.

Therapie

In den meisten Fällen wird eine Operation als effektive Therapie angestrebt, limitierend hierfür können das Alter des Patienten, sein Allgemeinzustand oder der Sitz und die Ausdehnung des Tumors sein. In einzelnen Fällen ist postoperativ oder als alleinige Therapie Bestrahlung indiziert (s. *Tabelle 6*). Zur symptomatischen Behandlung kann die Gabe von Dexamethason (zur Ödemreduktion) indiziert sein.

ENTZÜNDLICHE ERKRANKUNGEN

Bakterielle und virale Meningitis

Ätiologie

Bei der bakteriellen eitrigen Meningitis sind folgende Erreger zu nennen: Meningokokken, Pneumokokken, Streptokokken, Staphylokokken und auch Tuberkelbakterien. Grundsätzlich können besonders bei Abwehrschwäche auch alle anderen Bakterien, die für den Menschen pathogen sind, eine eitrige Meningitis hervorrufen. Als Infektionsweg kommt zum einen eine hämatogene Streuung in Frage (Verschleppung von Bakterien aus anderen Organen über den Blutweg, z. B. aus der Lunge). Andererseits können benachbarte entzündliche Prozesse wie eine Mittelohrentzündung »per continuitatem«, also fortgeleitet, eine Meningitis verursachen. Auch ein offenes Schädel-Hirn-Trauma oder eine Liquorfistel (S. 197) kann zur Eintrittspforte pathogener Keime werden und damit eine bakteriell eitrige Meningitis verursachen.
Bei der viralen Meningitis finden sich unter den häufig nicht zu identifizierenden Erregern hauptsächlich Adenoviren, Herpesviren, Enteroviren, Paramyxoviren (Mumps, Masern), Arboviren oder Retroviren (HIV). Unter dem Bild einer viral anmutenden abakteriellen Meningitis kann auch eine Pilzmeningitis ablaufen.

Klinik und Befunde

Die *bakterielle Meningitis* ist eine dramatische, oft lebensbedrohliche Erkrankung. Neben allgemeinen Entzündungszeichen wie Fieber, Blutleukozytose und einer Erhöhung der Blutsenkungsgeschwindigkeit erleben die Patienten ein schweres Krankheitsgefühl. Sie klagen über Kopfschmerzen, Nackensteifigkeit, Schwindel, Licht- und Geräuschempfindlichkeit. Häufig findet sich im Untersuchungsbefund eine leichte bis deutliche Bewußtseinstrübung, die sich bis hin zum Koma entwickeln kann. Dagegen ist bei der *viralen Meningitis* das Krankheitsgefühl weitaus weniger deutlich, die Leukozytose fehlt, die Nackendehnungszeichen wie Nackensteifigkeit, Zeichen nach LASÈGUE (S. 274), KERNIG (das in der ASTE Sitz gebeugte Knie wird passiv in EXT gebracht, der Patient gibt denselben Schmerz wie beim Zeichen nach LASÈGUE an) und BRUDZINSKI (bei maximaler FLEX des Kopfes aus RL beugt der Patient reflektorisch die Beine) sind diskret ausgeprägt, können gelegentlich auch fehlen.
Der Krankheitsverlauf ist bei den meisten Erregern wesentlich günstiger.

Eine Ausnahme ist die Herpes-Simplex-Virus-Enzephalitis, die oft zu fokalen Anfällen, Herdzeichen anderer Art und Defektheilungen führt.

Diagnostik

Die Untersuchung des Liquors erlaubt neben den klinischen Befunden die Differenzierung zwischen einer bakteriellen Meningitis und einer viralen Meningitis, wobei man bei der erstgenannten häufig einen eitrig-trüben Liquor mit Zellzahlerhöhung bis zu 15000–20000 ganzen Zellen vom granulozytären Typ findet, während bei der viralen Meningitis die entzündlichen Reaktionen geringer ausgeprägt sind, das Zellbild eher lymphozytär anmutet. Oft ist bei der bakteriellen Meningitis der Liquorzucker, der von den Bakterien »verbraucht« wird, drastisch erniedrigt. Dies ist auch ein typischer Befund bei der tuberkulösen Meningitis. Weitere Zusatzuntersuchungen wie EEG und die bildgebenden Verfahren zeigen oft keinen wesentlichen pathologischen Befund, solange sich die Entzündung auf die Hirnhäute beschränkt und nicht auch die Hirnsubstanz mitbetroffen ist.

Therapie

Bei der bakteriellen Meningitis ist eine frühzeitige, hochdosierte, oft parenterale Antibiotikatherapie dringend indiziert. Gelegentlich ist eine intensivmedizinische Betreuung erforderlich. Für die meisten viralen Meningitiden gibt es keine wirksame Behandlung; lediglich bei der Herpes-simplex-Meningitis, die in aller Regel mit einer Enzephalitis einhergeht, ist die sofortige Gabe von Aciclovir, einem virostatischen Mittel, dringend indiziert.

Akute und chronische Meningoenzephalitis

Sowohl bei bakterieller als auch viraler Meningitis kann über die Hirnhäute hinaus auch die Hirnsubstanz in den Entzündungsprozeß miteinbezogen sein. Dann spricht man von einer *Meningoenzephalitis.*

Klinik und Befunde

Der dringende Verdacht hierauf ergibt sich (vor allem bei Herpes-simplex-Meningitis) immer dann, wenn im neurologischen Befund plötzlich fokale Auffälligkeiten vorliegen, wie beispielsweise Lähmungen, Aphasie, epileptische Reaktionen, psychotische Veränderungen oder schwerwiegende Bewußtseinsstörungen.

Diagnostik

Die Zeichen der zusätzlichen Hirnsubstanzschädigung lassen sich frühzeitig im EEG erkennen, später auch in CT und MRT.

Therapie

Wegen des ungewöhnlich dramatischen Verlaufs der viralen Meningoenzephalitis nach Herpes-simplex-Virus-Infektion ist hier bei begründetem Verdacht (herdförmige Ausfälle, epileptische Reaktionen, deutliche EEG-Befunde) sofort die hochdosierte intravenöse Aciclovir-Therapie ggf. in Verbindung mit einem Antibiotikum notwendig. Dadurch kann die Prognose der früher oft tödlich verlaufenden Meningitis deutlich gebessert werden. Ansonsten werden dieselben therapeutischen Maßnahmen wie bei der Meningitis durchgeführt.

Anmerkung: Sehr selten gibt es auch chronische Enzephalitiden, z. B. im Rahmen von sog. Slow-virus-Infektionen, die, wie im Falle der Jakob-Creutzfeldt-Enzephalitis, eine sehr ungünstige Prognose haben können.

Hirnabszeß

Ätiologie

Die Infektion kann wie bei der eitrigen Meningitis hämatogen oder auch lokal fortgeleitet sein, bevorzugt in Stirnlappen, Schläfenlappen oder Kleinhirn. Es entsteht durch einen Zusammenschluß mehrerer kleiner verschleppter Eiterherde (= regionale Enzephalitis) ein größerer Abszeß. Diese lokale Entzündung setzt eine lokale Abwehrreaktion in Gang, in deren Folge sich im Verlauf eine Kapsel um den Abszeß bildet (*Abb. 79*). Es kann auch im Rahmen einer offenen Schädel-Hirn-Verletzung zur Hirnabszeßbildung kommen.

Klinik und Befunde

Der Verlauf zeigt große Variabilität mit teils kaum beeinträchtigten, teils auch dramatisch erkrankten Patienten, wobei sich dann klinische Befunde wie bei bakterieller Meningoenzephalitis finden (s. oben).

Diagnostik

Das EEG dokumentiert frühzeitig den ausgedehnten Herdbefund. Der Liquor kann bei fehlendem Einbruch des Abszesses in das Liquorsystem noch ganz unauffällig aussehen. Im kranialen CT zeigt sich die regionale

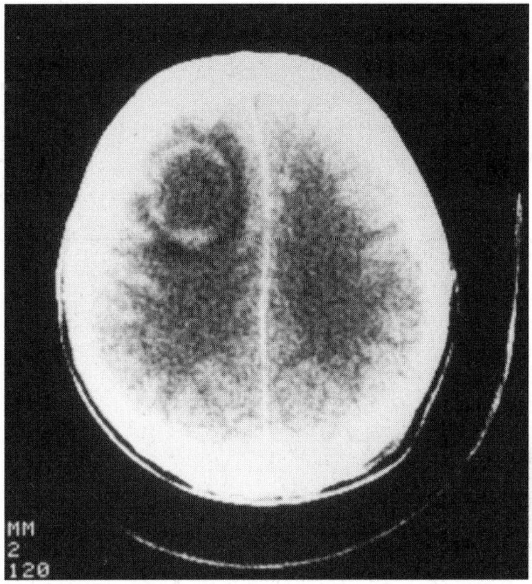

Abb. 79: *Hirnabszeß mit typischer Kapselbildung nach Schädel-Hirn-Trauma (CT).*

Enzephalitis als dunklere hypodense Zone. Bei zusätzlicher Kontrastmittelgabe wird die typische ringförmige Kapselbildung sichtbar.

Anmerkung: Oft ist die Diagnose des Hirnabszesses nicht sicher zu stellen; es bleibt die Frage offen, ob es sich bei den gefundenen Veränderungen nicht auch um einen bösartigen Hirntumor handeln könnte. In diesem Fall hilft nur eine stereotaktische Gewebeentnahme weiter.
Als Spätkomplikation des Hirnabszesses findet man in 70% epileptische Anfälle.

Therapie

Bei noch nicht abgeschlossener Kapselbildung erfolgt eine hochdosierte intravenöse Antibiotikagabe, bei bereits fortgeschrittener Abkapselung ist eine neurochirurgische Entfernung erforderlich.

Opportunistische Infektionen

Bei vorhandener Abwehrschwäche können verschiedene Erreger direkt das Gehirn befallen und das Bild einer leichten Meningoenzephalitis verursachen. Während früher Hauptursachen für eine solche Abwehrschwäche fortgeschrittener Alkoholismus, ein schwerer Diabetes mellitus und unter Chemotherapie stehende Patienten mit Karzinomen waren, entsteht diese heute in wachsendem Maße bei dem erworbenen Immundefektsyndrom (AIDS). Hier können Erreger wie Toxoplasmen, Pilze, Zytomegalie-Viren, Herpes-simplex-Viren oder Tuberkelbakterien typische zentralnervöse Erkrankungen auslösen, die eine entsprechende symptomatische Behandlung erfordern.

Anmerkung: Eine die Ursache bekämpfende Therapie ist zur Zeit bei der AIDS-Erkrankung, die als Folge einer Retrovirusinfektion entsteht, nicht abzusehen. Gegenwärtig konzentriert sich die Forschung auf die Entwicklung eines entsprechenden Impfstoffes.

PHYSIOTHERAPIE

Je nach Allgemeinzustand des Patienten steht das Vermeiden von Sekundärkomplikationen (bei immobilen oder bewußtseinsgestörten Patienten, siehe auch S. 97ff, 105ff), später die Steigerung der Belastbarkeit (bei Patienten ohne neurologische Symptomatik) oder die Behandlung der neurologischen Symptomatik (bei Herdsymptomatik ohne deutliche Hirndruckzeichen) im Vordergrund.

DEGENERATIVE UND HIRNATROPHISCHE ERKRANKUNGEN

Morbus Parkinson

Die charakteristischen Kardinalsymptome Hypokinese, Tremor, Rigor, Bradyphrenie und vegetative Störungen werden im Syndromteil (S. 138ff) beschrieben. Bei zusätzlich zur typischen Symptomatik auftretenden Symptomen, die auf zerebrale Funktionsstörungen hinweisen (z. B. Blickparesen, PBZ, Demenz, orthostatische Dysregulation) wird dies unter dem Begriff »*Parkinson-Plus*« zusammengefaßt. Orthostatische Dysregulation (*Shy-Draeger-Syndrom*) bedeutet in diesem Fall, daß beim Aufrichten in die Senkrechte der Blutdruck deutlich sinkt, ohne daß sich Herzfrequenz und Schlagvolumen erhöhen. Dadurch kommt es zum Kollabieren des Patienten.

Ätiologie

Das Auftreten im Alter erfolgt meist ohne erkennbare Ursache, deshalb wird sie dann als idiopathischer Morbus Parkinson bezeichnet. Als symptomatischer, sehr häufig reversibler Prozeß ist die Erkrankung bei längerfristiger, hochdosierter Psychopharmakagabe möglich. Schwere, oft irreversible Parkinson-Syndrome sind nach Vergiftung mit Kohlenmonoxid und Mangan im Rahmen von Industrieintoxikationen zu sehen. Auch Mikrokontusionen bei Boxern können zu einem Parkinson-Syndrom führen. In den 20er Jahren führte eine verbreitete Form der Enzephalitis (Economo-Enzephalitis) bei oft ganz jungen Patienten zu einem schweren Parkinson-Syndrom.

Morbus Wilson (Degeneratio hepatolenticularis)

Ätiologie

Aufgrund einer Verminderung des Transportproteins für Kupfer im Körper, dem Coeruloplasmin, ist das sog. »freie Kupfer« vermehrt, was einerseits zu einer vermehrten Kupferausscheidung im Urin, andererseits zu einer vermehrten Kupferablagerung vor allem in den Stammgangliengebieten des Gehirns, in Leber, Niere und auch in der Hornhaut des Auges führt. Die Erkrankung wird autosomal rezessiv vererbt, gelegentlich treten auch sporadische Fälle auf.

Klinik und Befunde

Internistisch manifestiert sich die Erkrankung bereits im ersten Lebensjahrzehnt, neurologisch erst ab dem zweiten. Im Vordergrund steht neurologisch meist ein grobschlägiger Haltetremor (»Flügelschlagen«), im weiteren Verlauf gesellen sich extrapyramidal-motorische Störungen wie Rigor, dystone Bewegungen sowie psychische Störungen hinzu. Im ophthalmologischen Befund fällt der charakteristische grün-gelblich-braune Kayser-Fleischer-Cornea-Ring (als Hinweis auf ringförmige Kupferablagerungen) auf.

Diagnostik

Nachweis des verminderten Coeruloplasmins, vermehrte Kupferausscheidung im Urin. Ophthalmologischer Befund.

Therapie

Medikamentöse Beeinflussung des Kupferstoffwechsels durch D-Penicillamin.

PHYSIOTHERAPIE

Sie richtet sich nach der momentanen Hauptsymptomatik, eine Orientierung an der Syndromlehre (S. 141f, 156f) ist möglich.

Olivopontozerebelläre Atrophie (OPCA)

Hierbei handelt es sich um eine degenerative Erkrankung, die sich schwerpunktmäßig im Kleinhirn, im Hirnstamm und im Bereich der Olivenregion abspielt. Sie manifestiert sich meist im mittleren Lebensalter mit im Vordergrund stehender Ataxie, Tremor, Dysarthrie und Gangstörungen; im weiteren Verlauf kommen dann auch parkinsonistische Symptome wie Rigor und Hypokinese hinzu. Die Degeneration geht mit einer Atrophie des Gehirns einher, was in fortgeschrittenem Stadium durch bildgebende Verfahren wie CT und MRT darzustellen gelingt.

Therapie

Die Therapie ist rein symptomatisch-medikamentös und über weite Strecken unbefriedigend.

PHYSIOTHERAPIE

Sie bringt wie auch die ärztliche Therapie oft nur unbefriedigende Ergebnisse. Aus der Syndromlehre können symptomorientiert Maßnahmen übernommen werden (S. 141ff, 157f). Mischen sich die Symptome, so erschwert dies die Behandlung deutlich, da Techniken zur Behandlung von Ataxie und Rigor nur kaum kombinierbar sind. Bei der Auswahl der Maßnahmen muß daher ein längstmögliches Erhalten der Selbständigkeit im Vordergrund des Bemühens stehen.

Morbus Alzheimer

Hierbei handelt es sich um einen hirnatrophischen Prozeß, der meist schon im Alter von 50–60 Jahren zu einem zunehmenden geistigen Abbau führt und deshalb auch zum Begriff der »präsenilen Demenz« geführt hat.

Ätiologie

Die Ätiologie dieser Erkrankung bleibt auch heute noch unklar, pathologisch-anatomisch findet sich eine allgemeine Gehirnatrophie mit Schwerpunkt temporookzipital beidseits; histologisch zeigen sich charakteristische Plaques und massenhaft vorhandene sog. »Alzheimerfibrillen«. Sowohl Plaques als auch Fibrillen enthalten Proteinanhäufungen (Amyloid).

Klinik und Befunde

Bei lange recht gut erhaltener »vordergründiger Fassade« (Persönlichkeit) findet man bei genauerer Beobachtung und Prüfung rasch fortschreitende psychische Veränderungen und Gedächtnisstörungen. Im Verlauf entwickeln sich deutliche neuropsychologische Defizite wie eine Aphasie, Alexie, Akalkulie und Apraxie (S. 51), selten auch epileptische Anfälle. Ganz im Vordergrund steht die zunehmende Unsicherheit und Desorientiertheit des Patienten, der möglicherweise auch als Reaktion darauf unruhig und gereizt ist und Erregungszustände bietet.

Diagnostik

In der testpsychologischen Situation zeigt sich ein charakteristisches Ausfallmuster. Im Frühstadium sieht man bereits durch die Positron-Emissions-Tomographie (PET) eine charakteristische Minderung des Glucosestoffwechsels bds. temporookzipital, im fortgeschrittenen Stadium finden sich auch im CT und MRT typische Veränderungen.

Therapie

Keine wirksame bekannt.

PHYSIOTHERAPIE

Vor allem im Stadium der Pflegebedürftigkeit müssen prophylaktische Maßnahmen zur Vermeidung von Sekundärkomplikationen durchgeführt werden. Hierbei sollte soweit als möglich der Patient zur Mitarbeit angeregt werden.

Pick-Atrophie

Ätiologie

Die von A. Pick beschriebene hirnatrophische Erkrankung zeigt einen Schwerpunkt in den vorderen Hirnabschnitten, besonders im Frontallappen bds. Sie ist sehr viel seltener als der Morbus Alzheimer, die psychopathologischen Auffälligkeiten sind hier sehr viel schwerwiegender.

Klinik und Befunde

Die Patienten zeigen neben Verwirrtheit und Gedächtnisstörungen distanzloses Verhalten mit teilweise groben ethischen Entgleisungen. Auch hier werden im Rahmen der chronischen organischen Wesensänderung oft inadäquate Erregungszustände beobachtet.

Diagnostik

Auch hier zeigt sich im fortgeschrittenen Zustand die umschriebene Atrophie im MRT und CT. Eine wirksame Therapie ist ebenfalls nicht bekannt.

Kleinhirnatrophie

Ätiologie

Zahlreiche sehr unterschiedliche Erkrankungen können mit einer Kleinhirnatrophie einhergehen, eine ist die bereits erwähnte olivopontozerebelläre Atrophie. Als weitere seltene Ursachen sind vererbbare Erkrankungen, wie die zerebellären Heredoataxien (NONNE-MARIE, HOLMES-MENZEL) zu erwähnen. Auch extrazerebrale Tumoren können als Fernwirkung eine Kleinhirndegeneration mit Atrophie verursachen (besonders das Bronchialkarzinom). Die häufigste Ursache der Kleinhirnatrophie ist die toxische Kleinhirnschädigung durch chronischen Alkoholismus.
Die Fortschritte der Molekulargenetik haben geholfen, als weitere Form der »sporadischen« Kleinhirnatrophie, die CAG-Triplet-Erkrankung, die Machado-Joseph-Erkrankung und sog. SCA-Typen (sporadic cerebellar atrophy), die sämtlich genetisch vermittelt sind, abzugrenzen.

Klinik und Befunde

Typische Zeichen der Kleinhirnfunktionsstörung sind Extremitäten- und Rumpfataxie mit Störung komplexer Bewegungsabläufe, Intentionstremor, Dysarthrie, Nystagmus, zunehmende Muskelhypotonie usw.

Diagnostik

Die Atrophie zeigt sich mittels CT und MRT (*Abb. 80 a und b*).

Therapie

Nur im Falle der alkoholinduzierten Atrophie ist durch frühzeitige Alkoholrestriktion eine wirksame Therapie möglich, ansonsten ist die Behandlung rein symptomatisch und meist unbefriedigend. Physiotherapie siehe unter »zerebelläres Syndrom« (S. 165ff).

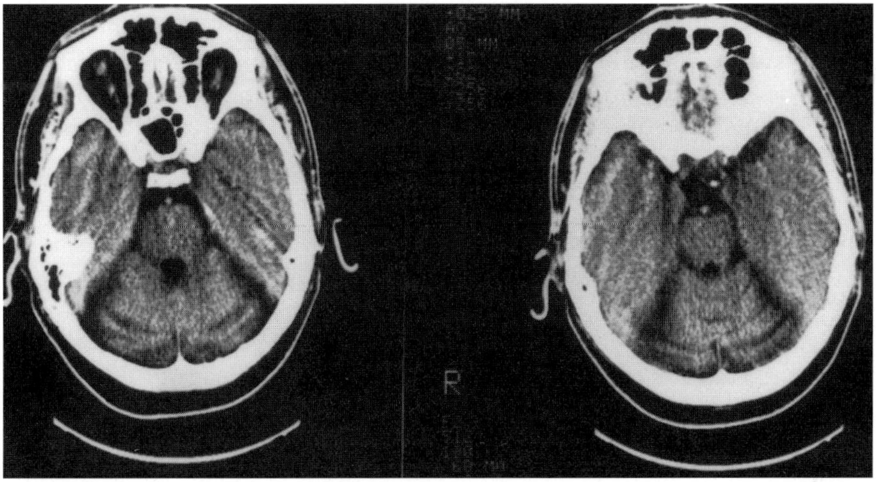

Abb. 80a und b: *Ausgeprägte Kleinhirnatrophie mit Vergrößerung der Kleinhirnfurchen (CT).*

ENTWICKLUNGSSTÖRUNGEN DES ZENTRALEN NERVENSYSTEMS

Sie werden auch als dysraphische Störungen bezeichnet und sind Fehlbildungen durch mangelhafte Gehirn- bzw. Rückenmarkanlage oder durch Hemmung während des Schließungsprozesses der Neuralplatte. Neben den im folgenden beschriebenen Syndromen ist auch die Spina bifida (S. 247f) unter die Entwicklungsstörungen des ZNS zu fassen.

Arnold-Chiari-Syndrom

Ätiologie

Bei dieser Mißbildung (die auf eine Störung in der frühen Organentwicklung in der 5./6. Embryonalwoche zurückgeht) sind Teile der Medulla oblongata und auch zungenartige Fortsätze des Kleinhirns nach kaudal, unterhalb des Foramen occipitale, verlagert. Häufig vergesellschaftet mit dieser Hemmungsmißbildung finden sich Fehlbildungen im Bereich der Wirbelsäule mit mangelndem Schluß des Neuralrohres im Sinne der Spina bifida (s. dort). Gelegentlich besteht ein Hydrozephalus.

Klinik und Befunde

Häufig stehen zerebelläre Symptome und Ausfälle der unteren Hirnnervenkerne im Vordergrund. Des weiteren können Lähmungserscheinungen und Sensibilitätsstörungen der oberen Extremität auftreten. Zusätzlich kann es im späteren Verlauf zur Syringomyelie bzw. -bulbie kommen.

Dandy-Walker-Syndrom

Ätiologie

Hier findet sich eine riesige zystische Vergrößerung des IV. Ventrikels mit Hydrozephalus und einer Ausweitung der hinteren Schädelgrube. Häufig ist das Corpus callosum nicht richtig angelegt. Die Verbindung zwischen III. und IV. Ventrikel (Aquädukt) ist meist stenosiert.

Klinik und Befunde

Der Hydrozephalus als Folge der Entwicklungsstörung stellt die Ursache von Symptomen durch Hirndruckentwicklung dar. Nur ein Teil der Patienten hat zerebelläre Symptome, manchmal treten epileptische Anfälle auf.

FUNKTIONELLE STÖRUNGEN DES ZENTRALEN NERVENSYSTEMS

Der epileptische Anfall – die Epilepsien

Ein einzelner epileptischer Anfall hat nur den Stellenwert eines Symptoms und erlaubt die Diagnosestellung einer Epilepsie noch nicht. Hierfür werden mindestens zwei Anfälle gefordert, die nicht in typischen Provokationssituationen aufgetreten sind.

Ein epileptischer Anfall kann definiert werden als plötzliche Änderung motorischer, sensorischer, intellektueller, psychischer und auch autonomer Funktionen als Folge von Übererregungsvorgängen im Gehirn. Daraus resultiert auch die Buntheit der Erscheinungsbilder epileptischer Anfälle. Dies hat zur sehr umfangreichen Klassifikation von epileptischen Anfällen geführt. Wegen der Häufigkeit epileptischer Anfälle in der Bevölkerung (0,5–1% Prävalenz) sind auch für den Physiotherapeuten Kenntnisse über dieses Krankheitsbild unerläßlich. Stark vereinfacht können folgende *Anfallstypen* unterschieden werden (*Tab. 7*):

Tab. 7: Internationale Klassifikation epileptischer Anfälle (vereinfacht).

I. Fokale (herdförmige) Anfälle

1. Einfach-fokale Anfälle mit rein motorischen, rein sensiblen (JACKSON), rein vegetativen oder auch rein psychischen Symptomen
2. Komplex-fokale Anfälle mit Bewußtseinstrübung (psychomotorischer Anfall, oft im Temporallappen generiert)
3. Einfach oder komplex fokal eingeleiteter sekundär generalisierter tonisch-klonischer Anfall

II. Generalisierte Anfälle

1. Absencen	4. tonische Anfälle
2. Myoklonien	5. tonisch-klonische Anfälle = Grand Mal
3. klonische Anfälle	6. atonische Anfälle

III. Unklassifizierte Anfälle

Herdförmige (fokale) Anfälle

Hierbei kommt es durch eine umschriebene Erregung der Hirnrinde zu entsprechenden charakteristischen Ausfallmustern, z. B. motorischen Entäußerungen wie Zuckungen mit Ausbreitungstendenz (*motorischer Jackson-Anfall*). Grundsätzlich kann ein solcher herdförmiger Anfall auch von jedem anderen Hirnrindenort ausgehen, so z. B. von der Sehrinde und damit zu plötzlichen visuellen Reizerscheinungen führen. Besonders bunt ist die Phänomenologie, wenn dieser aus dem Temporallappen generiert wird. Dann ist der Patient häufig bewußtseinsgetrübt, wirkt umdämmert, nestelt an sich herum, ist nicht richtig ansprechbar, kann aber auch längere sinnlose Handlungen ausführen und hat danach eine komplette Erinnerungslücke für den gesamten Zustand, der wenige Minuten, aber auch wesentlich länger dauern kann. Bei letzterer Anfallsphänomenologie spricht man von einem *komplex-fokalen Anfall* (früher psychomotorischer Anfall).

Generalisierte Anfälle

Den herdförmigen Anfällen gegenüber stehen die sog. generalisierten Anfälle, wobei hier lediglich der Grand-mal-Anfall, der große epileptische Anfall, erwähnt werden soll.

Der Grand-mal-Anfall

Klinik und Befunde

- Initiale Aura
- evtl. fokale Einleitung (immer verdächtig auf symptomatische Genese!)

tonisch-klonischer Anfall (Dauer: 2–3 Min.)

- schlagartige Bewußtlosigkeit und Sturz (wie ein gefällter Baum) zu Boden (Verletzungsgefahr!) in Verbindung mit Initialschrei
- generalisierte Muskelversteifung, Zungenbiß, Augen weit aufgerissen, Bulbi sichtbar nach oben verdreht
- weite lichtstarre Pupillen
- Zyanose
- Urin- / Stuhlabgang
- Übergang in symmetrische, teils grobschlägige Myoklonien (Verletzungsgefahr)
- schließlich postiktale Umdämmerung, Desorientiertheit, gelegentlich noch Reflexdifferenzen, PBZ erhältlich
- Terminalschlaf.

Merke: Ein einziger Grand-mal-Anfall verlangt prinzipiell keine akute Therapie. Wiederholte Anfälle, ohne daß der Patient das Bewußtsein erlangt = *Status epilepticus* erfordern Notfalltherapie (s. u.)

Ätiologische Klassifikation

Es werden folgende Untergruppen unterschieden:

1. *Kryptogenetische Epilepsien:* Eine symptomatische Ursache mit einer herdförmigen Störung ist wahrscheinlich, kann aber weder durch die Klinik noch die Zusatzdiagnostik gezeigt werden. Genetische Einflüsse sind nicht nachweisbar. Die Ursache bleibt verborgen.
2. *Symptomatische Epilepsien:* Ausdruck einer fokalen Strukturstörung des Gehirns wie Hirntumor, Metastasen, zerebrale Ischämie, Zustand nach Schädel-Hirn-Trauma oder Geburtstrauma (»Residualepilepsie«).
3. *Idiopathische Epilepsien:* Meist deutlicher Vererbungsfaktor mit positiver Familienanamnese. In der Regel ist keine Darstellung eines morphologischen Korrelats im CT und MRT möglich, da es sich um eine biochemische Störung handelt. Es finden sich im EEG aber typische Veränderungen (3/s spike wave, Abb. 81).

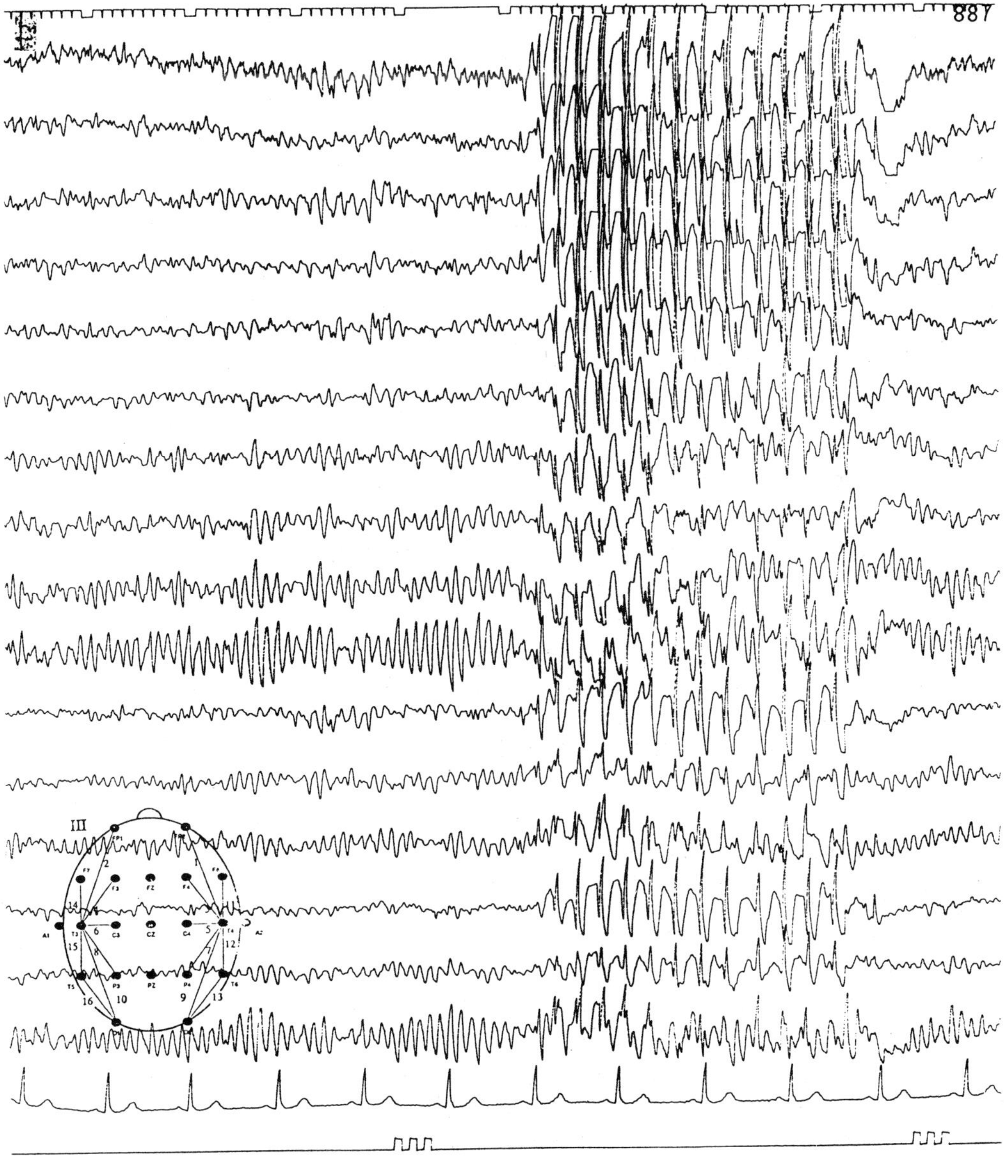

Abb. 81: *Paroxysmale 3/Sekunde spike-wave Aktivität bei Absencen-Epilepsie (aus eigenem EEG-Archiv, Pat. 30 J. ♂, 3/S spike-wave).*

Diagnostik

Jeder erste epileptische Anfall sollte folgende Konsequenzen haben:
- fachneurologische Befunderhebung
- metabolisches Screening
- EEG-Ableitung mit Provokationstests
- bildgebende Diagnostik (CT, MRT): symptomatischer Anfall?

Therapie

Anfälle, die nur einmalig, z. B. im Rahmen einer Entzugssituation von Schlafmitteln, Alkohol oder anderen Substanzen auftreten, werden als »*Gelegenheitsanfälle*« bezeichnet und bedürfen in aller Regel keiner medikamentösen Therapie mit Antiepileptika. Hier ist das Ziel eine Veränderung des Suchtverhaltens. Auch andere Provokationsfaktoren wie z. B. plötzliche Unterzuckerung (Hypoglykämie) oder Schlafentzug können in besonderen Extremformen zu epileptischen Reaktionen in Form eines Gelegenheitsanfalls führen.
Bei wiederholten unprovozierten Anfällen (Epilepsie) stellt sich die Indikation zur anfallshemmenden (antikonvulsiven) Behandlung. Hierfür stehen sehr gut erprobte Medikamente (Carbamazepin, Phenytoin, Phenobarbital, Valproinsäure) zur Verfügung. Mit diesen ist bei 70–80% der Patienten Anfallsfreiheit bzw. eine lange Remission zu erreichen. Neu entwickelte Antikonvulsiva haben als Zielgruppe die verbliebenen therapieresistenten Epilepsien. Für eine kleine diagnostisch sorgfältig ausgewählte Gruppe mit subjektiv sehr beeinträchtigenden Anfällen kann ein chirurgischer Eingriff (mit Entfernung der die Epilepsie induzierenden Störungszone) eine Therapiemöglichkeit sein.

Notfalltherapie bei status epilepticus: *Diazepam bzw. Clonazepam i.v., Phenytoin- oder Valpront-Infusion, Barbiturate, Clonethiazol.* Ultima ratio: Allgemein-Narkose.

Die Intoxikation

Intoxikation heißt im engeren Sinne Vergiftung, wobei diese von außen (exogen) oder von innen (endogen) durch körpereigene Prozesse herbeigeführt werden kann. Beiden Zuständen gemeinsam ist eine unphysiologische Anhäufung von Stoffwechselprodukten oder körperfremden Substanzen, die sich besonders häufig auf Funktionen des ZNS, aber auch auf andere Organsysteme auswirken.

Unter den *endogenen Intoxikationen* sind Störungen des Leber- und Nierenstoffwechsels am bekanntesten, die im schlimmsten Fall im hepatischen oder urämischen Koma oder im Tod des Patienten enden.

Unter den *exogenen Intoxikationen* sind in erster Linie Alkohol- und Schlafmittelvergiftungen zu nennen. Bei der Alkoholintoxikation beobachtet man im Anfangsstadium eine Beeinträchtigung der Kleinhirnfunktionen mit Dysarthrie, Doppelbildern, Dysmetrie, unsicher-ataktischem Gangbild. Im weiteren Verlauf kommt es zunehmend zur Bewußtseinstrübung, die schließlich in einem schweren Koma und auch im Tod des Patienten enden kann. Bei den Schlafmittelintoxikationen handelt es sich am häufigsten um eine Überdosierung von Barbituraten, die in suizidaler Absicht eingenommen wurden. Hier findet man meist einen von Anfang an deutlich bewußtseinsgetrübten bis komatösen Patienten mit deutlich herabgesetztem Muskeltonus und abgeschwächten Muskeleigenreflexen vor. Werden die beschriebenen Zustände im Rahmen intensivpflichtiger Maßnahmen (Magenspülung, Flüssigkeitsbilanzierung, ggf. auch Dialyse) überlebt, ist die Prognose im allgemeinen günstig. Andere Substanzen hinterlassen ein charakteristisches neurologisches Restdefizit.
Die Vergiftung mit Kohlenmonoxyd z. B. schädigt besonders die Stammganglienregion und führt damit zu einem reversiblen Parkinson-Syndrom. Intoxikationen sind aber auch durch viele weitere Substanzen möglich.

Kopfschmerzformen

Tabelle 8 gibt einen Überblick über Charakteristika und Therapie der geläufigsten Kopfschmerzformen.
Gelegentlich wird auch der Krankengymnast in der Behandlungssituation mit Kopfschmerzen konfrontiert. Durch krankengymnastische Maßnahmen beeinflußbar ist der *Spannungskopfschmerz.*

Tab. 8: Differentialdiagnose von häufigen Kopfschmerzformen.

Kopfschmerz-form	**Charakteristika**	**Therapie**
Migräne	Frühmorgendlicher Beginn, oft 2 Tage dauernd, halbseitig (Hemikranie) mit Übelkeit, Erbrechen, Licht- und Lärmscheu, Flimmerskotome. Beginn in der Pubertät (w > m), auch neurologische Herdzeichen sind möglich (Migräne mit Aura).	gefäßaktive Substanzen neurotrope Medikamente
Spannungs-kopfschmerz (»tension headache«)	Bitemporaler diffuser Kopfschmerz, anschwellend im Tagesverlauf, Verspannungen der Halsmuskulatur, die druckdolent ist. Ursache sind oft Fehlhaltungen, Streß, psychische Belastungen.	Psychotherapie Antidepressiva Physio-therapie
Kopfschmerz bei Hirndruck (z. B. bei Hirntumor)	Nüchternerbrechen (morgens), Verstärkung beim Bücken, oft zusätzlich neurologische Herdzeichen und Wesensänderungen als Symptome.	Hirndruck-entlastung: medikamentös operativ
Arteriitis temporalis	»Kopfschmerz des alten Menschen«, schläfennah, oft dramatische Sehverschlechterung; druckdolente, verdickte Schläfenarterie, oft mit Polymyalgie verbunden. Labor: maximale Blutsenkungsgeschwindigkeit. Ursache: Gefäßentzündung.	sofortige hochdosierte Kortisongabe (Langzeit-behandlung)
Trigeminus-neuralgie	Schmerzattacken meist einseitig im 2. und 3. Trigeminus-Ast, Triggering erfolgt durch Kauen, Sprechen. Hochschmerzhafte Symptomatik, führt oft zu Suizidalität. Betroffen sind oft ältere Frauen.	medikamentös neuro-chirurgisch

PHYSIOTHERAPIE

Befund

Befragung: Neben der Häufigkeit des Auftretens sind besonders Fragen nach dem Beruf und hier nach alltagstypischen Situationen wichtig.

Sichtbefund: Der *Haltungsbefund* sollte vor allem in der im Alltag am häufigsten eingenommenen Position aufgenommen werden, wobei der Therapeut sich die Gewohnheitshaltung und nicht eine schon korrigierte Haltung betrachtet. Besonders Haltungsabweichungen in der Sagittalebene (Kyphose der LWS, verstärkte Kyphose der BWS, ventrale Translation des Kopfes und verstärkte EXT im oberen Kopfgelenk) sind typisch für diese Patienten.

Tastbefund: Im HWS-Bereich ist die dorsale Muskulatur hyperton und druckdolent, ebenso wie M. trapezius pars descendens und M. levator scapulae im Ansatzbereich an der Skapula.

Quantifizierung funktionsbeeinflussender Strukturen: Die Kraft der ventralen Halsmuskulatur ist herabgesetzt, die dorsale Kette der Halsmuskulatur, M. levator scapulae und M. trapezius pars desc., ist verkürzt.

Ziele der Behandlung

- Detonisierung und Dehnung zur Verkürzung neigender Muskelgruppen.
- Kräftigung insuffizienter Muskelgruppen.
- Haltungskorrektur.
- Förderung der Entspannungsfähigkeit (bei Stress als Auslösefaktor).

Maßnahmen

Spannungskopfschmerz kann dauerhaft nur beeinflußt werden, wenn der Betroffene auslösendes Verhalten vermeidet und muskuläre Dysbalancen durch Eigenübungen reduziert.

Detonisierung und Dehnung zur Verkürzung neigender Muskelgruppen: Als Einstieg in eine Behandlung wirken passive Maßnahmen wie »Heiße Rolle« und Massagegriffe (Ausstreichungen, Zirkelungen, Querdehnungen der Muskulatur) detonisierend. Eine effektivere Detonisierung ist über Muskeldehntechniken erreichbar. Zur Dehnung von M. trapezius pars descendens (*Abb. 82*) und M. levator scapulae ist die Entspannungstechnik aus PNF gut anwendbar. Hierbei sollten Anspannungs- und Dehnungsphase nur vom Schultergürtel und nicht vom Kopf her eingeleitet werden.

Phasen der Entspannungstechnik:

- Vorbereitend erfolgt die Anregung der Durchblutung des zu dehnenden Muskels durch aktives Bewegen.
- In der momentan einnehmbaren Dehnstellung erfolgt die isometrische Aktivierung des zu dehnenden Muskels.
- Nach einer kurzen Lösungsphase erfolgt die eigentliche Dehnung durch Aktivierung der Antagonisten.
  Dieser Ablauf wird mehrmals wiederholt, wobei jede Anspannungsphase aus der neu erreichten Dehnstellung erfolgt.

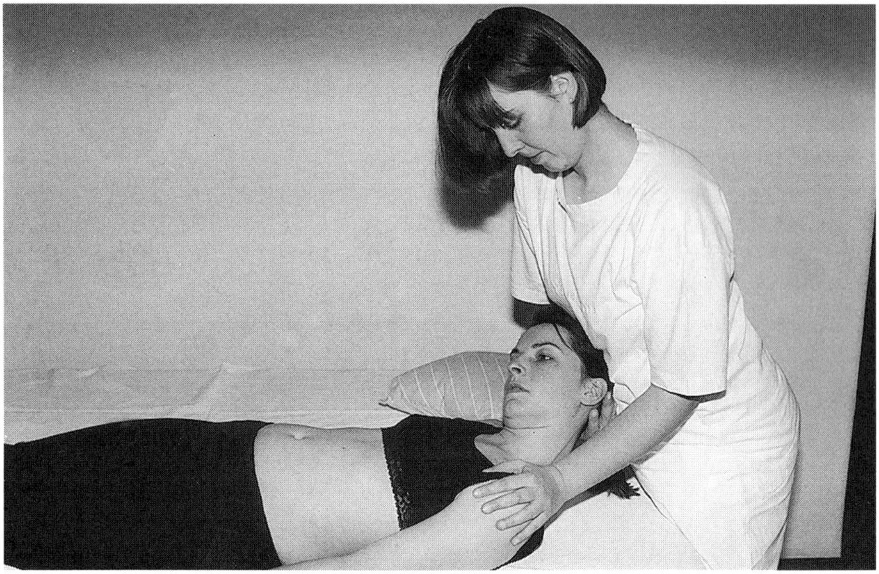

Abb. 82: *Dehnung des M. trapezius pars descendens.*

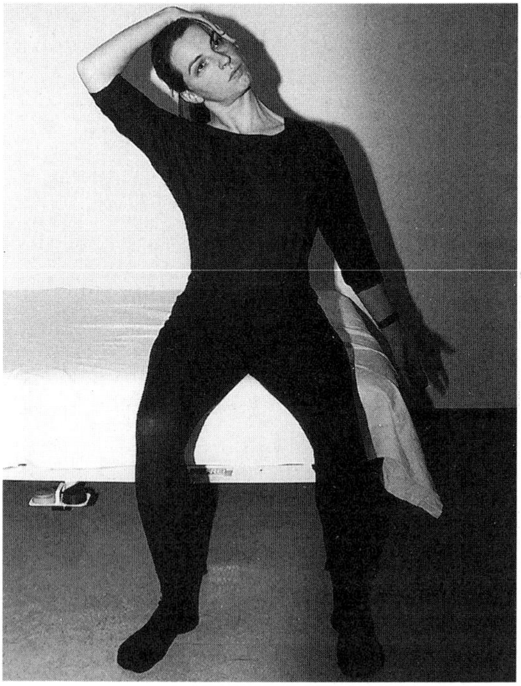

Abb. 83: *Eigenübung zur Dehnung des M. trapezius pars descendens.*

Eine Eigenübung für M. trapezius pars desc. zeigt *Abb. 83*.

Die kurzen und langen Nackenstrecker lassen sich günstig in Tonus- und Dehnungszustand durch Aktivierung der Antagonisten und eine korrekte Körperhaltung beeinflussen.

Kräftigung insuffizienter Muskelgruppen: Neben der Kräftigung der ventralen Halsmuskulatur über Kopfpattern aus PNF sind Übungen wichtig, die der Betroffene selbst als Hausaufgabe durchführen kann. Hier bietet sich die Grundspannung aus Rückenlage der Stemmführungen nach BRUNKOW an. Das richtige Maß des Kopfabhebens ist hierbei entscheidend. Auftrag hierzu: »Kopf minimal von der Unterlage abheben, das Kinn darf dabei nicht Richtung Decke wandern«. Da bei den Stemmführungen eine Ganzkörperspannung aufgebaut wird, wirkt dies aktivierend auf die Rumpfmuskulatur, die ebenfalls häufig Dysbalancen aufweist.

Haltungskorrektur: Als erstes müssen Unterschiede zwischen der Gewohnheitshaltung und der korrekten Haltung durch Einnehmen verschiedener Positionen bewußt gemacht werden. Hierzu gehört auch, die Auswirkungen unterschiedlicher Haltungen auf die Kopfstellung deutlich zu machen. Es ist für den Lernprozeß förderlich, wenn die Aufmerksamkeit des Patienten beim Einüben auf die verschiedenen Körperabschnitte nacheinander gelenkt wird.
Die zusätzliche Erfahrung, wieviel in einzelnen Wirbelsäulenabschnitten isoliert bewegt werden kann (z. B. bei hubfreier Mobilisation von LWS und BWS oder beim Bewegen der LWS auf dem Pezziball), bietet später vor allem bei Patienten mit sitzenden Berufen die Chance, durch selektives dynamisches Bewegen den Verspannungen entgegenzuwirken.
Kann die korrekte Körperhaltung (Körperabschnitte Kopf, Thorax, Becken in die Körperlängsachse eingeordnet, physiologische Wirbelsäulenkrümmungen) selbständig eingenommen werden, wird die Rumpfmuskulatur durch Stauchungsimpulse in die Körperlängsachse und rotatorisch wirkende Widerstände zur Stabilisation angeregt. Auch Widerstände am Kopf sind günstig. Damit die korrekte Haltung auch in Alltag und Beruf integriert werden kann, müssen eventuell Veränderungen der Arbeitshöhe vorgenommen werden.

Förderung der Entspannungsfähigkeit: Zur Entspannung können Übungen aus dem Erfahrungsbereich von SCHAARSCHUCH-HAASE vermittelt werden (z. B. Kontaktatmung, Dehnlagerungen, *Abb. 57,* S. 145) usw.). Hierbei ist ebenso wie bei »gedanklichen Reisen durch den Körper« wichtig, daß die Konzentration auf Vorgänge im Körper gelenkt wird und Stressfaktoren dadurch in den Hintergrund rücken.
Eine wichtige Aufgabe der Krankengymnastik ist darin zu sehen, positive

Ersterfahrungen zu vermitteln und Hemmschwellen abzubauen. Auch in diesem Bereich ist es wichtig, zu Eigeninitiative anzuregen, indem über geeignete Techniken und anbietende Institutionen (z. B. Volkshochschule) informiert wird.

2. ERKRANKUNGEN DES RÜCKENMARKS (RM)

VASKULÄRE ERKRANKUNGEN DES RÜCKENMARKS

Analog zu den ischämischen Durchblutungsstörungen des Gehirns unterscheidet man auch beim Rückenmark flüchtige Störungen (spinovaskuläre Insuffizienz) von manifesten Infarkten. Insgesamt sind spinale Durchblutungsstörungen wesentlich seltener als die des Großhirns. Die Blutversorgung des Rückenmarks erfolgt im wesentlichen durch zwei hintere und eine vordere »Längsleiter« (A. spinalis posterior, A. spinalis anterior) und deren Kollateralnetz. Dieses Gefäßsystem erhält seinen Zufluß aus der Aorta über sog. Segmentarterien. Wichtigste Segmentarterie ist die A. radicularis magna, die meist auf Höhe des 1. oder 2. Lendenwirbels entspringt (A. Adamkiewicz). Die beim Feten noch für jedes Rückenmarksegment vorhandenen radikulären Arterien sind beim Erwachsenen auf 6–8 vordere und hintere Segmentarterien reduziert. Gemeinsam mit den erwähnten drei Leitern wird so ein strickleiterähnliches System zur Blutversorgung gebildet (*Abb. 84*). In Abhängigkeit von den Druckverhältnissen kann der Blutfluß wechselweise nach kranial oder kaudal fließen. Ischämiegefährdete Bereiche sind die Grenzbereiche zwischen verschiedenen Gefäßterritorien (»Wasserscheiden«).
Am häufigsten ist der Versorgungsbereich der A. spinalis anterior betroffen, wobei man dann einen Ausfall der in den vorderen Rückenmarkabschnitten liegenden Strukturen findet.

Spinalis-anterior-Syndrom

Ätiologie

Oft kann die Ätiologie nicht geklärt werden. Die häufigsten Ursachen sind knöcherne Einengungen des Wirbelkanals, die das Gefäßsystem komprimieren, eine diabetische Angiopathie oder ein Aortenaneurysma, das den Zufluß einer Radikulärarterie verlegt.

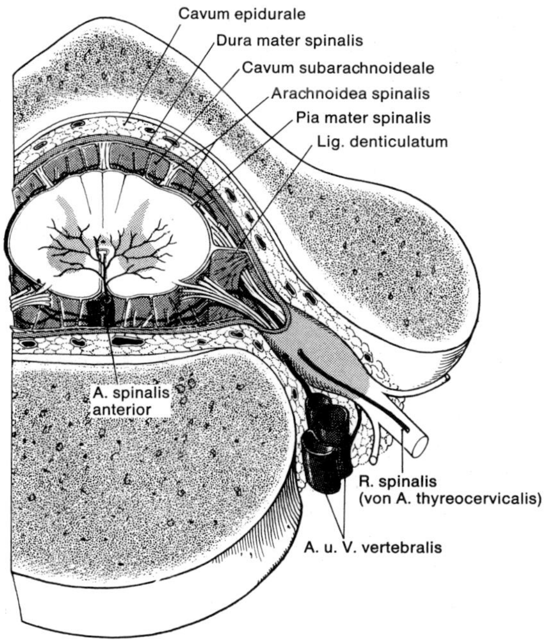

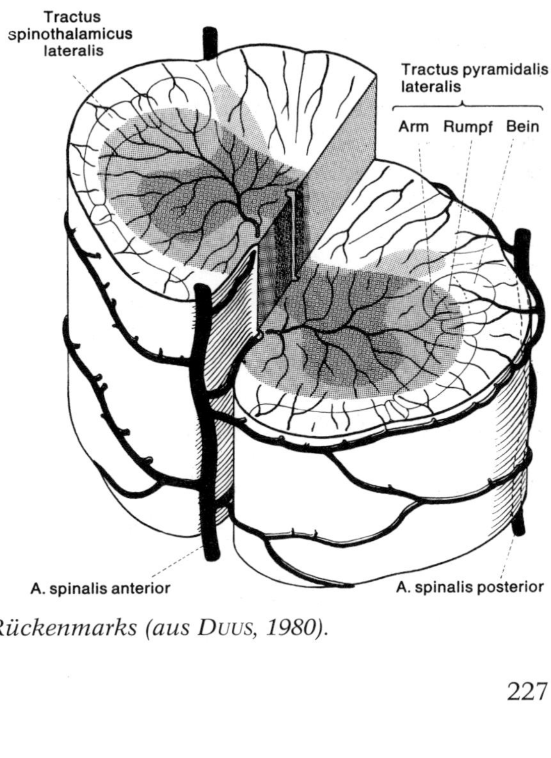

Abb. 84: *Blutversorgung des Rückenmarks (aus Duus, 1980).*

Klinik und Befunde

Meist ist topographisch das Brust- und Lendenmark betroffen. Leitsymptome sind: initial schlaffe Paraplegie (je nach Läsionshöhe auch Rumpfmuskulatur betroffen), im Verlauf dann Entwicklung von Spastizität im betroffenen Bereich, unterhalb des Segments Verlust des Temperatur- und Schmerzempfindens bei erhaltenem Berührungsempfinden (»dissoziierte Empfindungsstörung«), Blasen-Mastdarmstörungen.

Diagnostik

Die Liquorpunktion ist unergiebig. Gelegentlich kann das spinale MRT die Ischämiezone darstellen. Eine spinale Angiographie (anspruchsvolle, gefährliche Untersuchung) schließt sich als letztes diagnostisches Verfahren an.

Therapie

Sie entspricht den Empfehlungen bei Großhirndurchblutungsstörungen. Insgesamt ist die Prognose bezüglich der Remission schon eingetretener neurologischer Defizite eher ungünstig.

Spinales Angiom

Ätiologie und Befunde

Hier handelt es sich um eine meist angeborene außerhalb und / oder innerhalb des Rückenmarks (extra- und / oder intramedullär) befindliche Gefäßmißbildung (früher auch »Varikosis spinalis«), die schubförmige Durchblutungsstörungen im Bereich der betroffenen Rückenmarkabschnitte auslösen kann. Außerdem kann durch das Angiom auch eine Kompression des Rückenmarks entstehen. Oft ist der thorakolumbale Übergangsbereich betroffen. Klinisch stehen zunächst radikuläre Schmerzen im Vordergrund. Es folgen bunte inkomplette oder auch komplette Querschnittsyndrome mit oft guter Rückbildungstendenz. Gelegentlich sind spinale Angiome Entstehungsorte für spinale Subarachnoidalblutungen.

Diagnostik und Therapie

Sie ist ähnlich wie beim Spinalis anterior-Syndrom. Oft zeigt bereits die Myelographie die Gefäßmißbildung. Die Therapie der Wahl ist eine frühzeitige operative Ausschaltung, um eine Progression der spinalen Defizite zu verhindern.

PHYSIOTHERAPIE BEI INKOMPLETTEN QUERSCHNITTLÄHMUNGEN NACH VASKULÄREN ERKRANKUNGEN

Befundaufnahme und Behandlung richten sich im Vorgehen nach dem unter der in der Syndromlehre beschriebenen Querschnittsyndrom (S. 110ff). Da die Symptomatik besonders in der Akutphase rasch fluktuieren kann, besteht die Möglichkeit, daß in jeder Behandlung sich eine veränderte Situation zeigt (z. B. auftretende Remissionen, Zeichen von Spastizität). Daher muß jede Behandlung auch zur Kontrolle des Ausgangsbefunds genutzt werden. Dies gilt besonders nach operativer Entfernung von Angiomen, da durch die Reduktion der Kompression auf das Rückenmark Remissionen möglich werden. Das Ausmaß der Innervation aus den Segmenten unterhalb des betroffenen Bereichs bestimmt neben Tendenzen zur Spastizität die Festlegung des Fernziels. Aufgrund der Hauptlokalisation vaskulärer Erkrankungen im thorakalen und lumbalen Bereich resultiert häufig eine inkomplette Paraplegie.
Um bei *inkompletter Querschnittlähmung Gehfähigkeit mit einem annähernd physiologischen Bewegungsablauf als erreichbares Fernziel anzusetzen, muß der Befund folgende Merkmale aufweisen* (bzw. ihre Erreichbarkeit muß durch Physiotherapie möglich erscheinen):

- *Anamnese:* keine einschränkenden Zusatzerkrankungen (kardiale Situation? Osteoporose?).
- *Muskulatur:* geringe Beeinträchtigung der Kraft von Bauch- und Rückenmuskulatur, ausreichende Innervation der Hüft- und Kniegelenkmuskulatur (MW 4 Abduktoren des Hüftgelenks, Extensoren des Hüft- und Kniegelenkes; MW 3 Flexoren des Hüft- und Kniegelenkes). Bei geringeren Muskelwerten werden zum Gehen in jedem Fall Hilfsmittel benötigt (Gehwagen, Unterarmgehstützen). Fehlende Innervation des Fußes kann durch eine Schiene (z. B. Finnische Feder, *Abb. 85*) ersetzt werden.

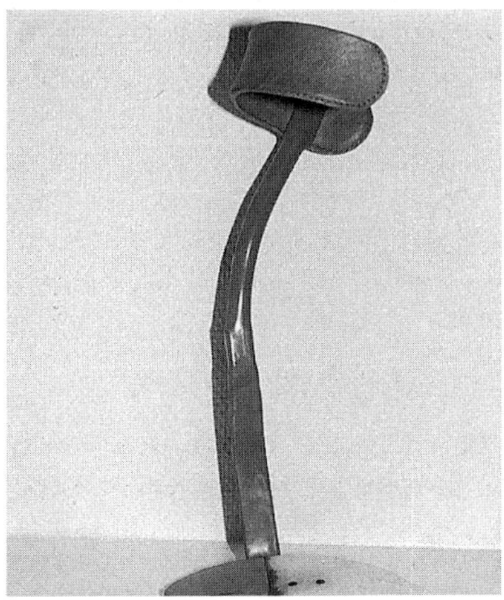

Abb. 85: *Finnische Feder.*

Hinweis: Die im MFT ermittelten Werte sind nur Anhaltswerte, da sie nichts über die zum Gehen notwendige Ausdauerleistung aussagen.
- Geringe oder fehlende *Spastizität* im muskulär nicht innervierten Bereich.
- *Gelenke:* freie EXT in Hüft- und Kniegelenk, freie D'EXT im oberen Sprunggelenk.
- *Sensibilität:* Rückmeldung über Druck/Belastung der Fußsohle und über die Stellung der Gelenke zumindest teilweise vorhanden.

Je inkompletter die sensible Rückmeldung ist, desto mehr muß das visuelle System zur Kompensation einspringen und desto schwieriger werden physiologische Gangabläufe erreichbar.

Ziele der Behandlung

- Kontrakturprophylaxe.
- Kräftigung innervierter Muskulatur.

Maßnahmen

Kontrakturprophylaxe: Entstehen durch die vorhandene Innervation Muskelungleichgewichte, kann es schnell zu Kontrakturen kommen. Diese können durch Lagerung der innervierten Muskulatur in Dehnstellung und durch Dehntechniken (Ausnutzen der postisometrischen Relaxation, passives Dehnen) behandelt werden.

Kräftigung innervierter Muskulatur: Hier bieten sich Techniken aus PNF in allen Variationen an.

Beispiele:
- Das Aktivieren der Muskulatur in Synergien durch die Technik »Langsame Umkehr«.
- Kräftigung durch die Technik »Wiederholte Kontraktion« in Positionen, in denen die Muskulatur noch reduziert leistungsfähig ist.
- Durch Stauchungsimpulse (Approximation) in Extensionsstellung des Beins (EXT, ABD, IR) kann auf die Stabilisationsfunktion in der Standbeinphase vorbereitet werden.
- Besonders schwache Muskeln innerhalb der Synergien können durch die Technik »Pivoting« angesprochen werden.
- Bei auftretender Spastizität muß bei der Durchführung von PNF-Techniken die Komponente des Musters betont werden, die dem spastischen Muster nicht entspricht (Bsp.: Betonung der ABD im Muster EXT/ABD/IR).

Bei inkompletten Querschnittlähmungen zeigen sich neben der oben genannten Technik vor allem auch durch die VOJTA-Therapie Behandlungserfolge. Dies gilt in besonderem Maß für sensible Defizite, die bei Rückenmarkläsionen über andere Therapieansätze nur unzureichend beeinflußt werden können.

NEUROTRAUMATOLOGIE DES RÜCKENMARKS

Die traumatische Querschnittsymptomatik

Ätiologie

Bei heftiger Gewalteinwirkung auf die Wirbelsäule kann es bei Schädigung der Wirbelkörper, der dazugehörigen Bandscheiben und des ligamentären Apparates zur inkompletten oder kompletten Querschnittlähmung kommen. Sturz aus großer Höhe, wodurch es zur Schädigung in Achsenrichtung mit der Folge einer Kompressionsfraktur (*Abb. 86*) kommt, Sprung in unbekannte Gewässer und Polytraumen im Rahmen von Verkehrsunfällen sind hauptsächliche Ursachen. Seltene Ursachen sind Stich- und Schußverletzungen und Schleudertraumata der HWS. Neben Kompressionsfrakturen finden sich oft Luxationsfrakturen der Wirbelsäule. Bei entsprechender Vorschädigung der Wirbelkörper durch Osteoporose oder durch metastasierende Prozesse kann es auch zur Spontanfraktur mit Rückenmarkschädigung kommen.

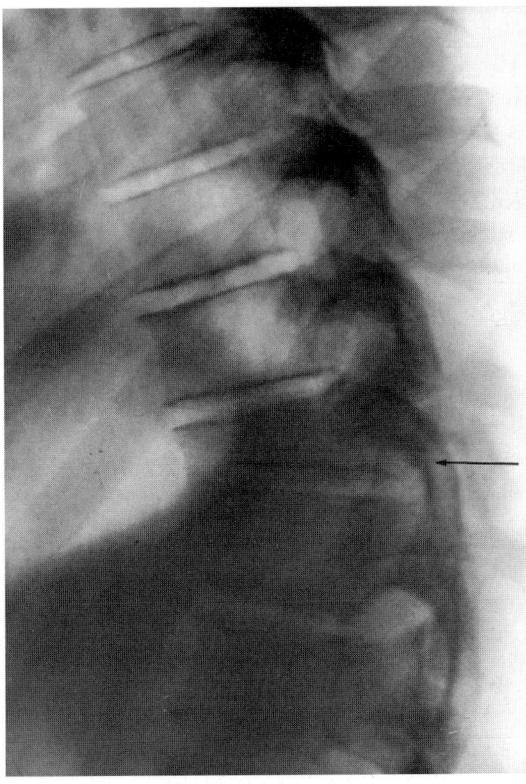

Abb. 86: *Traumatische Kompressionsfraktur.*

Klinik und Befunde

Analog zur Großhirnsituation unterscheidet man Commotio von Contusio spinalis. Nach einer Commotio spinalis findet man häufig ein unmittelbar auf das Trauma sich entwickelndes Querschnittsyndrom, das innerhalb weniger Stunden bis Tage vollständige Rückbildung zeigt. Bei der Contusio spinalis ist es zu einer Substanzschädigung des Rückenmarks mit entsprechenden klinisch oder neurophysiologisch faßbaren Ausfällen gekommen. Zu beachten ist, daß die Höhe des lädierten Spinalniveaus nicht immer der Höhe der Schädigung der Wirbelsäule entspricht (*Abb. 8*, S. 28).
Bei einer kaudalen Rückenmarkschädigung sind häufig die hier vorbeiziehenden lumbosakralen Nervenwurzeln (Cauda equina) mitbetroffen. Je nach Läsionshöhe unterscheidet man *Konus- und Kaudasyndrom.* Während beim isolierten Konussyndrom die Blasen-Mastdarmlähmung das dominante Symptom darstellt (keine motorischen Ausfälle!), finden sich beim Kaudasyndrom zusätzlich periphere Paresen der aus den Segmenten L3-S1 versorgten Muskulatur und eine Abschwächung des Achillessehnenreflexes bds.
Wie im Syndromteil ausführlich beschrieben, steht initial eine »spinale Schocksymptomatik« (S. 110) mit schlaffer Lähmung im Vordergrund. Im Verlauf entwickelt sich dann in Abhängigkeit von der Läsionshöhe eine Para- oder Tetraspastizität mit Auftreten spastischer Reflexsteigerung, Beuge- und Strecksynergien, die eine unkontrollierte, automatisierte Funktion des Rückenmarks unterhalb der Schädigungsstelle anzeigt. Die Blase entleert sich reflektorisch (Reflexblase) und wird durch den Füllungsreiz über das sakrale Blasenzentrum reguliert. Bei einer kompletten Schädigung des Rückenmarks ist nicht mit einer Wiederkehr der Willkürmotorik und der sensiblen Funktionen zu rechnen. Bei einer inkompletten Schädigung können sich einzelne Funktionen in Abhängigkeit von einer intensiven Physiotherapie bessern.

Diagnostik

Elementar ist die klinische Diagnosestellung des Querschnittsyndroms durch die Dokumentation der segmentalen Ausfälle im motorischen (Kennmuskeln) und im sensiblen System (Dermatome). Es folgt rasch eine vollständige Röntgenuntersuchung sämtlicher Wirbelsäulenabschnitte in verschiedenen Ebenen. Bei bereits sichtbarer massiver Dislokation einzelner Wirbelsäulensegmente kann sich eine Kontrastmitteldarstellung des spinalen Subarachnoidalraumes mittels Myelographie anschließen. Nur in wenigen Zentren wird notfallmäßig die Magnetresonanztomographie zur Darstellung der spinalen Strukturen zur Verfügung stehen.

Therapie

Eine operative neurochirurgische Intervention ist immer dann indiziert, wenn eine Wirbelkörperfraktur mit einer offenen Rückenmarkverletzung, gegebenenfalls mit Fremdkörpern vorliegt, wenn sich neuroradiologisch eine Passagebehinderung und Myelonkompression (z. B. subdurales oder epidurales spinales Hämatom) eventuell mit zunehmender Querschnittsymptomatik darstellt, oder wenn allgemein eine klinische Verschlechterung eintritt. Als orthopädisch-neurochirurgische Stabilisationsmaßnahme werden Kurzstreckenfixateure eingesetzt, was eine unkomplizierte Lagerung und eine frühzeitige Belastung der Wirbelsäule ermöglicht. Momentan scheint sich besonders bei der Akutversorgung von Tetraplegikern die operative Stabilisation der Frakturstelle durchzusetzen, da bei konservativer Ausheilung die dazu erforderliche Hyperextension der HWS über mehrere Wochen Probleme mit sich bringt. Zum einen ist das Schlucken und somit die Nahrungsaufnahme in dieser Kopfstellung schwierig, zum anderen ist die Aktivierung innervierter Muskelgruppen in der Liegephase deutlich erschwert, was sich in der Aktivierungsphase durch Insuffizienzen der Halsmuskulatur zeigt. Neueste Studien empfehlen unterstützend die hochdosierte parenterale Kortisontherapie, um das Ödem im Rückenmark zur Rückbildung zu bringen.
Die Rehabilitation des Querschnittgelähmten beginnt mit der richtigen regelmäßigen Lagerung. Insbesondere drohen dem Verletzten als Komplikationen Druckschädigung der Haut (Dekubitus), Thrombosen (mit Emboliegefahr) im Bereich der immobilisierten Extremitäten, Blaseninfektionen, Blasenüberdehnung oder -schrumpfung, Gelenkkontrakturen, Pneumonie.
Weitere therapeutische Maßnahmen und krankengymnastische Behandlungsmöglichkeiten sind im Syndromteil dargestellt (S. 113ff).

Schleudertrauma der Halswirbelsäule

Das Schleudertrauma ist ein Sonderfall der Wirbelsäulenschädigung. Hier handelt es sich meist um eine peitschenhiebartige (»whiplash injury«) maximale Überdehnung der zervikalen Wirbelsäulenabschnitte im Rahmen eines Auffahrunfalls. Besonders gefährdet ist der von hinten Angefahrene dann, wenn er das herannahende Fahrzeug nicht wahrnimmt und so keine schützende Vorspannung der Halsmuskeln veranlaßt. Die Folge ist eine

Überdehnung sämtlicher Wirbelsäulenstrukturen, Bänder, Nervenwurzeln und gegebenenfalls eine Traktionsverletzung des zervikalen Spinalmarks. Dies führt zu langwierigen Nackenschmerzen, Schluckbeschwerden, Zervikobrachialgien, Kopfschmerzen und im schwerwiegendsten Fall zur Querschnittlähmung.
Therapeutisch kommen eine Ruhigstellung (Schanz-Krawatte), Antiphlogistika, Analgetika und Muskelrelaxantien zur Anwendung.

PHYSIOTHERAPIE

Da in der Mehrzahl der Fälle die neurologische Symptomatik im Hintergrund steht, soll hier kurz auf die Behandlungsmöglichkeiten der eher orthopädischen Symptomatik nach der Phase der Ruhigstellung eingegangen werden.
Bei der **Befundaufnahme** findet man oft einen massiven Hypertonus der gesamten Schulter-Nackenmuskulatur (M. trapezius, M. levator scapulae). Die aktive und passive Beweglichkeit der HWS ist deutlich eingeschränkt, der Patient hält seinen Kopf sehr steif.

Ziele der Behandlung

- Schmerzlinderung.
- Verbesserung der HWS-Beweglichkeit.
- Ökonomisierung des Alltagsverhaltens.

Maßnahmen

Schmerzlinderung und *Verbesserung der HWS-Beweglichkeit:* Maßnahmen zu beiden Zielen werden in zeitlich engem Zusammenhang durchgeführt.
Als vorbereitende (durchblutungsfördernde) und somit bereits entspannende Maßnahmen eignen sich Massagegriffe, Wärmeanwendungen im Bereich der hypertonen Muskulatur. Neben der Detonisierung dieser Muskulatur über Entspannungstechnik (S. 223) ist das freie bzw. unterstützte Bewegen im schmerzfreien Bewegungsausmaß wichtig. Unterstütztes Bewegen unter Zug kann ebenso wie das Bewegen des Kopfes im Schlingentisch (*Abb. 100*, S. 278) hilfreich zur Verbesserung der Beweglichkeit sein.

Ökonomisierung des Alltagsverhaltens: Viele Patienten halten ihren Kopf als Folge des Schleudertraumas steif. Vor allem rotatorische Bewegungen werden durch Enbloc-Drehungen kompensiert, auch wenn dies die Schmerzsituation nicht mehr erfordert. Der Patient muß dann bewußt

wieder Kopfbewegungen durchführen. Bei Übungen der Extremitäten ist es günstig, die visuelle Kontrolle immer mit einzubeziehen.
Nach der Akutphase fallen aber auch immer wieder Haltungsveränderungen der HWS (verstärkte EXT oder auch ventrale Translation) auf. Diese sind bedingt durch muskuläre Dysbalancen. Die insuffiziente ventrale Muskulatur muß dann gekräftigt werden, um eine physiologische Haltung der HWS zu ermöglichen. Ein minimales Abheben des Kopfes bei physiologischer HWS-Einstellung aus der ASTE RL ist als kräftigende Übung zu Beginn oft ausreichend, später PNF-Kopfpattern.

Elektrotraumen und Strahlenschäden des Rückenmarks

Sehr selten kann das ZNS auch im Rahmen einer allgemeinen Schädigung durch Elektrizität mitbetroffen sein. Hier hängt die Schädigung von der Stromstärke, der Dauer der Durchströmung und dem Ort des Stromein- und -austrittes ab. Liegt das Gehirn im Stromkreis, so können Bewußtlosigkeit und epileptische Anfälle auftreten. Liegt das Rückenmark im Stromleitungsfeld, so können inkomplette, aber auch komplette Querschnittlähmungen entstehen.
Häufiger ist eine Strahlenschädigung des Rückenmarks, die sog. *Strahlenmyelopathie.* Hier kommt es als Folge therapeutischer Bestrahlung von Halstumoren, Lymphomen, Medistinalgeschwülsten zu einer Mitschädigung des Rückenmarks, wobei man annimmt, daß es zur Schädigung der weißen Substanz und kleiner Gefäße kommt. Typischerweise treten die klinischen Symptome mit einer Latenz von einigen Monaten bis wenigen Jahren auf, wobei sich initial Parästhesien finden. Im Verlauf können sich Funktionsstörungen der motorischen Bahnen hinzugesellen, in einzelnen Fällen kommt es zu einem nahezu vollständigen Querschnittsyndrom.

TUMOREN DES RÜCKENMARKS

Primäre Rückenmarktumoren

Im Verhältnis zu Hirntumoren finden sich primäre Rückenmarktumoren sehr viel seltener (Verhältnis 6:1). Überwiegend handelt es sich hierbei um gutartige Prozesse (z.B. Meningeome, Neurinome). Diese können von außen auf das Rückenmark wirkend (extramedullär) wachsen oder unmittelbar im Rückenmark selbst (intramedullär) entstehen. Beispiele für intramedulläre Tumoren sind Gliome und Angiome. Neoplastische Prozesse, die von Wirbelsäulenstrukturen ihren Ausgang nehmen (Plasmozytome, Sarkome), können durch Kompression das Rückenmark schädigen.

Metastatische Prozesse

Karzinome der Mamma, der Prostata und der Niere machen häufig knöcherne Absiedelungen in der Wirbelsäule; und nicht selten stehen Störungen der Rückenmarkfunktionen im Vordergrund der Erkrankung oder führen zu ihrer Entdeckung.

Klinik und Befunde

Die Befunde zeigen für primäre Rückenmarktumoren und metastatische Prozesse ein relativ stereotypes Bild in Abhängigkeit von der Höhenlokalisation (s. Querschnittsyndrom, S. 115). Während sich bei extramedullären Raumforderungen im Anfangsstadium oft reißende ischialgiforme Beschwerden mit aufsteigenden sensiblen Störungen (durch Kompression der sensiblen Bahnen) und auf Segmentebene gegebenenfalls Faszikulationen zeigen und erst später sich unterhalb der Raumforderung spastische Paresen ausbilden, stehen bei der intramedullären Raumforderung frühzeitig spinale Ausfälle im Vordergrund. Hier entwickelt sich in Abhängigkeit von der Wachstumsgeschwindigkeit des zugrunde liegenden Prozesses progredient eine Para- oder Tetraspastizität. Bei metastatischen Prozessen bestimmen oft Wirbelkörperfrakturen das klinische Bild.

Diagnostik und Therapie

Standarduntersuchungen sind die Röntgenuntersuchung der Wirbelsäule, die Knochenszintigraphie, die Myelographie, das Myelo-CT und in zunehmendem Maße auch das MRT. Bei einzelnen (solitären) Prozessen sowie bei gutartigen Tumoren wird eine operative Entlastung des Rückenmarks angestrebt (vor allem bei extramedullären Prozessen). Bei ausgedehnten, an mehreren Orten gleichzeitig auftretenden (polytopen) Schädigungen ist meist keine kurative Therapie (z. B. Bestrahlung) mehr möglich. Bei Wirbelkörperfrakturen muß gegebenenfalls eine mechanische Stabilisation herbeigeführt werden, damit es nicht zu einer weiteren Wirbelsäulenkompression und Verschlechterung der neurologischen Symptomatik kommt.

PHYSIOTHERAPIE

Neben der Behandlung der neurologischen Symptomatik, die sich oft als inkomplette bzw. komplette Querschnittsymptomatik zeigt (S. 110ff, 229f), wird häufig Physiotherapie bei Wirbelkörperfraktur notwendig.
Hauptziele sind dann
- Kräftigung der frakturstabilisierenden Muskulatur.

- Erlernen des korrekten Verhaltens bei Bewegungen und Bewegungsübergängen (Stabilisation der WS in Nullstellung).

Die physiotherapeutischen Maßnahmen hierzu entsprechen der postoperativen Behandlung bei Nucleus pulposus Prolaps (S. 289).

ENTZÜNDLICHE ERKRANKUNGEN DES RÜCKENMARKS

Entzündliche Erkrankungen des Rückenmarks können isoliert auftreten oder im Rahmen einer Entzündung des gesamten zentralen Nervensystems sich manifestieren (z. B. als Komplikation einer Meningoenzephalitis).

Myelitis

Ätiologie

Hier spielen Virusinfektionen der oberen Luftwege, Impfkomplikationen (Pocken, Typhus) sowie bakteriell-septische Prozesse eine wichtige Rolle. Oft ist der Erregernachweis nicht zu führen. In zunehmendem Maße sieht man auch Myelitiden als Komplikation einer Infektion mit Borrelien (nach Zeckenbiß). Diese können den Veränderungen der myelitischen Herde bei der Multiplen Sklerose ähneln.

Klinik und Befunde

Der Verlauf ist oft dramatisch mit perakuter, zunächst schlaffer Para- oder Tetraparese, mit Blasen-Mastdarmstörungen, Sensibilitätsstörungen unterhalb der Schädigungsstelle und heftigen Schmerzen infolge einer Begleitradikulitis. Im Verlauf kann sich daraus eine komplette Querschnittlähmung entwickeln.

Diagnostik und Therapie

Richtungsweisend ist in 50% der Fälle die Lumbalpunktion, bei der sich entzündliche Veränderungen finden. Gelegentlich gelingt es mit der MRT die entzündlichen Veränderungen des Rückenmarks direkt darzustellen. Da für die meisten Virusinfektionen keine spezifische Therapie existiert, beschränkt sich die medikamentöse Behandlung häufig auf die hochdosierte Kortisongabe zur Behandlung des Begleitödems. Ansonsten gelten Zielsetzungen und physiotherapeutische Maßnahmen wie bei Querschnittlähmung (S. 114).

Epiduraler Abszeß

Das gleichzeitige Auftreten einer progredienten spinalen Symptomatik mit Zeichen eines entzündlichen Geschehens legt die Diagnose eines epiduralen Abszesses nahe, der sich nach offener Verletzung oder als Folge einer hämatogenen bakteriellen Metastasierung entwickeln kann.

Klinik und Befunde entsprechen im wesentlichen denen der Myelitis. Therapeutisch ist die Kombination einer operativen Entlastung mit einer fokalen Antibiotikainstillation geboten.

Poliomyelitis anterior acuta (Morbus Heine-Medin)

Ätiologie

Hierbei handelt es sich um eine vor Einführung der oralen Schutzimpfung gefürchtete epidemische Infektion durch das Poliovirus (Übertragung meist durch Schmutz- und Schmierinfektion), das als ausgesprochen neurotropes Virus die Vorderhornzellen des Rückenmarks bzw. die motorischen Hirnnervenkerne befällt. Das Bild der »Poliomyelitis acuta anterior« oder volkstümlich »Kinderlähmung« im Akutstadium ist durch die effektive Impfprophylaxe nur noch selten. Erkrankungen könnten sich jedoch aufgrund zunehmender Impfmüdigkeit wieder häufen. Neurologische Komplikationen treten jedoch nur bei 1–2% aller mit dem Virus infizierten Patienten auf.

Klinik und Befunde

Die Symptome entwickeln sich über ein unspezifisches Virusinfektionsstadium mit leichtem Katarrh und Meningitis. In dieser Phase zeigt der entzündlich veränderte Liquor (Zellvermehrung) die Beteiligung des Nervensystems bereits an. Es entwickeln sich dann rasch schlaffe, oft asymmetrische Paresen, die in ihrer Ausbreitung keiner Systematik unterliegen und auch die Atemmuskeln betreffen können. Sie gehen mit einer Muskeleigenreflexabschwächung, Faszikulationen und im chronischen Verlauf mit Atrophien einher. Werden die motorischen Hirnnervenkerne mitbetroffen (bulbäre Manifestation), können eine Gesichtslähmung, Schluckstörungen usw. hinzutreten. Die Sensibilität ist typischerweise nicht gestört.

Prognostisch ungünstig ist eine Mitbeteiligung der Hirnnerven sowie eine ausbleibende Erholungstendenz der betroffenen Muskelgruppen innerhalb weniger Monate anzusehen. Für diese Patienten steht im Verlauf ein oft schweres motorisches Residualsyndrom mit schlaffen Paresen, Atrophien und teilweise entstellenden orthopädischen Komplikationen (z. B. Skoliose) im Vordergrund.

Therapie

Eine wirksame medikamentöse Therapie (z. B. mit Aciclovir) ist nicht bewiesen. Dieses Krankheitsbild unterstreicht die dringende Notwendigkeit einer präventiven Medizin, die hier durch die regelmäßige Durchführung der »Schluckimpfung« gewährleistet ist. Zusätzlich steht neuerdings eine parenterale Impfung zur Verfügung. Bei dieser Impfung werden die drei verantwortlich gemachten Poliovirustypen in abgeschwächter Form aufgenommen und führen so zu einer wirksamen Immunität.

PHYSIOTHERAPIE

In der Akutphase der Erkrankung gelten die Behandlungsprinzipien der schlaffen Parese (S. 127 ff). Durch die intakte Sensibilität ist vor allem die Gefahr der Dekubitusentstehung deutlich reduziert. Die Anwendung taktiler Reize zur Aktivierung der Muskulatur ist optimal einsetzbar (z. B. PNF in allen Variationen).

Bleiben Restsymptome bestehen, so verlagern sich die Schwerpunkte der Behandlung meist im Lauf der Zeit. Für die Betroffenen steht nach mehreren Jahren mit der Behinderung oft das Symptom »Schmerz« im Vordergrund, dem unterschiedliche Entstehungsmechanismen zugrunde liegen können:

- Schonhaltungen, Skoliosen durch mangelnde Kraft der Rumpfmuskulatur.
- Ausweichmechanismen, bei denen Schwung als Ersatz für Kraft eingesetzt wird oder Mechanismen, die noch intakte Muskelgruppen überlasten.
- Bestehende Muskelungleichgewichte, die zu muskulären Kontrakturen und damit zu einseitiger Kompression im Gelenk und somit zur Arthrose führen.

Da in den meisten Fällen zur dauerhaften Schmerzreduktion aber eine Veränderung des Alltagsverhaltens notwendig wird und dies mit einer Reduktion der Selbständigkeit einhergehen würde, kann die Physiotherapie den Schmerz oft nur für kürzere Zeiträume beeinflussen. Wichtig wird dann die Beratung bzgl. Entlastungsmöglichkeiten im Alltag und eventuell einsetzbarer Hilfsmittel.

DEGENERATIVE UND METABOLISCHE ERKRANKUNGEN DES RÜCKENMARKS

Spinale Muskelatrophie

Bei der spinalen Muskelatrophie kommt es zu einer erblich verursachten oder sporadisch auftretenden progredienten Degeneration der Vorderhornzellen im Rückenmark (*Abb. 87*) mit Ausbildung schlaffer Paresen und Atrophien sowie Faszikulationen. In Abhängigkeit vom Manifestationsalter, dem Erbmodus und der Prognose werden folgende Unterformen gemäß *Tabelle 9* unterschieden. Die ungünstigste Prognose hat die im Säuglingsalter auftretende Form vom Typ WERDNIG-HOFFMANN, die meist unter dem Bild von Lähmungen der Schluck- und Atemmuskulatur zum Tode führt. Die Diagnosesicherung erfolgt über die Elektromyographie (»Riesenpotentiale«), die Muskelbiopsie und das typische periphere, aber rein motorische Ausfallbild.

Tab. 9: Formen der spinalen Muskelatrophie.

Eigenname + Typ	**Manifestationsalter**	**Vererbung**	**Vorzugslokalisation + Symptome**
Werdnig-Hoffmann (infantile proximale Form)	Säuglingsalter	autosomal-rezessiv	»floppy infant«, generalisierte proximal betonte Muskelschwäche (früh Atmung betroffen) letal
Kugelberg-Welander (chron. proximale Form)	Jugendalter (bis 20) Erwachsenenform (18–60)	rezessiv-dominant	Beckengürtel Schultergürtel
Aran-Duchenne (Erwachsenenform)	30.–50. Lj.	sporadisch	obere Extremität *distal* betont bds.
Vulpian-Bernhardt (skapulohumorale Form)	40.–50. Lj.	sporadisch	obere Extremität *proximal* betont

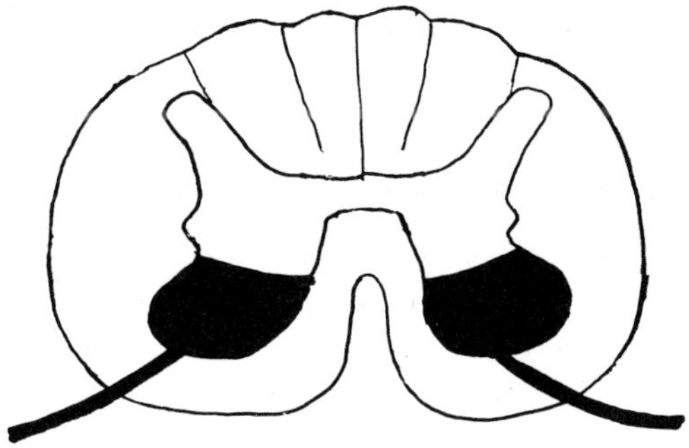

Abb. 87: *Betroffene Strukturen bei spinaler Muskelatrophie (Schema).*

PHYSIOTHERAPIE

Die Zielsetzungen der Behandlung hängen stark von der Prognose (Progredienz) und dem momentanen Befund ab. Aufgrund der Symptomatik kann nach den Gesichtspunkten der peripheren Parese vorgegangen werden, wobei dadurch das Fortschreiten der Degeneration aber nicht aufgehalten werden kann, so daß kräftigende Maßnahmen im Hintergrund stehen. Da das Anbieten von Ersatzmechanismen bei schnell progredienten Verlaufsformen nur über einen kurzen Zeitraum möglich ist, rückt die *Prophylaxe* in den Vordergrund. Dies beinhaltet auch eine Anleitung der pflegenden Personen, da eine tägliche Behandlung durch Physiotherapeuten in häuslicher Umgebung in der Regel nicht möglich ist. Auch Hilfestellungen, die die Pflegesituation erleichtern (Vermittlung eines rückenschonenden Arbeitens, Hilfen bei der Gestaltung des Umfelds, z. B. höhenverstellbares Bett, Lifter) sollten vom Behandler angeboten werden.

Spastische Spinalparalyse

Ätiologie und Befunde

Während bei der spinalen Muskelatrophie die Vorderhornzelldegeneration eine Atrophie des zweiten Motoneurons bedingt, ist bei der spastischen Spinalparalyse ausschließlich das erste Motoneuron betroffen. Hier kommt es zu einer meist vererbten, gelegentlich auch sporadisch auftretenden Degeneration der Pyramidenbahnen (Tractus corticospinalis, *Abb. 88*) als Folge einer Degeneration des Gyrus praecentralis (Betonung der Beinregion), wobei sich die Befunde variabel von der frühen Kindheit an bis zum mittleren Erwachsenenalter langsam manifestieren. Ganz im Vordergrund steht eine progrediente Paraspastizität der Beine, gelegent-

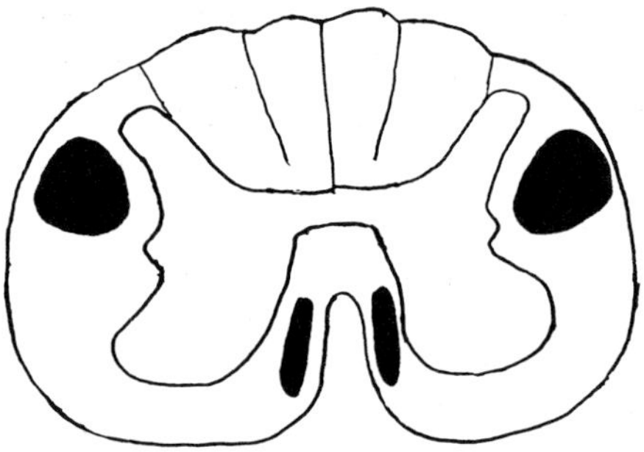

Abb. 88: *Betroffene Strukturen bei spastischer Spinalparalyse (Schema).*

lich mit Betonung der Adduktoren, mit pathologischer Reflexsteigerung, positivem Babinski-Zeichen usw. Die Sensibilität ist charakteristischerweise ungestört.

Diagnostik und Therapie

Vor einer sicheren Diagnosestellung ist eine kritische Ausschlußdiagnostik, insbesondere der Ausschluß einer progredienten spinalen Raumforderung, einer entzündlichen oder metabolischen Schädigung des Rückenmarks erforderlich. Oft beginnt auch die amyotrophe Lateralsklerose (s. unten) unter dem Bild einer spastischen Spinalparalyse. Die Therapie ist rein symptomatisch. Neben Physiotherapie kommen bewährte Antispastika (v. a. Memantine, Baclofen) zur Anwendung.

PHYSIOTHERAPIE BEI PARASPASTIZITÄT

Befund

Sichtbefund: Vor allem im Stand, aber auch schon in der Rückenlage kann die typische Streckspastizität der Beine durch entsprechende Gelenkstellungen sichtbar werden.

Das Gangbild zeigt in allen Phasen Auffälligkeiten: In der Standbeinphase fehlt das Aufsetzen der Ferse zu Beginn, das Abrollen ist reduziert. Der Wechsel in die Spielbeinphase ist schwierig. Die fehlende Knieflexion und die eventuell auftretende Plantarflexion im oberen Sprunggelenk muß durch Lateralflexion der LWS kompensiert werden. Eine ausgeprägte Adduktorenspastizität zeigt sich durch die Tendenz zum Überkreuzen der Beine. Beim Aufsetzen aus der RL behindern die steif im Muster bleibenden Beine. Beim Bewegungsübergang Sitz → Stand werden mit zunehmender Streckung die Komponenten ADD und IR sichtbar. Zum Genu recurvatum kommt es, da der M. gastrocnemius bei Spastizität den Unterschenkel bei Belastung des Fußes nach dorsal zieht. Dies kann durch die Mm. ischiocrurales nicht abgebremst werden. Der Spannungszustand der betroffenen Muskelgruppen ist deutlich erhöht, was sich auch im *Tastbefund* bestätigt.

Quantifizierung funktionsbeeinflussender Strukturen: Das Ausmaß der aktiven und passiven Beweglichkeit ist neben Spastizität und Innervation auch abhängig von der ASTE, in der bewegt wird. Es sollte daher in unterschiedlichen Positionen geprüft werden (FLEX in Hüft- und Kniegelenk ermöglicht mehr Beweglichkeit im Sprunggelenk bzw. auch bei Bewegungen des Hüftgelenks in anderen Ebenen, da dies eine reflexhemmende Position darstellt). Das Bewegen aus dem spastischen Muster heraus ist in der Anfangsphase erschwert. Hilfreich zum Überwinden ist die Einleitung der Bewegung über die Außenrotation. Wird das Ausmaß der Spastizität beim Bewegen getestet, so erhält man auch eine Aussage über die Dehnbarkeit der Muskulatur, wenn zwischendurch auch langsamer bewegt wird. Zusätzlich muß erfragt werden, ob die momentane Tonussituation dem gewöhnlichen Zustand entspricht.
Vom Betroffenen spontan innervierbare Muskeln werden notiert. Wichtig sind hier Veränderungen, die sich erst im Verlauf der Behandlungsserie vor allem nach tonusregulierenden Maßnahmen zeigen.

Ziele der Behandlung

- Tonusregulation.

Aufbauend darauf

- Kontrakturprophylaxe, Innervationsförderung, Gangschulung.
- Anpassung von Hilfsmitteln an die momentane Situation.

Maßnahmen

Tonusregulation: Sie kann nur in enger Abstimmung mit der Dosierung der Spasmolytika erfolgen. Eine medikamentöse Reduktion des Tonus darf auf keinen Fall zur Reduktion der Selbständigkeit führen, worauf besonders bei vorhandener Steh- und Gehfähigkeit zu achten ist.
Krankengymnastische Maßnahmen zur Reduktion der Spastizität beinhalten langsames Bewegen bei möglichst flächiger Grifftechnik und langanhaltendes Dehnen in Endstellung (zumeist in der ASTE RL). Dies bedeutet einerseits flächig und langsam auf spastische Muskeln zu greifen und die Hand beim Bewegen dort zu belassen, andererseits aber auch Bereiche, die belastet werden (Fußsohle), durch diese Berührungsreize zu *desensibilisieren.* Da beide Beine betroffen sind, sollte das nicht bewegte Bein fixiert werden. Nach dem eher passiven Beginn des Bewegens kann

versucht werden, Innervationen mit einzubeziehen, wobei Aktivität spastischer Muskulatur dosiert abgerufen wird, und das anschließende »Loslassen« große Bedeutung hat. Innervierbare Antagonisten können maximal eingesetzt werden. Nun kann auch eher selektives Anspannen einzelner Muskeln geübt werden.
Ebenso wichtig ist die Tonusregulation im Sitz und beim Bewegungsübergang zum Stand. In der Übungssituation ist der Sitz auf einer großen Rolle (Rolle zwischen den Beinen) günstig. In dieser reflexhemmenden Position (FLEX/ABD im Hüftgelenk) kann Gewichtsverlagerung nach rechts/links und somit Belastung ohne spastische Komponenten geübt werden (*Abb. 89*). Vorbereitend für eine Gangschulung wird aus dieser Position extensorische Aktivität der Beine geübt, wobei die Hemmung der Spastizität durch Aufstützen der Hände auf der Rolle verstärkt wird (*Abb. 90*).

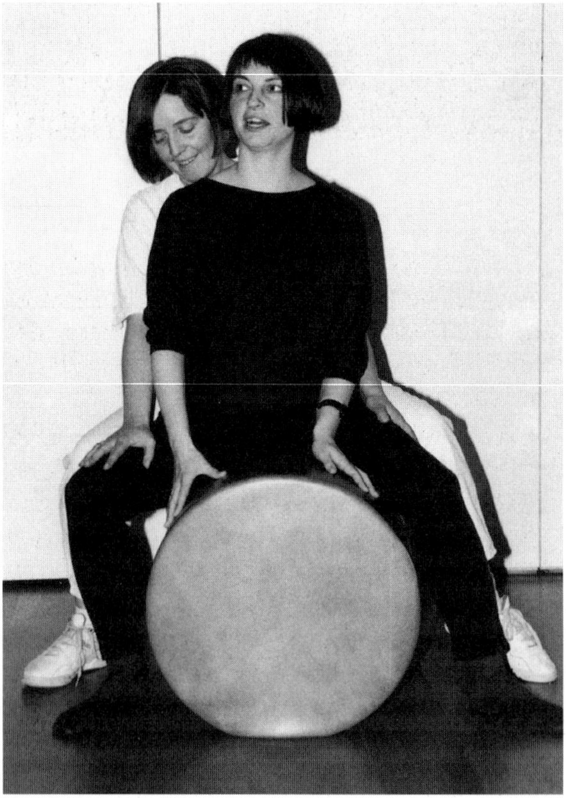

Abb. 89: *Üben der Gewichtsverlagerung bei Paraspastizität.*

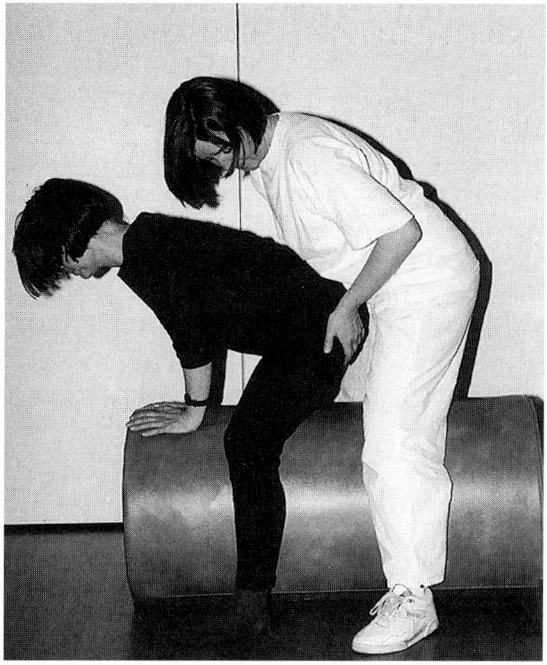

Abb. 90: *Üben des Aufstehens bei Paraspastizität.*

Inwieweit eine Veränderung des Gangbildes möglich ist, hängt ab von der Beeinflußbarkeit der Spastizität und dem Grad der Innervation der Muskulatur. Dann muß besonders der Übergang in die Spielbeinphase (das »Loslassen« des M. quadriceps femoris) und die Spielbeinphase (Hüft- und Knieflexion statt Zirkumduktion) geübt werden.

Anpassung von Hilfsmitteln an die momentane Situation: Hier ist es Aufgabe des Physiotherapeuten, Möglichkeiten der Veränderung des Umfelds aufzuzeigen und in Zusammenarbeit mit Arzt, Ergotherapeut und Krankenkassen so zur Selbständigkeit beizutragen. Neben Erhöhungen von Sitz- und Schlafgelegenheiten (um das Aufstehen zu erleichtern) ist an Haltegriffe (vor allem im sanitären Bereich) und Gehhilfen (von Unterarmgehstützen bis zum Gehwagen) zu denken. Muß ein Rollstuhl verordnet werden (eventuell werden zusätzliche Fixationsgurte für die Beine erforderlich), ist es sinnvoll, das Übersetzen in verschiedenen Situationen zu üben und ein Rollstuhltraining durchzuführen.

Da die Symptomatik bei dieser Erkrankung progredient ist, muß die Hilfsmittelverordnung in regelmäßigen Abständen überprüft werden.

Funikuläre Myelose

Ätiologie

Unter bestimmten Bedingungen (lokale Magenprozesse, streng vegetarische Kost, Bandwurminfektion) kann es zur mangelnden Resorption des Vitamin B12 kommen, das wesentliche Funktionen für die Blutbildung und das Nervensystem hat. Die Folge ist meist eine schwere megaloblastische Anämie (»perniziöse Anämie«). Im Verlauf kann diese Hypovitaminose zu einer Schädigung des zentralen Nervensystems, hier insbesondere der langen Bahnen in den Rückenmarkstrukturen führen. Besonders empfindlich reagieren die Hinterstränge, weniger deutlich die Pyramidenbahnen auf den Vitaminmangel.

Klinik und Befunde

Die neurologischen Störungen erscheinen keineswegs immer parallel zu den hämatologischen Veränderungen. Im Vordergrund kann anfangs ein polyneuropathisch anmutendes Beschwerdebild mit unangenehmen distalen Parästhesien und herabgesetzter Sensibilität an den Extremitätenenden stehen. Die Qualitäten des Hinterstrangsystems wie Lagesinn und Bewegungsempfinden sind stark gestört, so daß frühzeitig der ROMBERG-Stehversuch, die Koordinationsversuche mit geschlossenen Augen und der Blindgang beeinträchtigt sind (spinale Ataxie). Im weiteren Verlauf gesellen sich dann häufig Zeichen einer Pyramidenbahnschädigung mit spastischen Paresen hinzu. Die Muskeleigenreflexe können aufgrund des gleichzeitig geschädigten Hinterstrangsystems abgeschwächt sein. Das selten gewordene Krankheitsbild wird zusätzlich durch neuropsychiatrische Auffälligkeiten wie Verwirrtheitszuständen und Sehstörungen kompliziert.

Diagnostik und Therapie

Die Diagnose erfolgt durch den Nachweis des Vitamin B12-Mangels. Als Therapie ergibt sich die hochdosierte Vitamin B12-Injektion täglich für zwei Wochen, danach einmal monatlich.
Die Physiotherapie richtet sich je nach Hauptsymptomatik nach den Richtlinien der zentralen Parese und/oder denen des Hinterstrangsyndroms.

ENTWICKLUNGSSTÖRUNGEN DES RÜCKENMARKS

Spina bifida

Ätiologie

Aufgrund unterschiedlicher Ursachen (genetisch, toxisch, infektiös, Strahleneinwirkung) kann es in der Embryonalentwicklung zur Fehlbildung des ZNS kommen. Ein mangelnder Schluß der Neuralrohres führt zur Fehlbildung der Wirbelsäule und des Rückenmarks (Dysraphie). Als Spina bifida occulta wird eine Spaltung eines oder mehrerer Dornfortsätze bzw. der unvollständige Verschluß des Wirbelkanals bezeichnet, die meist ohne neurologische Ausfallerscheinung einhergeht. Die Spina bifida kann erhebliche Komplikationen beinhalten, wenn der Wirbeldefekt zu einer Vorwölbung der Rückenmarkhaut (Meningozele), der Rückenmarksubstanz (Meningomyelozele) und im schlimmsten Fall zum Vorfall einer mit Flüssigkeit gefüllten Zyste (Meningomyelozystozele) führt. Diese Defekte gehen oft mit schweren neurologischen Ausfallerscheinungen bis hin zum Bild der vollständigen Querschnittlähmung einher.

Klinik und Befunde

Je nach Läsionshöhe sind unterschiedlich schwere Ausfälle und prognostische Einschätzungen zu erwarten:

- *L3 und höher:* komplette Paraplegie (TH 11 und höher: zusätzlich nur teilweise Innervation der Bauch- und Rückenmuskulatur), Klumpfußbildung, Anästhesie im Bereich unterhalb des Defekts, Blasen-Mastdarminkontinenz, Rollstuhlpflicht.
- *L4 und L5:* erhaltene Hüftflexoren, Adduktoren (Folge ist häufig eine Hüftluxation) und Knieextensoren, teilweise Innervation der Fußmuskulatur, bedingte Gehfähigkeit mit orthopädischen Hilfsmitteln (Schienen-Schellen-Apparat, Gehwagen oder Unterarmgehstützen), Blasen-Mastdarminkontinenz.
- *S1 und S2:* teilweise Innervation der Hüftstrecker, Überwiegen der extensorischen Fußmuskeln. Mit geringen Hilfen ist Gehfähigkeit erreichbar, Blasen-Mastdarminkontinenz, gestörte Sexualfunktion.
- *Ab S3 und tiefer:* keine motorischen Ausfälle.
  Reithosenhypästhesie, inkomplette bis komplette Mastdarminkontinenz und schlaffe neurogene Blase, gestörte Sexualfunktion.

Kinder, die diese schweren Fehlbildungen überleben, bedürfen von An-

fang an einer intensiven, aufwendigen interdisziplinären Therapie durch Neurochirurgen, Neuropädiater, Neuroorthopäden, Neurourologen, Physiotherapeuten und Ergotherapeuten. Durch frühzeitige operative korrigierende Verfahren (z. B. Versteifung der Wirbelsäule bei Skoliosen, Muskel- und Sehnenverpflanzungen), Erkennung sekundärer urologischer Komplikationen (Niereninsuffizienz) kann die Lebenserwartung und die Lebensqualität dieser Kinder erheblich verbessert werden.
Als assoziierte Mißbildung finden sich bei der Spina bifida gehäuft ein Hydrozephalus, die Arnold-Chiari- und Dandy-Walker-Mißbildung (S. 215), eine Blockwirbelbildung und auch die Syringomyelie (S. 250).

PHYSIOTHERAPIE

Da die bei Spina bifida auftretenden Komplikationen oft gut beeinflußt werden können, finden sich vermehrt auch Erwachsene mit dieser Erkrankung in Kliniken und Rehazentren. Bei den oben zusammengefaßten Läsionshöhen zeigen sich im Erwachsenenalter *charakteristische Problembereiche*, mit denen der Therapeut häufig konfrontiert wird. Inwieweit Behandlungsansätze zu verwirklichen sind, hängt von der Motivation, aber auch vom Grad vorhandener Hirnschädigungen (aufgrund von Hirndruckentwicklung durch Liquorzirkulations- und -produktionsstörungen) ab.
Auf die intensive krankengymnastische Behandlung, die von Geburt an erfolgt und in der Regel auf den Konzepten von Bobath und Vojta aufgebaut ist, kann im Rahmen dieses Buches nicht eingegangen werden.
Unabhängig von der Behandlung spezieller Probleme sollte der Therapeut die eingesetzten Hilfsmittel immer wieder auf Paßgenauigkeit und Sicherheit untersuchen und ihren Einsatz auf Ökonomie überprüfen.
Stehen Schmerzen im Vordergrund, so müssen Gewohnheitshaltungen und typische Bewegungsabläufe des Alltags überprüft werden (Überlastungsreaktionen, s. auch S. 118, 121).
Bei Phasen längerer Liegezeit muß darauf geachtet werden, daß die zur gewohnten Selbständigkeit benötigte Kraft und Beweglichkeit erhalten bleibt.
Merke: Bei Patienten mit thorakalen Läsionen und WS-Versteifungen muß besonders auf die Atmung geachtet werden.

Typische Problembereiche

Läsionsstelle L3 und höher

Die Befunde entsprechen im wesentlichen denen des Paraplegikers, wobei im Sichtbefund oft eine deutliche Wachstumsstörung der unteren Extremität auffällt. *Hauptproblembereich* stellen *Überlastungsreaktionen* im Bereich der *oberen Extremität* und *der WS* dar.

Ziel der Behandlung

Reduktion von Überlastungsreaktionen durch
- Behandlung schmerzhafter Reizungen von Muskel- und Gelenkstrukturen.
- Dehnung zur Verkürzung neigender Muskelgruppen.
- Haltungskorrektur im Rollstuhl.

Maßnahmen

Reduktion von Überlastungsreaktionen: Um eine aufrechte Haltung auf Dauer zu erreichen, müssen als erstes akut vorhandene Reizungen von Muskelansätzen und Gelenkstrukturen behandelt werden. Dies kann durch feuchte Hitze (»Heiße Rolle«), Querfriktionen (auf Muskelansätze) und Ultraschall angestrebt werden. Nachdem akute Reizzustände abgeklungen sind, sollten verkürzte Muskeln (v. a. M. pectoralis major, M. biceps brachii, M. subscapularis) gedehnt werden (Entspannungstechnik aus PNF).
Um Haltungsänderungen zu erreichen, muß im Sitzen das Gefühl für die individuellen Bewegungsmöglichkeiten der WS geschult werden. Dies bedeutet auch ein Gleichgewichtstraining, da das Bewegen im freien Sitz angestrebt wird. Ebenso sollte der Versuch unternommen werden, die innervierbare Rumpfmuskulatur zu kräftigen (PNF: Skapulamuster, »Rhythmische Stabilisation« Skapula-Beckenmuster).
Veränderungen am Rollstuhl (evtl. Erhöhung der Rückenlehne, Kippen der Sitzfläche nach hinten, Lordosekissen) sind angebracht, wenn die muskuläre Innervation für eine aktive Aufrichtung nicht ausreichend ist.
Durch die Veränderung der Sitzposition reduzieren sich Gelenkkompressionen beim Rollstuhlfahren (z. B. im Akromioklavikular- und Sternoklavikulargelenk), was eine häufige Überlastungssituation entschärft.
Sind Hypermobilitäten der WS Grund für Überlastungsreaktionen, so können stabilisierende Orthesen (Korsett) die Schmerzsituation eventuell beeinflussen.

Läsionsstelle L4 und L5

Die *Problembereiche* bei diesen Läsionshöhen hängen vor allem von der Aktivität des Betroffenen im Alltag ab. Ist das Gehen mit Apparaten im Durchschwunggang (eine andere Gangart ist bei innervierten Adduktoren kaum möglich, da sich die Beine stark überkreuzen) Hauptfortbewegungsart, findet man im Befund häufig *Hypermobilitäten der WS* als Ursache von Beschwerden. Diese sind dann nur durch Reduktion der Aktivität auf Dauer beeinflußbar.
Bei Betroffenen, die den Rollstuhl bevorzugen, entstehen durch die Imbalance der innervierten Muskulatur schnell *Hüftbeugekontrakturen,* was dann ein Gehen mit Apparaten fast unmöglich macht. Da die Hüftextensoren nicht innerviert sind, muß die passive Überstreckung des Hüftgelenks gewährleistet sein, um im Stand die Balance zu halten. Hier muß neben krankengymnastischen Dehntechniken der Betroffene selbst z. B. durch regelmäßiges Liegen in BL zur Prophylaxe beitragen.

Läsionsstelle S1 und S2

Je nach Kraft der innervierten Hüftstrecker kann ein mehr oder weniger aufrechtes Gehen mit oder ohne Unterarmgehstützen erfolgen. (Je weniger Kraft, desto mehr Beckenflexion im Hüftgelenk, desto mehr Oberkörpervorlage, desto größer ist die Gefahr einer Hüftbeugekontraktur.)
Hauptproblembereich hier aber ist die *inkomplette Innervation der Fußmuskulatur.* Da die Plantarflexoren und Zehenflexoren Schwächen aufweisen, können die Abrollphasen (v. a. der Abruck in die Spielbeinphase) nicht adäquat erfolgen. Wird als Hilfsmittel hier eine »finnische Feder« (*Abb. 85,* S. 229) eingesetzt, so ist das Abrollen unterstützt, vorhandene Innervationen werden in der Spielbeinphase aber nicht benutzt, die Muskulatur atrophiert.

Syringomyelie

Ätiologie

Hier führt die Entwicklungsstörung während der Bildung des Neuralrohres zu einer charakteristischen flötenartigen (Syrinx), spaltförmigen Hohlraumbildung über mehrere Segmente des Spinalmarks, die bis in den Hirnstamm (Bulbus) hineinreichen kann (Syringobulbie). Diese flüssigkeitsgefüllten Höhlen reichen häufig quer von einem Hinterhorn zum anderen mit Ausdehnung zur Commisura anterior und bestimmen durch Kompression der in der Nachbarschaft verlaufenden Rückenmarkbahnen sowie der Vorderhornzellen die klinischen Symptome. Gelegentlich besteht eine Verbindung zum Zentralkanal. Am häufigsten findet sich die Syringomyelie zervikal, sie kann bis in die oberen Thorakalsegmente reichen.

Klinik und Befunde

Die ersten Symptome treten bei den betroffenen Patienten oft erst im 2. bis 4. Lebensjahrzehnt auf. Im Vordergrund steht dann eine dissoziierte Empfindungsstörung als Folge einer schwerpunktmäßigen Beeinträchtigung des Tractus spinothalamicus lateralis (Leitung von Temperatur- und Schmerzsinn) bei ungestörten Hinterstrangfunktionen (Tiefensensibilität). Zusätzlich werden hartnäckige radikuläre Schmerzen angegeben. Im fortgeschrittenen Stadium treten segmental motorische Ausfälle mit umschriebenen schlaffen Paresen, Atrophien und Faszikulationen (Vorderhornzellschädigung) auf. Unterhalb der Läsion ist mit der Entwicklung einer Para- oder Tetraspastizität zu rechnen. Auch spastische Blasenfunktionsstörungen bestimmen das Bild. Da nicht selten die im Seitenhorn des Rückenmarks verlaufenden vegetativen Bahnen mitbetroffen sind, kommt es zu trophischen Störungen mit livider Verfärbung an den Extremitäten. In Verbindung mit dem schwer gestörten Schmerz- und Temperaturempfinden kommt es häufig zu verstümmelnden Verletzungen und Verbrennungen des Patienten, die eine sehr schlechte Wundheilungstendenz zeigen.
Bei der Syringobulbie ist eine entsprechende Hirnstammsymptomatik mit Zungen- und Schlundmuskulaturbeeinträchtigung, Nystagmus usw. zu erwarten. Die Symptome der Syringomyelie sind langsam progredient und nur schwer therapeutisch zu beeinflussen.

Diagnostik und Therapie

Diagnostisch richtungsweisend ist das spinale MRT (*Abb. 91*). Neurophysiologische Zusatzmethoden (SEP, MEP, S. 61) dokumentieren das funktionelle Defizit.
Neben einer symptomatisch analgetischen Behandlung (Medikamente, TENS: Transkutane elektrische Nervenstimulation) wird bisher mit wechselndem Erfolg eine lokale Strahlenbehandlung und eine operative Entlastung der Hohlräume durch Shuntanlagen empfohlen. Bei Spastizität empfiehlt sich ein Medikationsversuch mit Memantine, Baclofen oder anderen Antispastika.

Die **Physiotherapie** hat zum Ziel, individuelle Möglichkeiten im Umgang mit der spinalen Spastizität aufzuzeigen, um Selbständigkeit so lange als

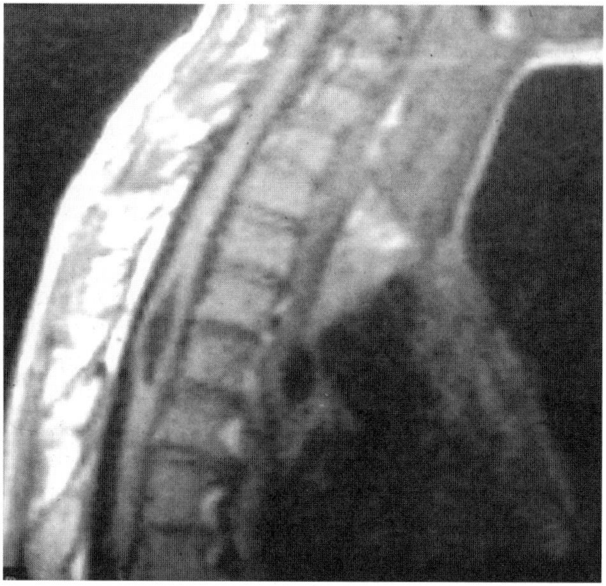

Abb. 91: *Zervikale Höhlenbildung eines Patienten mit Syringomyelie (MRT).*

möglich zu erhalten und Kontrakturen in Grenzen zu halten. Durch entsprechende Maßnahmen können die Tonusverhältnisse für einen kürzeren Zeitraum beeinflußt werden (vor allem durch Rotation der WS) und so eine vorübergehende Entspannung für den Patienten schaffen.

Neurogene Fußdeformitäten

Fußdeformitäten finden sich häufig kongenital und sind meist multifaktoriell bedingt. Bei folgenden Fußmißbildungen ist eine Assoziation mit Spina bifida häufig: Klumpfuß, Ballen-Hohlfuß und Hacken-Knickfuß. Der Ballen-Hohlfuß entwickelt sich neurogen auch bei spinalen Muskelatrophien, neuraler Muskelatrophie und bei Heredoataxien (siehe dort). Weitere Fußdeformitäten wie der Hacken-Hohlfuß (bei N. tibialis-Lähmung, Poliomyelitis) und der Spitzfuß (bei diversen Erkrankungen mit schlaffen und spastischen Lähmungen) werden nicht mit Entwicklungsstörungen des Rückenmarks in Verbindung gebracht.

3. KOMBINIERTE ERKRANKUNGEN DES GROSSHIRNS UND DES RÜCKENMARKS

Amyotrophe Lateralsklerose (ALS)

Ätiologie

Es handelt sich hierbei um eine im mittleren bis höheren Lebensalter auftretende kombinierte Degeneration der Pyramidenbahn (1. Motoneuron) und der Vorderhornzellen (Beginn des 2. Motoneurons) mit rascher Progredienz, ohne daß bisher auch nach intensiver Forschung eine Ätiologie (infektiös? toxisch? immunologisch?) und ein kausaler Therapieansatz erkennbar wurden (*Abb. 92*). Selten ist ein paraneoplastisches Syndrom die Ursache. Das klinische Bild wird bestimmt durch das gleichzeitige Betroffensein von Vorderhornzellen und Pyramidenbahn. Bezüglich der Symptomkonstellation kombinieren sich Symptome der spinalen Muskelatrophie mit denen der spastischen Spinalparalyse, wobei die Prognose der ALS ungleich ungünstiger ist.

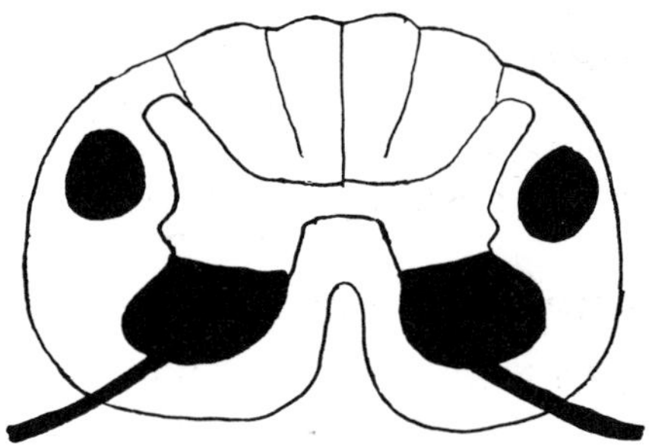

Abb. 92: *Betroffene Strukturen bei amyotropher Lateralsklerose (Schema).*

Klinik und Befunde

Zu Beginn der Erkrankung finden sich als Ausdruck der Schädigung des 2. Motoneurons polytope Muskelfaszikulationen im Bereich der Extremitäten, des Rumpfes, des Gesichts und der Zunge (bulbäre Beteiligung). Im Verlauf bilden sich deutliche Atrophien aus, meist mit einem Schwerpunkt im Bereich der Handmuskeln (*Abb. 93*). Später (in einzelnen Fällen auch bereits von Anfang an) kommen als Ausdruck der Schädigung des 1. Motoneurons pathologisch gesteigerte Muskeleigenreflexe, Pyramidenbahnzeichen, spastische Tonuserhöhungen usw. hinzu. Insgesamt gibt es bezüglich der Kombination der Ausfälle viele Varianten, so daß z. B. bei initial reiner Vorderhornzellschädigung die Abgrenzung zur spinalen Mus-

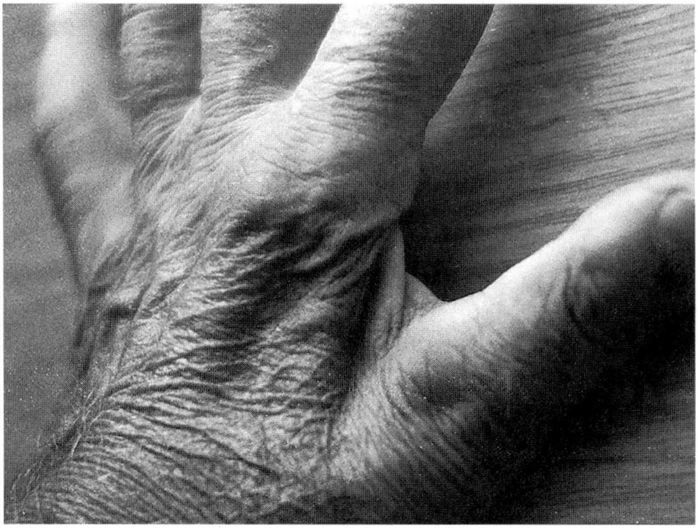

Abb. 93:
Atrophie der Handmuskulatur bei amyotropher Lateralsklerose.

kelatrophie schwierig sein kann und erst im Verlauf bei Hinzutreten von Pyramidenbahnzeichen die kombinierte Motoneuronerkrankung im Sinne der ALS erkennbar wird. Sensibilitätsstörungen treten nicht auf. Ist auch das Gebiet der unteren motorischen Hirnnervenkerne (Beachte: Augenmuskeln bei ALS als einzige nicht mit einbezogen) betroffen, kommt es zu rasch progredienten Paresen der Schlundmuskulatur, einer Atrophie der Zunge mit sehr störenden Faszikulationen und Fibrillationen, zu einer Schwäche der mimischen Muskulatur, die sich subjektiv in einer sehr quälenden Schluckstörung (Dysphagie) und einer oft bis zur Unverständlichkeit entstellten Dysarthrie äußert *(progressive Bulbärparalyse)*. Männer sind häufiger betroffen als Frauen, die Erkrankung zeigt einen Manifestationsschwerpunkt im Alter zwischen 50 und 60 Jahren. Die ALS schreitet unbehandelbar chronisch progredient bei völlig ungestörten kognitiven Funktionen fort. Sie führt besonders bei älteren Patienten durchschnittlich drei Jahre nach der Diagnosestellung zum Tod, der meist aufgrund von Komplikationen durch die zunehmende, bewußt erlebte Immobilisation (Pneumonie, Harnwegsinfekte usw.) und eine progrediente Parese der willkürlichen Atemmuskulatur eintritt.

Diagnostik

Neurophysiologische Zusatzuntersuchungen wie EMG, aber auch motorisch evozierte Potentiale zeigen einerseits den chronisch-neurogenen Prozeß der Vorderhornzellschädigung (sog. »Riesenpotentiale«), andererseits verlängerte zentrale Leitungszeiten der betroffenen Pyramidenbahnen. Aufgrund der infausten Prognose ist eine sehr sorgfältige Ausschlußdiagnostik z. B. zervikomedullärer Prozesse, insbesondere der zervikalen Myelopathie mittels bildgebender Verfahren wie Myelographie und Magnetresonanztomographie erforderlich. Mittels Lumbalpunktion muß ein chronisch-entzündlicher Prozeß ausgeschlossen werden.

Therapie

Neuerdings steht eine kausal wirkende Substanz in Form von Rilutek (Riluzol) zur Verfügung, die bei Sonderform der ALS mit bulbärem Schwerpunkt die Lebensdauer verlängern soll, nicht aber die insgesamt ungünstige Prognose verändert.
Symptomatisch können im Verlauf Acetylcholinesterase-Hemmstoffe (s. Myasthenie, S. 329) eingesetzt werden, die die Muskelschwächen, insbesondere die Schluckbeschwerden bessern können. Wegen einer zunehmenden, subjektiv sehr störenden Speichelansammlung (Schluckinsuffizienz) kann eine radiogene Ausschaltung der Speicheldrüse erwogen werden. Ganz im Vordergrund bei den therapeutischen Maßnahmen steht eine individuelle Psycho- und Sozialtherapie des Patienten und seiner Umgebung. Wegen der infausten Prognose sollte die Indikation zur Beatmung bei zunehmender Ateminsuffizienz sorgfältig geprüft werden (inhumane Langzeitbeatmungssituation).
Von einigen Patienten wird die Möglichkeit der assistierten Heimbeatmung als Bereicherung der Lebensqualität empfunden.
Der Physiotherapeut kann eventuell in der Anfangsphase des Prozesses Möglichkeiten zur Nutzung von Kompensations- oder Ersatzmechanismen für atrophierte Muskelgruppen aufzeigen. Aufgrund der raschen Progredienz, die durch Physiotherapie ebenfalls nicht beeinflußbar ist, wird der Nutzen aber nur von begrenzter Dauer sein. Sehr bald werden die Prophylaxen und eine eher psychologische Betreuung des Betroffenen und seines Umfelds Hauptziele der Behandlung. Für Betreuende sollten Hilfestellungen zu den Bereichen rückenschonendes Verhalten und Erleichterungen des Alltags durch Hilfsmittel angeboten werden.

Encephalomyelitis disseminata (Multiple Sklerose)

Ätiologie und Epidemiologie

Die Multiple Sklerose (MS) gehört zu den häufigsten neurologischen Erkrankungen in Europa, Nordamerika und Australien und nimmt in ihrer Häufigkeit (Inzidenz) mit dem Abstand vom Äquator zu. Bevorzugt sind

Frauen im jüngeren Lebensalter (2. bis 3. Lebensjahrzehnt) betroffen. Pathoanatomisch handelt es sich um einen perivenös (um Venen herum) akzentuierten Zerfall von Myelinscheiden (multiple Demyelinisierung) der weißen Substanz mit einer schwerpunktmäßigen Lokalisation entlang der Ventrikel, im Bereich des Kleinhirns, des Hirnstamms, des Sehnervs und des Rückenmarks. Die Ätiologie ist auch heute noch nicht sicher geklärt. Als pathogenetische Arbeitshypothesen werden u. a. eine Autoimmunerkrankung und eine slow-virus-Infektion gehandelt.

Klinik und Befunde

Charakteristisch für diese Erkrankung und bestimmend für die Symptomatik ist ihr Auftreten an vielen Stellen (multilokuläres Auftreten) einerseits und die Chronizität (mit schubförmigem bis chronisch progredientem Verlaufstyp) andererseits. Durch das multilokuläre Auftreten der Entzündungsherde entstehen vielfältige Ausfallerscheinungen. Charakteristisch für alle Symptome ist eine partielle oder auch vollständige Erholung (Remission) dieser Störungen innerhalb weniger Wochen.

Hirnnervenschädigungen treten häufig auf. Oft findet man eine Retrobulbärneuritis ein- oder beidseitig, wobei die Patienten eine deutliche Visusabnahme und ein Sehen »wie durch einen Schleier« angeben. Dies kann bis zur ein- oder beidseitigen (monokulären oder binokulären) Erblindung gehen. Ophthalmologisch läßt sich im Bereich des Augenhintergrunds nach durchgemachter Retrobulbärneuritis eine Atrophie der Sehnervenpapille und der Befund einer sog. »temporalen Abblassung« der Papille erheben. Lähmungen einzelner Augenmuskeln führen zum charakteristischen Befund von Doppelbildern (Diplopie). Eine Irritation des N. trigeminus kann zu Sensibilitätsstörungen im Gesicht, aber auch zu dem Bild einer ein- oder beidseitigen Trigeminusneuralgie führen. Bei Affektion des N. vestibularis stehen systematische Drehschwindelattacken mit Nystagmus im Vordergrund. Sind die kaudalen Hirnnerven in den Prozeß miteinbezogen, können Dysphagie und Dysarthrie im Vordergrund stehen.

Im Bereich der Motorik fallen spastische Paresen (Muskeleigenreflexe im Niveau angehoben, pathologisch verbreiterte Reflexzonen, Pyramidenbahnzeichen, spastische Tonuserhöhung im Sinne einer Para- oder Tetraspastizität) auf. Die Bauchhautreflexe als Fremdreflexe sind dagegen oft frühzeitig erloschen. Demyelinisationen im Kleinhirnbereich führen zu schweren Koordinationsstörungen mit Gang- und Standataxie, Unsicherheiten in den Zielversuchen, Dysmetrie mit Intentionstremor und gleichfalls zu einer schweren Dysarthrie (oft skandierend = »treppenförmig« abgesetztes Sprechen).

Die Sensibilitätsstörungen sind vielgestaltig und sehr häufig. Oft imponieren sehr unangenehme Parästhesien vornehmlich an Händen und Füßen. Objektiv finden sich umschriebene, diffuse, d. h. nicht segmental oder peripher zuzuordnende Hypästhesien und Hypalgesien sowie eine Störung der Tiefensensibilität. Bei Befall des Rückenmarks kommt als Befund oft eine spastische Blasenstörung hinzu. Bei sehr ungünstigem rasch progredientem oder wiederholt schubförmigem Verlauf findet sich gehäuft der Befund eines schweren Psychosyndroms mit organischer Wesensänderung, Kritikschwäche und inadäquater Euphorie.

Diagnostik

Im Verlauf ist oft bereits klinisch die wahrscheinliche Diagnose einer Multiplen Sklerose durch den Nachweis der Polytopie der Ausfälle bei gleichzeitiger Chronizität möglich. Die apparative Diagnostik stützt dies durch

- *den Nachweis der multilokulären Affektion:* Als bildgebende Methode hat sich hier gegenüber dem CT das MRT durchgesetzt. Mit dieser Methode lassen sich die multiplen Entmarkungsherde mit der entzündlich gestörten Blut-Liquor-Schranke sehr gut darstellen (*Abb. 94*). Die neurophysiologischen Methoden haben zum Ziel, Blockaden in den zentralen Leitungsbahnen nachzuweisen. Zu diesem Zwecke werden evozierte Potentiale (visuell, akustisch, somatosensibel und motorisch)

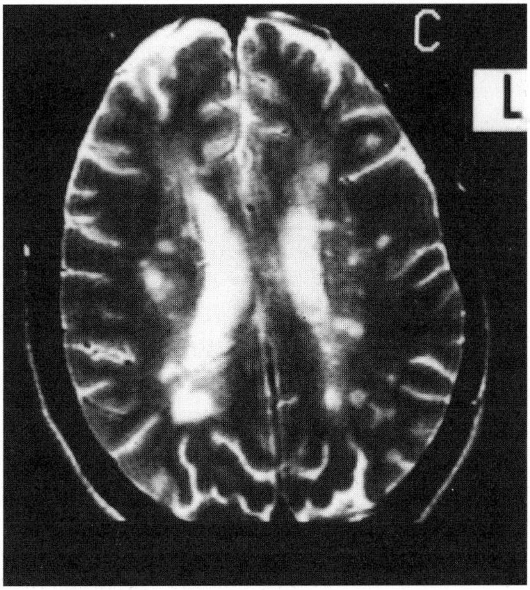

Abb. 94: *Polytope paraventrikuläre Entmarkungsherde bei gesicherter Multipler Sklerose (MRT).*

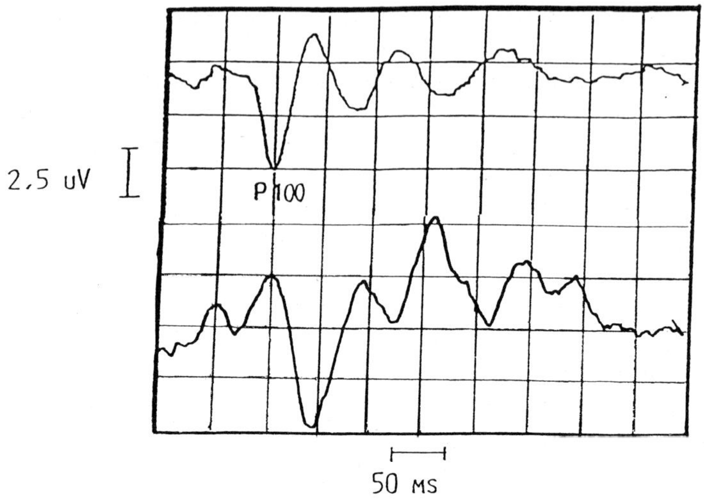

Abb. 95: *Visuell evoziertes Potential (VEP) bei gesicherter Multipler Sklerose: Linkes Auge (untere Spur) pathologisch verlangsamt (ca. 150 ms), rechtes Auge (obere Spur) physiologisch. P 100 = 100 ms. (Aus eigenem elektrophysiologischem Labor.)*

appliziert. Als typischen Befund findet man in *Abb. 95* die einseitige Verzögerung eines visuell evozierten Potentials.

- *den Nachweis der ZNS-eigenen Entzündung:* Unerläßlich ist die Liquorpunktion. Hier findet man häufig zu Beginn der Erkrankung eine leichte Zellzahlerhöhung mit lymphozytärem Zellbild und einzelnen Plasmazellen. Im Verlauf findet sich oft eine Erhöhung des Gammaglobulingehaltes bei nur gering vermehrtem Gesamteiweiß. Charakteristischerweise als Hinweis auf eine ZNS-eigene Infektion ist das Immunglobulin G (IgG) im Liquor gegenüber dem Serum deutlich erhöht (Quotientenbildung). Noch genauer ist der Nachweis einer Unterfraktion des IgG, der sog. »oligoklonalen Banden«, die bei isoliertem Nachweis im Liquor die Verordnungsdiagnose erhärten.

Verlauf und Therapie

Mit den Fortschritten in der Diagnostik (insbesondere mit der Darstellung der Entzündungsherde im MRT) wurde deutlich, daß es bei dieser Erkrankung ein weites Spektrum mit einem hohen Anteil sehr gutartiger Verlaufsformen (mono- oder oligosymptomatisch) gibt, was man bei der Aufklärung des Patienten über diese immer noch sehr angstbesetzte

Erkrankung berücksichtigen muß. Der Verlauf zeigt eine hohe Variabilität und läßt keine Gesetzmäßigkeit erkennen. Eine frühzeitige Prognosestellung (Zuordnung zu Verlaufsformen) ist nicht möglich. Während einzelne Patienten nur einen Schub oder wenige durchmachen und eine fast vollständige Remission zeigen, imponiert bei anderen ein rasch progredienter Verlauf oder eine engmaschige Schubfolge, bei denen nach nur mäßiger Rückbildung bald schwere Defektsyndrome im Vordergrund stehen. Eine dann zunehmende Immobilisation meist mit komplizierenden Harnwegsinfektionen, Pneumonien limitiert hier die Lebenserwartung.
Eine kausale Therapie ist nicht bekannt. Bettruhe und eine hochdosierte parenterale Kortisontherapie im akuten Schub führen zu einer Abschwächung der Symptomatik. Eine Dauertherapie mit immunsuppressiven Medikamenten wie Azathioprin soll die Schubrate positiv beeinflussen. Neueste Untersuchungen aus den USA haben zwischenzeitlich gezeigt, daß auch Beta-Interferon, ein weiteres Immunsuppressivum, wirksam neue Schübe verhindert. Zahlreiche Außenseitermethoden (Sauerstoffbehandlung, Spezialdiät, Thymusextrakt usw.) konkurrieren um den Anspruch einer effektiven MS-Behandlung, ohne nachweisbare Erfolge aufzeigen zu können. Entscheidend für den MS-Kranken kann die symptomatische Therapie mit medikamentöser Behandlung der Spastizität (Memantine, Baclofen u. a.), der Blasenfunktionsstörung und der neuralgiformen Schmerzzustände sein.

PHYSIOTHERAPIE

Die Komplexität der Befundaufnahme und Behandlung von MS-Patienten entsteht dadurch, daß bei den Schüben unterschiedliche Stellen im ZNS angegriffen werden und Remissionen zum Teil nur unvollständig erfolgen. Im Verlauf der Erkrankung steht für den Physiotherapeuten bei der bunten Symptomatik häufig eine Kombination von Symptomen zentraler Paresen und dem zerebellären Syndrom im Vordergrund.
Liegt ein akuter Schub vor, so muß das Ausmaß der körperlichen Belastung mit dem behandelnden Arzt abgestimmt werden. Bei bereits dem Team bekannten Patienten ist es sehr hilfreich, wenn frühere Befunde vorliegen, um Vergleichswerte zu haben.

Befund

Befragung: Informationen über Dauer und Verlauf der Erkrankung, die momentane Situation (akuter Schub?, Verschlechterungen?), die Selbständigkeit im Alltag, eingesetzte Hilfsmittel und über die subjektiv am meisten belastende Symptomatik sind richtungsweisend für das Vorgehen.

Im weiteren zielt die Befundaufnahme darauf ab, das Ausmaß von Spastizität, Muskelinnervation, Gelenkbeweglichkeit und ataktischen Komponenten zu erfassen und in Relation zur Selbständigkeit zu setzen.
Eine typische Symptomkonstellation ist Spastizität der unteren Extremitäten und Rumpfataxie bzw. auch Ataxie der oberen Extremität. Es bietet sich an, zuerst das Ausmaß der Spastizität beim Bewegen zu erfassen, wodurch zugleich auch die Gelenkbeweglichkeit deutlich wird. Wird durch Tonusregulation oder auch durch die Wahl einer hemmenden ASTE Spastizität reduziert, kann innervierbare Muskulatur leichter aktiviert werden, so daß sich das Ausmaß vorhandener Innervation oft erst während der Behandlung zeigt. Da Spastizität im Hinblick auf ataktische Komponenten einen eher stabilisierenden Effekt haben kann, ist es möglich, daß das Ausmaß der Ataxie nach tonussenkenden Maßnahmen deutlicher sichtbar wird. Zum Erfassen ataktischer Komponenten werden bzgl. der Extremitäten Koordinationsversuche durchgeführt. Voraussetzung hierfür ist mindestens MW 3 der ausführenden Muskelgruppen. Inwieweit Tiefensensibilitätsstörungen als Ursache der Ataxie zugrunde liegen, deutet sich bei der Ausführung der Versuche mit geschlossenen Augen an. Das Ausmaß der Rumpfataxie wird in der ASTE Sitz beim Armvorhalteversuch, beim aktiven Bewegen der WS in FLEX / EXT und beim Auslösen von Gleichgewichtsreaktionen deutlich.

Ziele/Maßnahmen

Liegt ein akuter Schub als Grund für die Behandlung vor, so werden während des Schubs meist Prophylaxen verordnet. Bei beginnender Remission muß sich dann die weitere Zielsetzung an der vorher vorhandenen Selbständigkeit orientieren.
Im weiteren orientiert sich die Behandlung je nach Hauptsymptomatik an den Behandlungsprinzipien des jeweils zuzuordnenden Syndroms (siehe dort). Bei Symptomen unterschiedlicher Syndrome ist es oft günstig, zuerst die der zentralen Parese zuzuordnenden Symptome zu beeinflussen. Sensibilitätsstörungen und hier besonders Parästhesien sind durch krankengymnastische Maßnahmen nur in seltenen Fällen positiv beeinflußbar. Die Erhaltung oder Verbesserung der Selbständigkeit im Alltag sollte als Fernziel immer angestrebt werden.
Da die Belastbarkeit vieler Patienten deutlich herabgesetzt ist und Überforderung eventuell neue Schübe begünstigt, muß die Dosierung der Be-

handlung sehr individuell gewählt werden. Die Anwendung von Wärme kann die Symptomatik verschlechtern.

NEUROSYPHILIS

Ätiologie und Verlauf

Hierbei handelt es sich um eine infektiöse Geschlechtskrankheit, wobei die Erreger Spirochäten (Treponema pallidum) sind. Seit der Möglichkeit einer frühzeitigen effektiven Behandlung der Syphilis (= Lues) mittels hochdosiertem Penicillin ist die Erkrankung im Gegensatz zu früher nur noch selten in ihrem klinischen bunten Erscheinungsbild anzutreffen und der Physiotherapeut wird selten mit betroffenen Patienten konfrontiert. Es handelt sich dann meist um ältere Patienten mit Infektionen vor der Penicillin-Ära, bei denen schwere Residualsyndrome mit psychischen Veränderungen im Vordergrund stehen. Durch die starken Wanderungsbewegungen in der Bevölkerung, den Ferntourismus und vermehrte Promiskuität ist wieder mit einem Anstieg der Neuinfektionen zu rechnen. Nicht selten findet sich eine Kombination mit einer AIDS-Infektion. 10–15% der Patienten entwickeln im Verlauf neurologische Symptome (Neurosyphilis im engeren Sinne). Der genaue Infektionszeitpunkt ist bei 50% der Erkrankten unklar, er liegt in bekannten Fällen oft 20–30 Jahre zurück.
Man unterscheidet folgende Stadien:
Als *Primärstadium* wird die wenige Tage nach der Infektion auftretende lokale Infiltration an der Infektionsstelle bezeichnet. Im *Sekundärstadium*, 1–3 Monate nach der Infektion, kann es zu einer akuten Meningoenzephalitis kommen, die oft einen fatalen Verlauf nimmt und mit entsprechenden entzündlichen Veränderungen im Liquor einhergeht. Im Vordergrund stehen hier Somnolenz, Koma, Entwicklung von Hemiparesen, epileptischen Anfällen und Hirnnervenstörungen. In der *Tertiärperiode* (zwei oder mehr Jahre nach der Infektion) wird die »Lues cerebrospinalis« beobachtet, ein buntes klinisches Bild, das sich schleichend einstellt, bei dem man pathoanatomisch neben lokalen Entzündungsherden und Gefäßentzündungen (Vaskulitiden) auch gewebsproliferative Prozesse mit Granulombildungen (Gummata), die raumfordernden Charakter gewinnen können, findet. Bei massiver Granulombildung kann sich das Bild einer Hirndrucksymptomatik (Stauungspapille, Nüchternerbrechen usw.) ergeben. Klinisch beobachtet man oft ein Nebeneinander von leichter Meningitis, Hirnnervenfunktionsstörungen, psychischen Auffälligkeiten und lokalen Herdbefunden wie z. B. zentralen Monoparesen,

Aphasien sowie bei Befall des Rückenmarks auch mehr oder minder komplette Querschnittsyndrome.
Erkrankungsbilder, die man auch dem *Quartärstadium* zuordnen kann, sind die *Tabes dorsalis* und die *progressive Paralyse*, die man oft erst nach einer Latenz von 10–25 Jahren beobachtet.

Klinik und Befunde

Tabes dorsalis: Sie tritt im Durchschnitt 8–12 Jahre nach der Infektion auf, wobei sich schwerpunktmäßig degenerative Veränderungen im Spinalmark finden (Hinterstrangsystem besonders betroffen). Männer erkranken häufiger als Frauen. Frühzeichen der Erkrankung sind heftigste (»lanzinierende«) Schmerzen. Schmerzhafte Spasmen in Oberbauch, Darm und Urogenitalbereich werden als tabische Krisen bezeichnet. Die Sensibilitätsstörungen sind vielfältig in Form von Parästhesien, auch umschriebenen Hyp- und Analgesien und vermindertem Tiefenschmerz. Die oft im Vordergrund stehende Tiefensensibilitätsstörung kann zu einer schweren Gangataxie, gleichzeitig aber auch zur ausgeprägten Muskelhypotonie und einer Abschwächung der MER führen. Im Hirnnervenbereich wird oft eine Atrophie des N. opticus mit einer reflektorischen Pupillenstarre (fehlende Lichtreaktion bei guter oder nur gering eingeschränkter Reaktion der Pupille auf Naheinstellung) beobachtet. Neurovegetativ entwickeln sich Blasenatonie und Impotenz.

Progressive Paralyse: Die progressive Paralyse tritt mit einer Latenz von 10–20 Jahren nach der Primärinfektion auf und macht 45% der Fälle von Neurolues aus. Auch hier sind Männer häufiger als Frauen betroffen. Pathogenetisch-anatomisch findet man eine chronische Meningoenzephalitis, die das klinische Bild im Sinne einer diffusen Großhirnaffektion bestimmt. Im Vordergrund steht eine progrediente Demenz mit Kritiklosigkeit, manischen, expansiven Zügen (Manie = Größenwahn). Epileptische Anfälle verkomplizieren das Bild. Das Sprechen wird dysarthrisch. Es finden sich Pupillenstörungen wie bei der Tabes dorsalis. Herdsymptome in bunter Kombination wie Hemiparesen, Aphasien, Pyramidenbahnzeichen treten auf.
Als Taboparalyse bezeichnet man eine Kombination der genannten Störungen mit dem Symptomenkomplex der Tabes dorsalis.

Diagnostik

Im Zentrum stehen die serologischen Untersuchungen im Blut und Liquor. Der Treponemen-spezifische Hämagglutinationstest (TPHA) beweist die Syphilis-Infektion und bleibt auch nach erfolgreicher Therapie positiv.

Ebenfalls spezifisch ist der Flureszenz-Treponemen-Antikörper-Absorptionstest (FTA-Test). Der positive 19-S-IgM-FTA-Absorptionstiter signalisiert die Anwesenheit lebender Treponemen im Körper und die unbedingte Behandlungsbedürftigkeit. Die Akutheit des luischen Prozesses wird außerdem durch den VDRL (veneral-disease-research-laboratory-Test) angezeigt. Zuverlässig läßt sich die Treponemen-spezifische ZNS-eigene Immunglobulin-IgG-Synthese durch eine Quotientenbildung von TPHA-IgG im Liquor und Serum bestimmen. Der Liquor zeigt bei akuter Entzündung eine deutliche Zellzahlerhöhung. Der TPHA-Test und der einfache FTA-Test können auch nach erfolgreicher Behandlung lebenslang positiv bleiben (»Serumnarben«), so daß man bei fehlenden neurologischen Auffälligkeiten im Sinne der Neurolues auch von einer »Lues latens seropositiva« spricht.
Die gesamte weitere apparative Diagnostik zielt darauf ab, entweder bildgebend die vielfältigen entzündlichen Veränderungen darzustellen, bzw. Leitungsblockaden durch Applikation evozierter Potentiale nachzuweisen.

Therapie

Die Therapieentscheidung entsteht mit dem Nachweis der oben beschriebenen Aktivitätsparameter in Serum und Liquor und Entzündungszeichen im Liquor. Es wird in Abhängigkeit von dem Ausmaß der Treponemen-Infektion eine ein- bis zweiwöchige hochdosierte parenterale Penicillinbehandlung empfohlen, an die sich über mehrere Jahre regelmäßige Liquorkontrollen anschließen müssen, um eine erneute Behandlungsbedürftigkeit rechtzeitig zu erfassen und einer Chronizität dieser Erkrankung vorzubeugen.

NEUROBORRELIOSE

Ätiologie

Im letzten Jahrzehnt konnte die Infektionskrankheit Neuroborreliose mit akutem und chronischem Verlauf, die u. a. auch das zentrale und periphere Nervensystem erfaßt, weitgehend aufgeklärt werden. Der Erreger ist eine Spirochäte, ein Bakterium, das nach dem Erstbeschreiber als Borrelia burgdorferi bezeichnet wird. Während es in den USA nur einen Subtyp gibt, sind in Europa mindestens drei Subtypen beschrieben.

Die Übertragung erfolgt in aller Regel durch Zeckenbiß. Entsprechend ergibt sich eine Häufung dieser Erkrankung in waldreichen Gegenden

Süddeutschlands mit saisonalem Schwerpunkt in der Zeit von Mai bis November.

Klinik und Befunde

Auch hier entsteht ein buntes klinisches Bild, das sich im wesentlichen in ein akutes Syndrom mit Zeichen einer Meningopolyneuritis (Morbus Bannwarth) und ein chronisches Verlaufsstadium mit Zeichen einer Enzephalomyelitis einteilen läßt. In charakteristischer Abfolge zeigt sich zunächst nach Tagen ein lokaler Hautbefund mit ringförmiger Rötung an der Bißstelle, das Erythema chronicum migrans. Vier Wochen später entwickeln sich Schmerzen zunächst an der Bißstelle, dann mit Ausstrahlung und schließlich das Bild einer Polyneuropathie oder Polyradikulitis (weiteres siehe unter Borrelienpolyradikulitis, S. 290). In dieser Phase läßt sich bereits im Liquor eine entzündliche Mitreaktion im Sinne einer Meningitis nachweisen. Bei einer vor allem in Nordamerika auftretenden Spielart der Erkrankung (»Lyme Disease«) entwickeln sich zusätzlich deutliche Symptome einer Myelitis und Enzephalitis. Auch eine Herzbeteiligung ist beschrieben (Myokarditis), die zu Rhythmusstörungen führen kann.

Diagnostik und Therapie

Die Diagnose ergibt sich durch eine deutliche Zellzahlerhöhung im Liquor und spezifische positive IgM- und IgG-Antikörper-Titer gegen Borrelien sowohl im Blut, als auch im Liquor.
Aufgrund der hohen Durchseuchung in der Bevölkerung sind serodiagnostische Bestätigungstests wie z. B. der Immunoblot (»Westernblot«) heute unerläßlich. Der Erreger ist hochempfindlich auf Penicillin, Tetrazykline und Cephalosporine, so daß die adäquate Therapie eine 10tägige hochdosierte parenterale Gabe der Antibiotika ist. Wird die akute Verlaufsform (Myelitis und Enzephalitis) nicht ausreichend behandelt (oder nicht erkannt), so entwickelt sich ein eher blandes, in der Symptomatologie aber sehr vielfältiges Bild im Sinne einer chronischen Enzephalomyelitis, die bezüglich der multilokulären Ausfallerscheinungen an die Multiple Sklerose erinnert. Aktuell wurden in Einzelfällen sogar Symptomkomplexe beschrieben, die an die ALS erinnerten (Haas 1998). Dann ist gleichfalls die hochdosierte, gegebenenfalls erneute Penicillin- oder Cephalosporin-Therapie indiziert.
Insgesamt ist die Prognose dieser Erkrankung bei rascher Diagnosestellung und effektiver Therapie sehr günstig.

SPINOZEREBELLÄRE HEREDOATAXIEN

Hierunter versteht man vererbte degenerative Erkrankungen, die schwerpunktmäßig einzelne Rückenmarkbahnen und vor allem das Kleinhirn (entweder primär oder im Rahmen der Degeneration spinozerebellärer Bahnen sekundär) erfassen. Die Großhirnbeteiligung steht meist im Hintergrund und äußert sich in langsam fortschreitender dementieller Entwicklung. Unter den zahlreichen Verlaufsvarianten sollen die historisch bekanntesten exemplarisch vorgestellt werden, die wahrscheinlich Varianten in einem Spektrum von Kleinhirnerkrankungen entsprechen.
Molekulargenetische und immunologische Testmethoden haben heute neben einer paraneoplastischen Form (bei Bronchial-Neoplasma) zahlreiche hereditäre (vererbte) Unterformen identifizieren lassen, so die CAG-Triplet-Erkrankungen, Machado-Joseph-Erkrankung und die SCA-Typen (SCA=sporadic cerebellar atrophy).

Friedreich-Krankheit

Ätiologie

Die nach N. Friedreich benannte Erkrankung führt zu einer langsam progressiven Degeneration des Hinterstrangsystems, der spinozerebellären Verbindungsbahnen sowie der Pyramidenbahnen. Meist ist ein autosomal-rezessiver Erbgang nachzuweisen.

Klinik und Befunde

Die Erkrankung beginnt mit einer zunehmenden Gangunsicherheit, die sich in einzelnen Fällen bereits beim Gehenlernen in der frühen Kindheit bemerkbar macht. Im weiteren Verlauf tritt eine Ungeschicklichkeit der Hände und eine Artikulationsstörung hinzu (explosive, unkontrollierte Sprache). Die Hinterstrangdegeneration führt im weiteren Verlauf zu einer Tiefensensibilitätsstörung, einer schweren Hypotonie der Muskulatur und fehlenden Muskeleigenreflexen. Schließlich resultiert ein tapsiges, grob unsicheres, spinal ataktisches Gangbild. Als Folge der Hinterstrangdegeneration entwickelt sich der sog. Friedreich-Fuß (Hohlfußbildung: EXT der Zehengrundgelenke, FLEX der Endgelenke bei verstärkter Ausprägung des Fußlängsgewölbes). Zusätzlich nimmt auch die Oberflächensensibilität von distal beginnend ab. Als Hinweis auf die Pyramidenbahnaffektion kann sich das Babinski-Zeichen bds. einstellen. Trotz beachtlicher Verlaufsvariabilität kommt es zur zunehmenden Invalidisierung und in aller Regel noch vor dem 35. Lebensjahr zur Rollstuhlpflichtigkeit. Degenerative Veränderungen im Bereich des Großhirns machen sich durch einen zunehmenden intellektuellen Abbau und gelegentlich auch durch eine Optikusatrophie bemerkbar.

Eine kausale Therapie ist nicht bekannt. Krankengymnastische Behandlungsansätze konzentrieren sich auf die ausgeprägten Koordinationsstörungen und die dadurch auftretende Gleichgewichtsproblematik (s. auch zerebelläres Syndrom, Hinterstrangsyndrom).

Nonne-Marie-Krankheit

Ätiologie

Im Unterschied zur FRIEDREICH-Erkrankung, bei der das Kleinhirn sekundär durch die spinozerebelläre Degeneration in den Krankheitsprozeß einbezogen ist, findet man hier bei diesem genetisch uneinheitlichen Krankheitsbild eine primäre Kleinhirndegeneration, oft mit Einbeziehung des Hirnstamms.

Klinik und Befunde

Der Krankheitsbeginn ist deutlich später und liegt zwischen dem 20. bis 40. Lebensjahr. Im Vordergrund stehen die schweren zerebellär bedingten Koordinationsstörungen mit ausgeprägter Ataxie. Ebenfalls im Unterschied zur FRIEDREICH-Erkrankung findet man gehäuft Augenmuskelparesen, Optikusatrophien und vermehrt auch einen intellektuellen Abbau. Dagegen manifestieren sich spinale Funktionsstörungen in Form von zunehmender Para-, bzw. Tetraspastizität erst später. Hinterstrangfunktionsstörungen sind weniger deutlich.

Therapie

Auch bei dieser Erkrankung ist keine kausale Therapie bekannt. Ein Therapieversuch mit 5-Hydroxytryptophan wird empfohlen. Bei Spastizität können Spasmolytika indiziert sein (s. unter zentrale Parese).
Die krankengymnastische Behandlung richtet sich nach den Prinzipien des zerebellären Syndroms und bei auftretender Spastizität nach den Gesichtspunkten bei zentraler Parese (Paraspastizität s. S. 242ff).

ERKRANKUNGEN DES PERIPHEREN NERVENSYSTEMS (PNS)

Das periphere Nervensystem (PNS) beginnt auf Höhe des spinalen Segments. Während das motorische (efferente) System seinen Ursprung in der Vorderhornzelle hat, wird das sensible (afferente) System zum Teil auf Segmentebene im Rückenmark verschaltet (Temperatur- und Schmerzempfindung) bzw. läuft unverschaltet bis zum Kerngebiet im unteren Hirnstamm (Nucleus cuneatus, Nucleus gracilis). Beide Teilsysteme verlaufen gemeinsam über den Thalamus zur sensiblen Hirnrinde. Die aus dem Vorderhorn kommende (motorische) Wurzel vereinigt sich vor dem Austritt aus dem Wirbelkanal (*Abb. 96*) mit der hinteren (sensiblen) Wurzel zum spinalen Nerv, der jeweils durch die Zwischenwirbellöcher zwischen zwei Wirbeln austritt. Die Nervenwurzeln (Radices) werden im Bereich der Halswirbelsäule nach den darunterliegenden Wirbeln als Zervikalwurzeln C1 bis C7 bezeichnet. Die 8. Zervikalwurzel (C8) verläuft zwischen dem 7. Halswirbel und dem 1. Brustwirbel. In den folgenden Abschnitten werden die Thorakal-, Lumbal- und Sakralwurzeln nach den darüber liegenden Wirbeln bezeichnet (Abb. 8, S. 28). Im Bereich der zervikalen und lumbalen Wurzeln bilden sich aus benachbarten Segmenten Nervengeflechte (Plexus cervicalis = C5–TH1, Plexus lumbalis L1–L5, Plexus lumbosacralis = L1–S3), aus denen sich dann die einzelnen peripheren Nerven für die verschiedenen sensomotorischen Funktionen der Extremitäten bilden.

Abb. 96: *Querschnittdarstellung des Wirbelkanals, des Rückenmarks, der Nervenwurzeln und angrenzender Strukturen (nach* K*AHLE,* L*EONHARDT,* P*LATZER).*

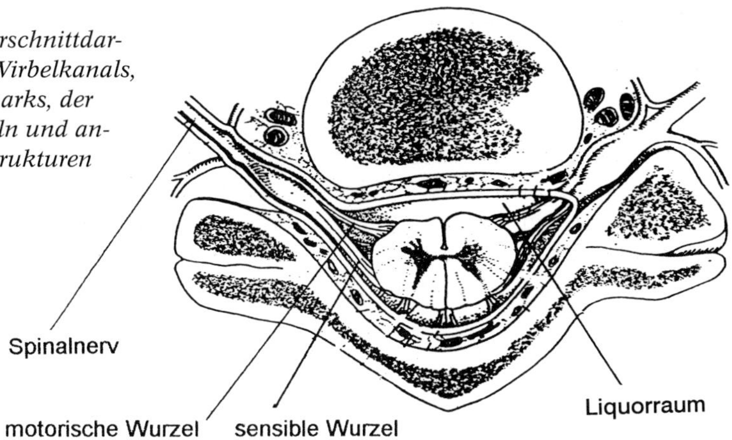

1. RADIOKULOPATHIEN (NERVENWURZELSCHÄDIGUNGEN)

Die spinalen Nervenwurzeln können im Bereich des Wirbelkanals oder an ihrer Austrittsstelle – dem Zwischenwirbelloch (foramen intervertebrale) – geschädigt werden. Hierbei ist folgendes zu beachten: Die Spinalnerven treten nicht auf Höhe ihrer zugehörigen Rückenmarksegmente aus der Wirbelsäule aus, da das Rückenmark im Verlauf des Wachstums eine geringere Länge als die Wirbelsäule erreicht. Dadurch verlängern sich die spinalen Nervenwurzeln von kranial nach kaudal und verlaufen im Bereich der Lendenwirbelsäule und des Kreuzbeins über mehrere Wirbelkörper durch den Wirbelkanal (Cauda equina), bevor sie durch das entsprechende Zwischenwirbelloch austreten (Abb. 8, S. 28). Werden einzelne Nervenwurzeln irritiert, so resultieren radikuläre Symptome. Ist die sensible Hinterwurzel betroffen, so resultiert eine Störung im entsprechenden sensiblen Versorgungsgebiet (Dermatom). Diese Störung kann sich in Parästhesien, Schmerzen oder umschriebenen Hypästhesien und Hypalgesien äußern. Da sich die Segmente bezüglich der sensiblen Innervation großzügig überlappen, fällt eine Hypästhesie und Hypalgesie bei isolierter Wurzelirritation jedoch kaum ins Gewicht. Bei Irritation einer motorischen Vorderwurzel kann eine schlaffe Lähmung des entsprechenden Muskels mit Herabsetzung des Muskeleigenreflexes und bei längerer Dauer auch Atrophie der Muskulatur entstehen. Da die großen Extremitätenmuskeln aber meist aus mehreren Segmenten (Myotome) versorgt werden, bleibt auch hier eine einzelne Wurzelirritation ohne schwerwiegenden Funktionsausfall. Es besteht dann lediglich eine Abschwächung der Muskelkraft (besonders des Kennmuskels des jeweiligen Segments). Die entsprechenden Muskeleigenreflexe können dann in der Diagnostik Indikatoren für einen monosegmentalen Ausfall sein.

Die isolierte Wurzelschädigung

(Nucleus pulposus Prolaps)

Ätiologie

Die häufigste Ursache einer isolierten Wurzelschädigung ist der sog. Bandscheibenvorfall. Dieser ist zum einen Folge einer physiologischen, mit dem Alter zunehmenden Degeneration der Bandscheibe und des umgebenden Bandapparates, zum anderen aber auch Folge unphysiologischen Verhaltens über einen längeren Zeitraum hinweg. Die Bandscheibe (Discus intervertebralis), die zwischen zwei benachbarten Wirbelkörpern liegt, puffert Kraftwirkungen in Achsenrichtung ab. Sie besteht aus einem bindegewebigen Faserring (Anulus fibrosus) und einem inneren gallertartigen Kern (Nucleus pulposus). Veränderungen der Bandscheibe (Einrisse im Anulus fibrosus = Chondrose, verminderter Flüssigkeitsgehalt und damit verminderte Elastizität des Kerns) in Verbindung mit einer abnehmenden muskulären Stabilisation der entsprechenden Wirbelsäulenabschnitte verursachen im ersten Stadium eine Verschiebung des Gallertkerns innerhalb der zunächst noch unversehrten Bandscheibe (Dérangement interne). Eine zunehmende Instabilität des Bewegungssegments durch Lockerung des Bandapparates infolge einer Höhenminderung der Bandscheibe bedingt eine erhöhte Verschieblichkeit benachbarter Wirbel zueinander (somit höhere mechanische Belastung) und schafft im Verlauf die Voraussetzung für eine *Bandscheibenprotrusion.* Hierbei dringt ein Teil des gallertartigen Bandscheibenkerns durch den Faserring, der aber noch intakt bleibt. Als eigentlichen Bandscheibenvorfall (*Prolaps*) bezeichnet man das Zerreißen des Anulus fibrosus, wodurch der Nucleus pulposus austritt. Fehlt jegliche Kontinuität des Kerns zum Anulus fibrosus, so spricht man von einem *Bandscheibensequester.* Ist der Bandscheibenvorfall eher *medial,* so bedingt dieses im zervikalen und thorakalen Abschnitt eine unmittelbare Rückenmarkkompression (medulläre Kompression) mit Zeichen einer Funktionsstörung der langen Bahnen. Im lumbosakralen Bereich kommt es dann zum Kompressionsbild *medial* gelegener Nervenwurzeln, dem Kaudasyndrom. Bei einem *posterolateralen* Bandscheibenvorfall findet man ein radikuläres Ausfallsbild ohne Zeichen medullärer Kompression (häufigste Form).

Klinik und Befunde

Die akuten Beschwerden treten meist im Zusammenhang mit einer plötzlichen Drehbewegung und/oder dem Anheben von schweren Lasten auf. Das Ergebnis ist ein heftiger Schmerz im Bereich des betroffenen Bewegungssegmentes, der mit einer entlastenden skoliotischen Fehlhaltung und einer Schmerzverstärkung bei bestimmten Bewegungen sowie bei intraspinaler Druckerhöhung durch Husten, Niesen oder Pressen einhergeht. Dieses Stadium ohne sichere topographische Beziehung zu einer Nervenwurzel wird als *Lumbalgie* bezeichnet. Liegen keine Zeichen intraspinaler Druckerhöhung vor und ist der Ausstrahlungsbereich nicht ans Dermatom gebunden, kann auch eine Blockierung von Wirbelgelenken Ursache der Beschwerden sein. Unbehandelt münden die Beschwerden oft in einen Teufelskreis (Circulus vitiosus), bei dem lokale Schmerzen,

Bewegungseinschränkungen, Haltungsanomalien und paravertebrale Muskelverspannung einander gegenseitig verstärken. Projizieren sich Schmerzen in das Ausbreitungsgebiet der entsprechenden sensiblen Wurzel (Dermatom), kann man von einem Kontakt des entsprechenden Bandscheibenprozesses mit der Wurzel ausgehen. Dies wird je nach Läsionshöhe als *»Zervikobrachialgie« bzw. »Lumboischialgie«* bezeichnet. In diesem Stadium lassen sich in der neurologischen Untersuchung oft objektive Zeichen der entsprechenden Nervenwurzelirritation nachweisen: Abschwächung der Sensibilität in den Dermatomen bzw. streng radikulär projizierter Schmerz, Verlust von zugehörigen Muskeleigenreflexen, Paresen der entsprechenden Kennmuskeln. Eine Übersicht über die am häufigsten betroffenen Segmente gibt *Tabelle 10*. Sehr häufig finden sich zusätzlich aber auch Beschwerden, die nicht klar einem Segment zuzuordnen sind (»pseudoradikuläre Schmerzen«) und häufig ihre Ursache in Gelenkkompressionen, Blockierungen der Wirbelgelenke und Muskelkontrakturen aufgrund langanhaltender Fehlhaltungen haben.
Im folgenden wird eine Grobeinteilung in zervikalen und lumbalen Bandscheibenvorfall vorgenommen.

Zervikaler Bandscheibenvorfall

Durch die große Beweglichkeit dieses Wirbelsäulenabschnitts spielen degenerative Veränderungen eine führende Rolle. Am häufigsten finden sich als radikuläre Ausfallsyndrome Beeinträchtigungen der Wurzeln C6–C7. Entsprechend findet sich für die Wurzelaffektion C6 eine Parese des M. biceps brachii, eine Abschwächung des Bizepssehnenreflexes sowie eine segmentale Hypästhesie im entsprechenden Dermatom. Für die Wurzel C7 ist eine Parese des M. triceps brachii, eine Abschwächung des Trizepssehnenreflexes sowie eine Hypästhesie im C7-Dermatom zu erwarten.
Im Unterschied zum lumbalen Bandscheibenvorfall zeigen sich bei medialer Prolabierung Kompressionszeichen des Rückenmarks. Es sind dann bunte klinische Ausfallbilder mit Paraspastizität, dissoziierter Sensibilitätsstörung, Blasenstörungen sowie segmentalen peripheren motorischen Ausfällen und radikulären Schmerzen auf Segmenthöhe zu erwarten. Multisegmentale Bandscheibenprotrusionen können den Wirbelkanal bis zu einem kritischen Bereich einengen (Syndrom des engen Spinalkanals) und zum Befund einer chronischen zervikalen Myelopathie führen. Die auftretende Instabilität der Bewegungssegmente durch Bandscheibendegeneration kann zusätzlich die Entstehung osteophytischer Wucherungen bewirken, die den Spinalkanal zusätzlich einengen können. Das Zervikalmark

Tab. 10: Zuordnung betroffener Segmente zu Kennmuskeln und MER bei Nucleus pulposus Prolaps. Zeichnungen aus: Lehrbuchreihe Physiotherapie, Band 11: Neurologie, Psychiatrie. Thieme (1997).

Wurzel	Motorik	Dermatom		MER
C5	Parese des M. deltoideus und M. biceps brachii	Schmerz- bzw. Hypalgesie etwa über dem Bereich des M. deltoideus	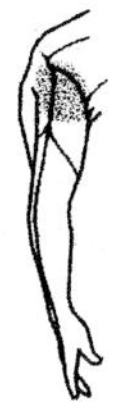	BSR abgeschwächt
C6	Parese des M. biceps brachii und M. brachioradialis	Radialseite des Ober- und Vorderarmes, bis zum Daumen abwärts ziehend	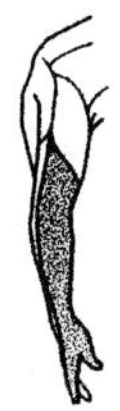	Abschwächung oder Ausfall des BSR und des RPR
C7	Parese des M. triceps brachii, des M. pronator teres, gelegentlich der Fingerbeuger	Dermatom lateral-dorsal vom C6-Dermatom, zum 2.–4. Finger ziehend (insbes. 3. Finger)	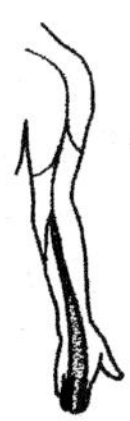	Abschwächung oder Ausfall des TSR
C8	Parese der kleinen Handmuskeln, sichtbare Atrophie insbes. des Kleinfingerballens	Dermatom dorsal neben C7, zieht zum Kleinfinger	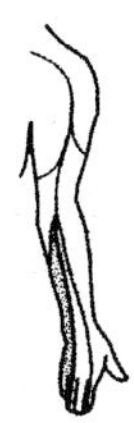	Abschwächung des TSR

Tab. 10: *Fortsetzung von voriger Seite*

Wurzel	Motorik	Dermatom		MER
L3	Parese des M. quadriceps und der Hüftadduktoren	Schmerz, Sensibilitätsstörung quer über Oberschenkelvorderseite zum Condylus med. ziehend	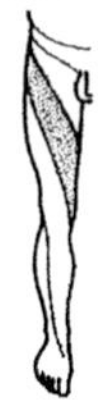	PSR fehlend oder abgeschwächt
L4	Parese des M. quadriceps und M. tibialis anterior	Oberschenkelaußenseite über Patella und Innenseite des Unterschenkels	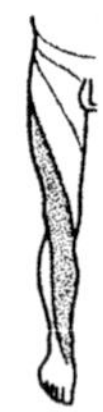	PSR fehlend oder abgeschwächt
L5	Parese des M. extensor hallucis longus, M. ext. digitorum brevis	Knieaußenseite, ventrolateraler Unterschenkel, Fußrücken, Großzehe	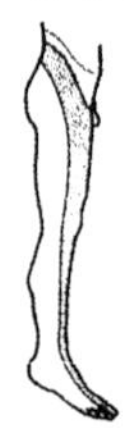	Tibialis-post-Refl. fehlend oder abgeschwächt
S1	Parese des M. triceps surae, M. peronaeus, M. glutaeus max.	laterodorsaler Ober- und Unterschenkel, Ferse, Kleinzehe	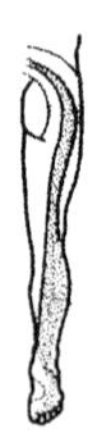	ASR fehlend oder abgeschwächt

wird so einerseits direkt (mechanisch), andererseits über Einengung der arteriellen Versorgung des Rückenmarks und des venösen Abflußes geschädigt. Akute Ereignisse im Sinne eines radikulären Syndroms stehen dann weniger im Vordergrund als vielmehr Symptome chronischer Reizung der langen Bahnen mit Tonuserhöhung der unteren Extremität, zunehmender Gangunsicherheit oder auch einem polyneuropathisch anmutendem Beschwerdebild mit Parästhesien der unteren Extremitäten.

Lumbaler Bandscheibenvorfall

Am häufigsten sind die Segmente L4/5 oder L5/S1 betroffen. Dies hat mehrere Gründe: In diesen Segmenten sind einwirkende Druckkräfte am stärksten, die Beweglichkeit der LWS ist hier am größten. Das hintere Längsband ist hier weniger fest, die Foramina intervertebralia sind kleiner, so daß es insgesamt schneller zu Wurzelirritationen kommt. Zu beachten ist, daß aufgrund der topographischen Verhältnisse ein Vorfall in der Höhe L4/L5 klinisch die Wurzel L5 betrifft (*Abb. 97*). Häufig findet man aber auch durch einen Bandscheibenvorfall eine Wurzelirritation im Bereich beider Segmente. Das Ausfallsyndrom der am häufigsten betroffenen Segmente L5 und S1 ist in *Tabelle 10* wiedergegeben.
Kommt es zu einem ausgedehnten medialen Bandscheibenprolaps, können die medial gelegenen nach unten führenden sakralen Wurzeln betroffen sein und zum **Kaudasyndrom** führen. Als Kaudasyndrom bezeichnet man die Kombination der Symptome Reithosenanästhesie, (=Taubheit im Bereich des Gesäßes und Genitales, den Segmenten S2–S5 entsprechend):

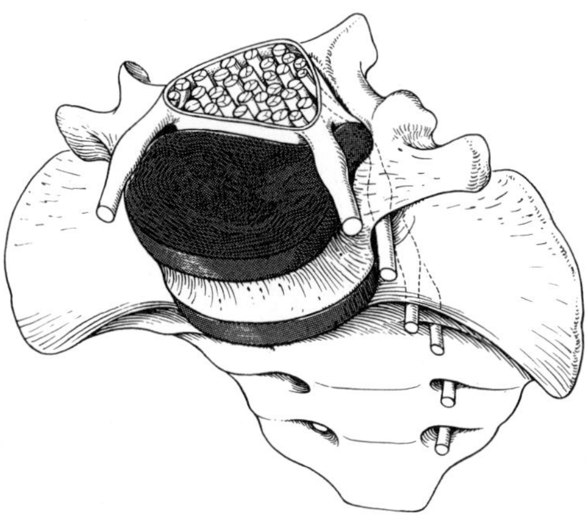

Abb. 97: *Posterolaterale Bandscheibenprotrusion zwischen L4 und L5 mit dominierender Irritation der 5. Lumbalwurzel (*Duus, 1980).

fehlender Analreflex, Blasenlähmung, fehlender Achillessehnenreflex und evtl. auch schlaffe Paresen der distalen unteren Extremitätenmuskulatur. Hier ergibt sich die Notwendigkeit einer notfallmäßigen Diagnostik und gegebenenfalls auch operativen Intervention.

Diagnostik

Nach der klinischen Untersuchung (Überprüfung von Dermatomen, Kennmuskeln, MER usw.) erlauben charakteristische radikuläre Ausfälle oft die Verdachtsdiagnose. Als unspezifisches Dehnungszeichen findet sich bei lumbosakralen Bandscheibenvorfällen praktisch immer ein positives Lasègue-Zeichen (beim passiven Anbeugen des gestreckten Beins aus der RL gibt der Patient auf dem Bewegungsweg zwischen 30 und 60 Grad Hüftflexion einen plötzlich einschießenden Schmerz an, der ein weiteres Bewegen unmöglich macht. (*Abb. 98*)). Zusätzlich führt die eingeschränkte Beweglichkeit der Lendenwirbelsäule zu einer Vergrößerung des Finger-Boden-Abstandes (Schober-Index). Da dieser Index durch verschiedenste Ursachen verändert sein kann, erhält man die sicherste Bestätigung durch bildgebende Darstellung eines Bandscheibenvorfalles, wobei hier das CT eingesetzt werden kann. Bei unsicherer Höhendiagnose kann auch die Myelographie (*Abb. 24a und b*, S. 71) oder eine Kombination beider Verfahren (*Abb. 99*) weiterhelfen. Eine weitere nicht invasive diagnostische Möglichkeit stellt das MRT dar. Das EMG dient zum Nachweis von Denervierungserscheinungen in den entsprechenden Kennmuskeln und kann helfen, die Indikation zur operativen Entlastung zu stellen.

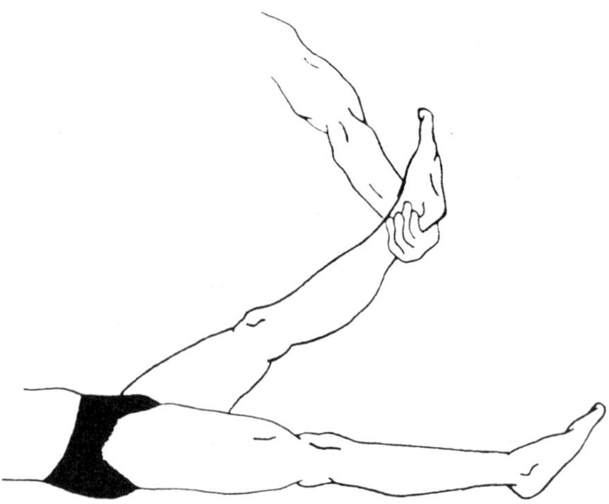

Abb. 98: *Prüfung des Zeichens nach Lasègue.*

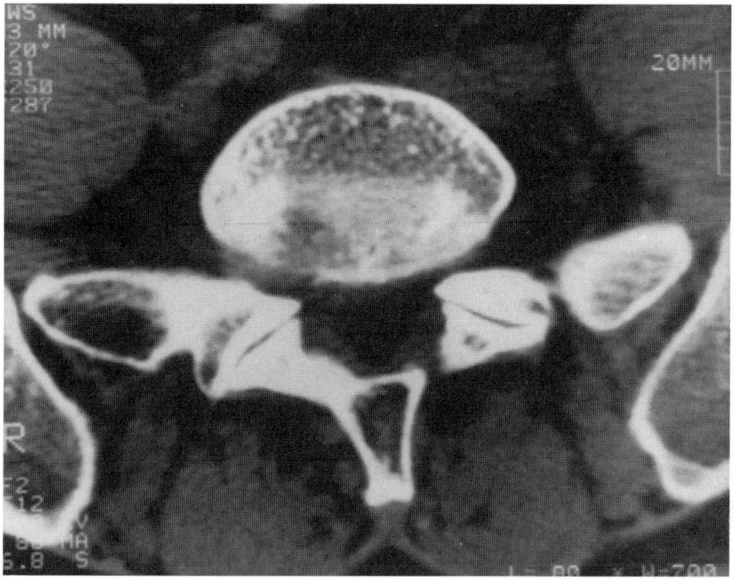

Abb. 99: *Lateraler Bandscheibenvorfall rechts (CT, auf dem Bild links zu sehen).*

Therapie

Konservative Therapie: Über ¾ aller Patienten mit lumbalen Bandscheibenvorfällen werden durch konservative Maßnahmen, wie konsequente Bettruhe, lokale Wärmeapplikation (bei Unverträglichkeit auch Kurzzeiteis), Krankengymnastik, medikamentöse analgetische und muskelrelaxierende Maßnahmen innerhalb von 2–3 Wochen beschwerdefrei. Die HWS kann vorübergehend mit einer Schanz-Krawatte ruhiggestellt werden. Eine relative operative Indikation ergibt sich bei hartnäckiger Therapieresistenz auf konservative Therapieversuche über mehrere Wochen, bei Rezidiven und bei anhaltender Immobilisation des Patienten mit mehrmonatiger Krankschreibung. Stehen »pseudoradikuläre Schmerzen« im Vordergrund, wird eine Operation nur sehr bedingt Linderung verschaffen.
Bei zervikalen Bandscheibenvorfällen wird wegen der Gefahr der Rückenmarkkompression die Indikation zur Operation häufiger gestellt.

Operative Therapie: Absolute Indikationen sind

- sich rasch entwickelnde Paresen (oft bei sog. »Massenprolaps« mit Bandscheibenvorfällen in verschiedenen benachbarten Segmenten).
- Entwicklung eines Kaudasyndroms mit neurogener Blasenstörung, Restharnbildung und »Reithosenanästhesie«.

Die Operation versucht das lokale mechanische Problem dadurch zu lösen, daß nach Abtragen eines Teils des Wirbelbogens oder durch mikrochirurgische Eingriffe das prolabierte Bandscheibenmaterial entfernt wird. Damit wird oft nur die »Eisbergspitze« der Beschwerdesymptomatik behandelt, da viele Symptome ihre Ursache in ausgeprägten muskulären Insuffizienzen, bestehenden Muskelansatzreizungen und chronischem Fehlverhalten haben. Bei einem Drittel der Patienten sind deshalb auch Rezidive oder persistierende Beschwerden zu beobachten. Ursache des Anhaltens der Symptomatik können auch sekundäre Verwachsungen im Operationsgebiet, eine Entzündung der Wurzeltaschen oder der Bandscheibe selber (Arachnitis und Diszitis) oder die im Vordergrund stehenden ossären degenerativen Veränderungen der gesamten Wirbelsäule sein. Manchmal verstecken sich hinter Lumboischialgien auch psychosomatische Beschwerden oder ein sekundärer Krankheitsgewinn (fortgesetzte wiederholte Krankschreibung, Rentenbegehren). Bei solchen Patienten kann man häufig eine Art »Drehtürorthopädie« finden mit vielen stationären Behandlungsversuchen oft über Jahre, ohne daß eine sichtbare Besserung der Beschwerden eintritt.

Insgesamt führt die Operation bei 2/3 aller Patienten aber zu guten und stabilen Ergebnissen.

PHYSIOTHERAPIE – KONSERVATIVE BEHANDLUNG BEI NUCLEUS PULPOSUS PROLAPS

1. IM ZERVIKALEN BEREICH

Befund

Die *Befragung* ergibt ausstrahlende Beschwerden ins entsprechende Dermatom, außerdem klagen die Patienten häufig über Kopfschmerzen. Erfragt wird bzgl. der *Schmerzen* vor allem auch der Zeitpunkt des Auftretens (in Anfangsstadien häufig Belastungsschmerzen, später auch Ruheschmerzen). Auch die Belastung im Beruf muß erfragt werden.

Sichtbefund: Die *Haltung* weist Asymmetrien des Schultergürtels auf, eine Steilstellung vor allem der mittleren HWS ist häufig. Der Kopf wird zur Entlastung der betroffenen Nervenwurzel ebenfalls asymmetrisch (in der Regel Wegneigung von der betroffenen Wurzel) gehalten. Die BWS ist meist kyphotisch eingestellt. Bei der Beurteilung des *Bewegungsverhaltens* fällt auf, daß der Kopf steif gehalten wird, die Zuwendung zu Reizen erfolgt nicht über Kopfbewegungen, sondern durch Drehen »en bloc«.

Tastbefund: Vor allem im Bereich des M. trapezius pars descendens, aber auch in der gesamten Skapula- und Schultergelenkmuskulatur können schmerzhafte Muskelverspannungen auftreten.

Quantifizierung funktionsbeeinflussender Strukturen: Die aktive und passive *Beweglichkeit* der HWS ist eingeschränkt, vor allem aktive Bewegungen sind kaum möglich. Kompensatorische (weiterlaufende) Bewegungen in andere WS-Abschnitte können dann durch Aufstützen beider Arme ausgeschaltet werden. Passiv (unter leichter Traktion) ist das Bewegungsausmaß größer. Die BWS, die unbedingt in ihrer Beweglichkeit mit überprüft werden muß, zeigt häufig ein geringes Bewegungsausmaß in die EXT. Durch ausstrahlende Schmerzen in den Arm kann auch im Schultergelenk das aktive Bewegungsausmaß eingeschränkt sein.

Ziele der Behandlung

- Schmerzlinderung.
- Ökonomisierung des Bewegungsverhaltens und Haltungskorrektur sowie Wahrnehmungsschulung für die Körperhaltung.

Maßnahmen

Schmerzlinderung: Da viele Schmerzen nicht direkt durch den Prolaps, sondern als Folge von Schonhaltungen und dadurch veränderter muskulärer Beanspruchung über muskulären Hypertonus entstehen, sind detonisierende Maßnahmen ein günstiger Einstieg in die Behandlung. Massagegriffe und lokale Hitzeanwendungen (»Heiße Rolle«) oder auch Kurzzeiteis (wenn die Patienten Hitze aufgrund einer massiven Schwellung des Nervs nicht tolerieren) ermöglichen im weiteren Verlauf der Behandlungen den Einsatz aktiver Techniken zur Detonisierung (Widerlagerndes Bewegen, Entspannungstechnik). Manuelle Traktion (Dauerzug oder intermittierender Zug) und vorsichtiges Bewegen unter leichtem Zug wirken sich ebenfalls schmerzlindernd aus. Hierbei kann der Schlingentisch (Kopf- und Armaufhängung, *Abb. 100*) günstiges Hilfsmittel sein. Auf Dauer schmerzlindernd kann auch die Wahl eines adäquaten Kopfkissens wirken.

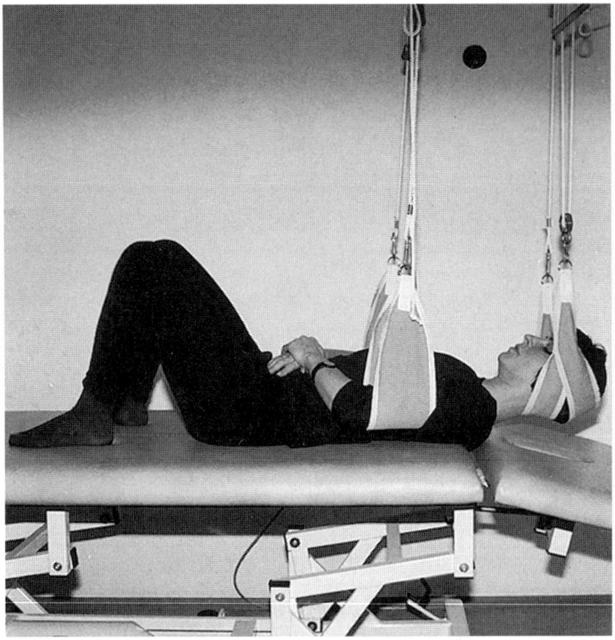

Abb. 100: *Kopf-Arm-Aufhängung im Schlingentisch.*

Ökonomisierung des Bewegungsverhaltens und Haltungskorrektur: Da die Patienten zur Schmerzvermeidung fast reflektorisch Bewegungen der HWS vermeiden, werden bei rückläufiger Schmerzsymptomatik isolierte Bewegungen des Kopfes, aber auch automatisiert ablaufende Mitbewegungen in die Behandlung einbezogen. Bei letzterem ist zu beachten, daß Bewegungsabläufe sehr häufig durch Kopfbewegungen eingeleitet werden.

Eine sinnvolle *Haltungskorrektur* ist erst möglich, wenn Schmerzsituation und HWS-Beweglichkeit sich verbessert haben. Persönliche Haltungsgewohnheiten und den Einfluß der Gesamthaltung auf die HWS zu kennen sind Voraussetzungen für eine dauerhafte Korrektur. Besonders bei kyphotischer Einstellung der BWS muß ihre Aufrichtung intensiv in die Haltungskorrektur einbezogen werden. Häufig muß auch die ventrale Halsmuskulatur gekräftigt werden, um die Haltung effektiv zu verändern. Bei sitzenden Berufen muß auch im Berufsalltag auf eine korrekte Sitzhaltung geachtet werden. Dies erfordert häufig die Anschaffung neuer Sitzmöbel, wobei durch einen adäquaten Drehstuhl auch belastende Rotationen der HWS vermieden werden können.

Wird der *Nucleus pulposus Prolaps operiert,* so kann schon während der postoperativen Ruhigstellung mit isometrischen Anspannungsübungen zur Verbesserung der muskulären Stabilisation der HWS begonnen werden. Im weiteren Verlauf wird in Absprache mit dem Arzt das erlaubte Ausmaß aktiver Bewegung bestimmt. Die Muskulatur wird in ihrer Stabilisationsfunktion weiter trainiert.

2. IM LUMBALEN BEREICH

Befund

Befragung: Die Schmerzanamnese steht hierbei im Vordergrund. Neben schmerzauslösenden Situationen wird besonders die Qualität des Schmerzes, die Lokalisation (lokal begrenzt, ausstrahlend und dabei einem Dermatom zuzuordnen oder diffus ausstrahlend = pseudoradikulär?) und die Beeinflußbarkeit durch den Patienten oder durch therapeutische Maßnahmen erfragt. Typisch bei Bandscheibenvorfällen ist die Schmerzreduktion bei Entlastung der Wirbelsäule. Im Hinblick auf eine dauerhafte Rehabilitation muß auch nach berufsspezifischen oder durch Hobbies auftretende Belastungen gefragt werden.

Sichtbefund: Schonhaltungen in der Frontal- und der Sagittalebene zeigen sich oft auch bei der Beurteilung des Bewegungsverhaltens und werden beim Gangbild als Entlastungsstellungen in Hinkmechanismen sichtbar. Eine kyphotische Fehlhaltung ist ein Hinweis für einen posteromedialen Vorfall, eine lateralflexorische Entlastungsstellung weist eher auf einen posterolateralen Vorfall hin.

Tastbefund: Der Tonus der paravertebralen Muskulatur ist teilweise erhöht, beim Tasten im Bereich des M. piriformis, der Adduktoren und an den Ansatzstellen des M. rectus abdominis werden oft Schmerzen angegeben.

Quantifizierung funktionsbeeinflussender Strukturen: Bei der Überprüfung der *WS-Beweglichkeit* (zuerst aus der ASTE Sitz an der Bankkante, um eine mangelnde Dehnbarkeit der ischiokruralen Muskulatur auszuschalten), die immer mit der EXT begonnen werden soll, ist neben dem Bewegungsausmaß auch die dabei auftretende oder sich verändernde Schmerzsymptomatik zu notieren. Des weiteren wird beurteilt, ob ein harmonischer Bogen entsteht, und ob Unterschiede im Seitenvergleich sichtbar sind. ROT und FLEX sollten nur sehr vorsichtig durchgeführt werden (ROT durch den Therapeuten unterstützt, *Abb. 101*). Bei starker Schmerzsymptomatik wird die FLEX nur hubfrei aus der SL überprüft.

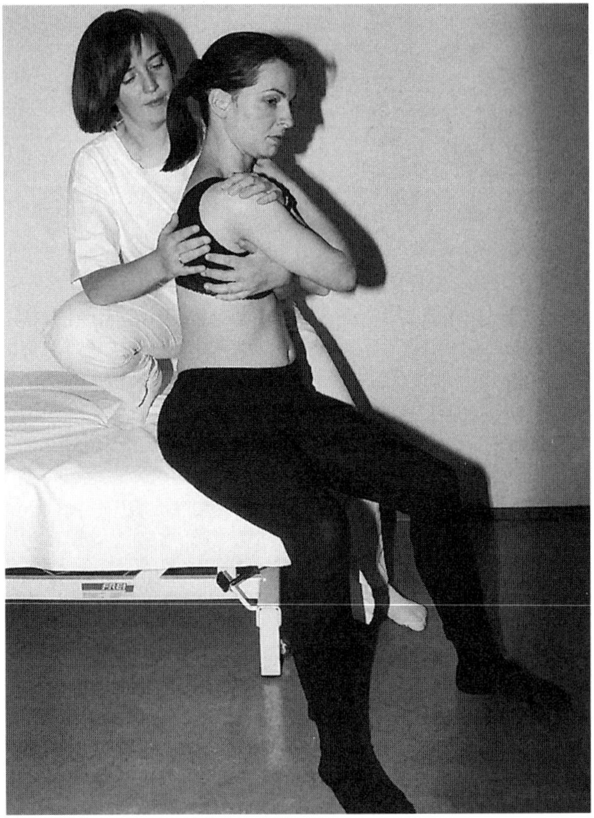

Abb. 101: *Prüfung der Wirbelsäulenbeweglichkeit in die Rotation.*

Die *Muskelkraft* ist vor allem bei starken Schmerzen nicht eindeutig zu testen. Bei abklingender Schmerzsymptomatik wird die Kraft der die WS stabilisierenden Muskulatur und der Beinmuskulatur (im Hinblick auf ein ökonomisches Bückverhalten wichtig) getestet. Bei Verdacht auf Wurzelirritation wird der entsprechende Kennmuskel (*Tab. 10* S. 272) getestet. Die Beurteilung der *Dehnbarkeit* der Beinmuskulatur erfordert besonders für die ischiokrurale Muskulatur eine Abgrenzung zum Lasègue-Zeichen. Dies ist durch genaue Erfragung des Schmerzes möglich. Während beim Lasègue-Zeichen als typisches Dehnzeichen des N. ischiadicus ein plötzlich einschießender, elektrisierender Schmerz im Bewegungsabschnitt zwischen 30 und 60 Grad Hüftflexion bei extendiertem Kniegelenk auftritt, kommt der typische Muskeldehnschmerz langsam, im Bewegungsabschnitt über 60 Grad, ist dumpfer und macht keine Ausstrahlung ins Dermatom. Die Dehnbarkeit der Adduktoren, der Hüftbeuger (wenn möglich über den Thomas-Handgriff, S. 314) und der Außenrotatoren (v. a. M. piriformis) muß ebenfalls getestet werden.

Stimulus-Reaktions-Probe: Bei Bandscheibenvorfällen mit Wurzelirritation kann die Sensibilitätsstörung dem entsprechenden Dermatom zugeordnet werden. Dies ist dann ein wichtiger diagnostischer Test.

Ziele der Behandlung

- Schmerzlinderung.
- Verbesserung der Wahrnehmung bzgl. Wirbelsäulenbewegung und Körperhaltung.
- Kräftigung insuffizienter Rumpfmuskulatur.
- Ökonomisierung des Bewegungsverhaltens (rückenschonendes Arbeiten).
- Erlernen von Entlastungsstellungen – Tips für den Alltag.

Maßnahmen

Schmerzlinderung: Hierzu stehen vielfältige Möglichkeiten zur Verfügung. Bereits Lagerung kann Erleichterung bringen, wenn sie individuell angepaßt wird. Dem Patienten kann Stufenbettlagerung (Hüft- und Kniegelenk in 90 Grad FLEX), Flachlagerung (LWS mit Kissen in Lordose) (*Abb. 102a*) oder eine individuelle Position zwischen den beiden Extremen angeboten werden. Alle Variationen können auch während der Behandlung im *Schlingentisch* (*Abb. 102b*) eingenommen werden. Hier

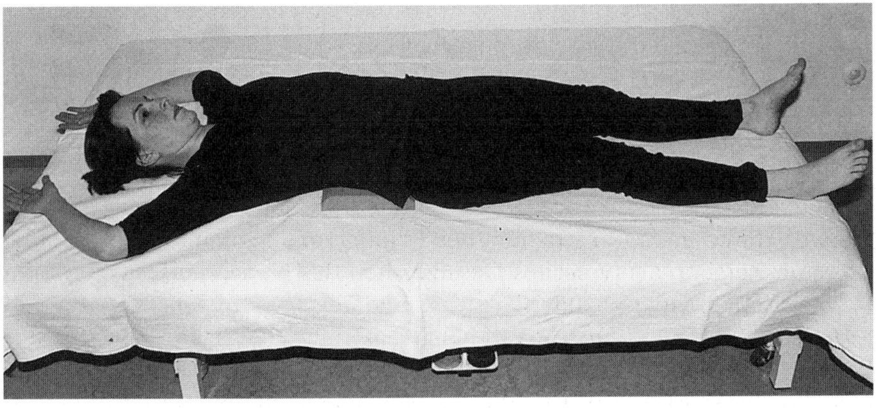

Abb. 102a: *Flachlagerung mit Lordosekissen.*

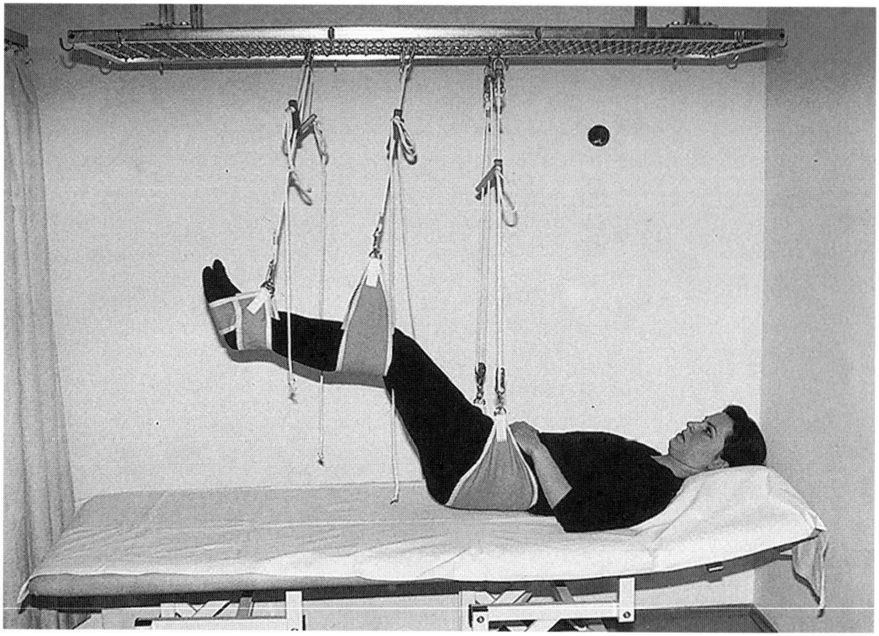

Abb. 102b: *Stufenbettlagerung im Schlingentisch.*

kann die individuelle Anpassung an die Schmerzsituation noch besser vorgenommen werden (z. B. durch rotatorische Einstellung der WS, durch Variationen bei der Aufhängung der Beine) und ermöglicht für den Therapeuten leicht die zusätzliche Anwendung von Zug (Traktion) und Schüttelungen zur Schmerzlinderung. Bei asymmetrischer Aufhängung muß die Traktion in Verlängerung der WS durchgeführt werden, es soll nicht in eine Korrekturstellung gezogen werden. Im Laufe der Behandlungen im Schlingentisch sollte dann eine möglichst symmetrische und den physiologischen WS-Krümmungen nahe kommende Aufhängung erreicht werden (bei Flachlagerung der Beine). Ist dies erreicht, ist Hauptzielsetzung der Behandlung dann nicht mehr eine Schmerzlinderung. In manchen Fällen kann es nach der Entlastungsbehandlung (Dauerzug) im Schlingentisch zu verstärkten Schmerzen kommen, da die Diffusion von Flüssigkeit in den Nucleus pulposus hierdurch gefördert wird und sich somit die Reizung der Nervenwurzel durch vermehrten Druck verstärken kann. Dann bietet sich eher eine intermittierende Traktion an. Ist kein Schlingentisch vorhanden, so kann Traktion auch über einen Gymnastikball, auf dem die Beine abgelegt werden (*Abb. 103*), ausgeübt werden.

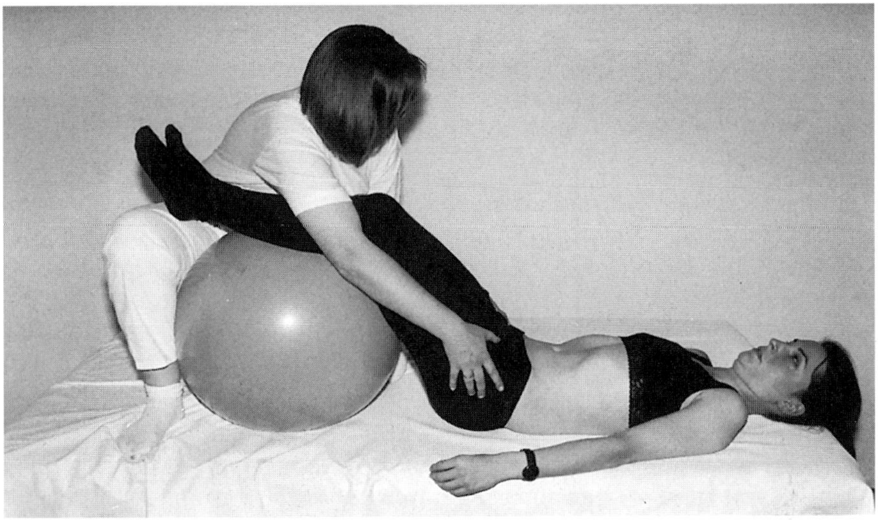

Abb. 103: *Traktion der LWS über den Pezziball.*

Dosiertes passives Bewegen im *Bewegungsbad* in der ASTE RL (Wassertemperatur 34–36 Grad) kann einen entspannenden und dadurch schmerzlindernden Effekt haben. Voraussetzung hierfür ist, daß der Therapeut Sicherheit vermittelt (evtl. Halskrause anbieten) und das Bewegungsausmaß rotatorischer und lateralflexorischer Bewegungen richtig dosiert (schmerzfreies, passives Bewegungsausmaß!). Der Muskelhartspann der kurzen Rückenstrecker kann auch durch »Hubfreie Mobilisation« in der Sagittal- und Frontalebene in manchen Fällen reduziert werden, wobei mit viel Führungshilfe des Therapeuten und kleinsten Bewegungen begonnen wird. Nimmt die Schmerzsituation hierbei zu, muß dieser Versuch abgebrochen werden.
Lokale Hitzeanwendungen (Heiße Rolle) oder, falls erforderlich, Kurzzeiteisanwendungen reduzieren ebenfalls den Muskelhartspann (z.B. oberflächliche paravertebrale Rückenstrecker) und bauen schmerzhafte Muskelansatzreizungen (z.B. der Bauchmuskulatur) ab, die aufgrund langanhaltender Fehlbelastung der WS entstehen (sternosymphysale Belastungshaltung nach BRÜGGER) und sich am gesamten Körper durch die Reaktion in Muskelketten zeigen können. Für letzteres wird auch die Ultraschallbehandlung erfolgreich eingesetzt. Querdehnungen verkürzter Muskeln wirken ebenfalls schmerzlindernd.

Anmerkung:

Wenn FLEX der WS als Entlastungsstellung eingenommen wird, zeigen die Bauchmuskeln oft Ansatzreizungen im Bereich der Symphyse und einen Hypertonus. Dies wird auch durch das Fehlen einer abdominalen Atmung sichtbar.

Verbesserung der Wahrnehmung bzgl. Wirbelsäulenbewegung und Körperhaltung: Sobald schmerzarmes Bewegen möglich ist, muß die Wahrnehmung für selektive WS-Beweglichkeit, vor allem der LWS, geschult werden. Dies kann durch »Hubfreie Mobilisation« – evtl. auch im Schlingentisch – vermittelt werden. Hierbei sollte der Patient zuerst die vom Therapeuten passiv durchgeführten Bewegungen spüren. Wird danach unterstützt bewegt, kann der Therapeut spüren, ob ein flüssiger, weicher Bewegungsablauf übernommen werden kann. Erst danach erfolgt hubfreies aktives Bewegen. Besonders in der Anfangsphase ist es sehr hilfreich, den Grad der Unterstützung häufig zu variieren, um das Erlernen dieser meist ungewohnten Bewegungen zu erleichtern.

Beispiele

- Hubfreie Mobilisation Frontalebene (ASTE RL): Griff des TH an die spina iliaca ant. sup. »Die Beckenkämme wandern abwechselnd nach oben, so daß sich jeweils eine Seite verkürzt.« (*Abb. 104*).
- Hubfreie Mobilisation Sagittalebene (ASTE SL): Griff des TH auf das os sacrum. »Unterbauch im Wechsel kurz und lang machen, nur den Teil des Körpers bewegen, auf dem die Hand des TH liegt.«

Sind die Bewegungen in der hubfreien ASTE erlernt, kann die Wahrnehmungsschulung bezüglich der Körperhaltung im Sitz beginnen. Auch hier kann der Therapeut zuerst mit wenig Aktivität des Patienten in die Auf-

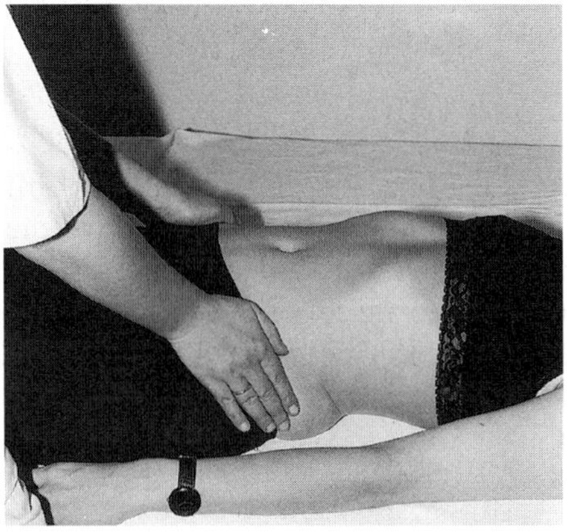

Abb. 104: *Hubfreie Mobilisation der LWS in der Frontalebene (FBL).*

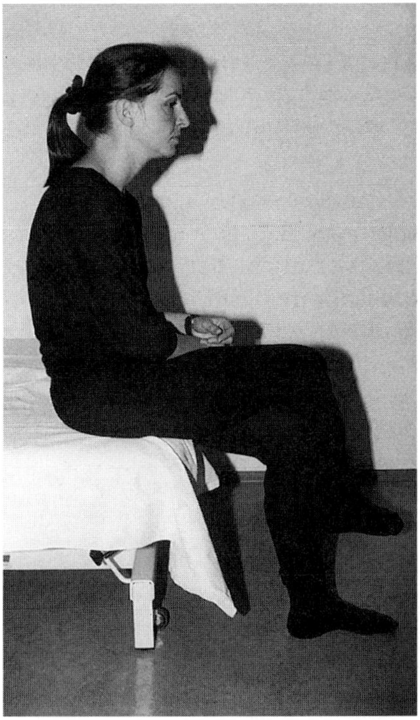

Abb. 105 a und b: *Fehlerhafte und korrigierte Sitzhaltung.*

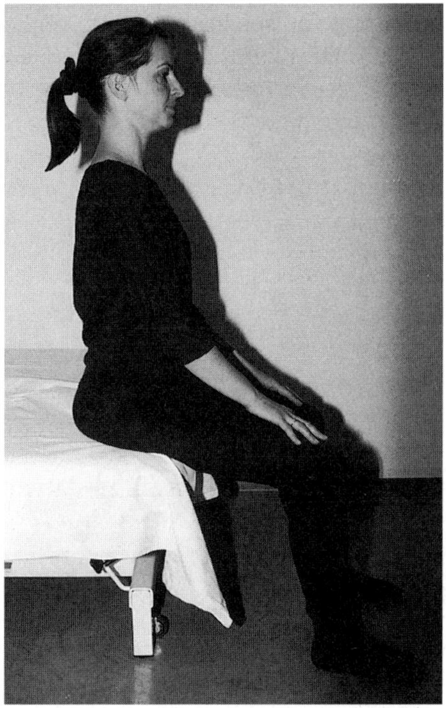

richtung führen. Es ist günstig, die Aufmerksamkeit des Patienten jeweils auf einen Körperabschnitt (Becken inkl. Sitzbeinhöcker, Brustkorb, Kopf) zu lenken, um Veränderungen besser wahrnehmen zu können. Wird die aufrechte Haltung aktiv eingenommen (*Abb. 105a und b*), unterstützen Aufträge wie »über die Sitzbeinhöcker nach vorne rollen«, »eine Medaille auf dem Brustbein zeigen«. Die Einleitung der Aufrichtung durch Beckenbewegung kann mit einem Sitzkeil erleichtert werden. Ist die aufrechte Sitzposition erreicht, wird wieder selektive LWS Beweglichkeit geübt, z. B. ASTE Sitz auf dem Gymnastikball »Hula-Hula rechts / links (*Abb. 106a und b*), vor/rück«.

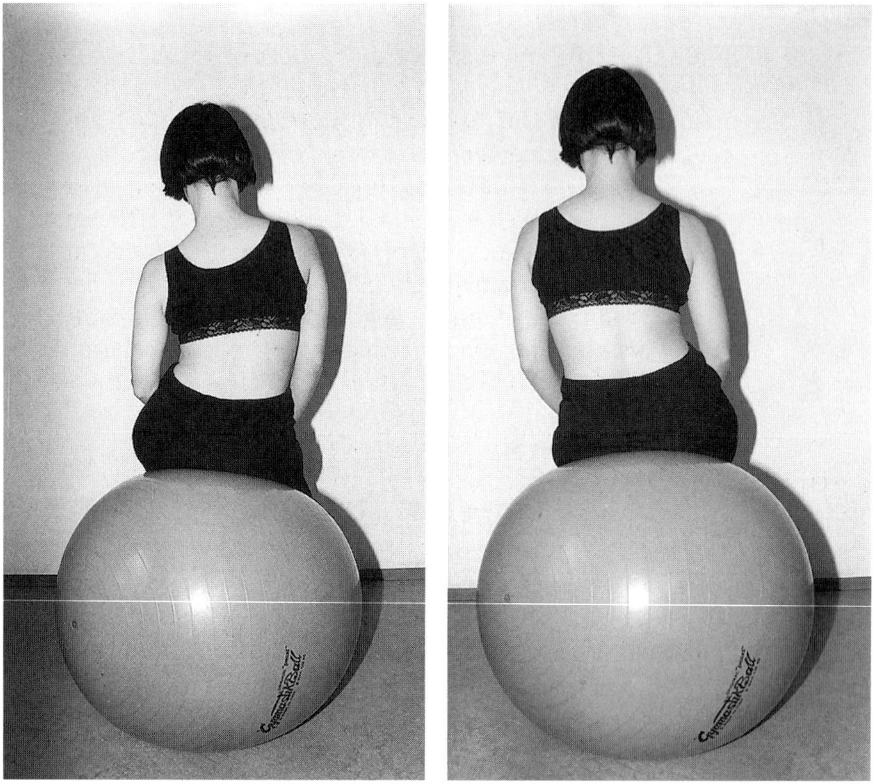

Abb. 106a und b: *Hula-Hula rechts/links (FBL).*

Auch im Stand muß die Wahrnehmung für die Körperhaltung geschult werden, wobei bei der Stellung der Füße und Kniegelenke begonnen werden muß.
Solange ein muskuläres Ungleichgewicht im Bereich des Rumpfes besteht, ist eine dauerhafte Korrektur und somit die korrekte Einordnung der Körperabschnitte Becken, Brustkorb und Kopf übereinander im Stand nur schwer zu erreichen.

Kräftigung insuffizienter Rumpfmuskulatur: Zur Kräftigung eignen sich zu Beginn statische Widerstände. Das Ziel kräftigender Übungen ist der Aufbau eines Muskelkorsetts, das die WS bei allen Alltagstätigkeiten in physiologischer Stellung aktiv stabilisiert. Starke Ungleichgewichte im Muskeltonus müssen daher zuvor durch Behandlung der hypertonen Muskulatur (s. unter Schmerzlinderung, S. 281f) abgebaut sein.

Beispiele

ASTE RL: – Beide Beine angestellt, Arme in »Kosakenstellung« (Schulter- und Ellenbogengelenk 90 Grad FLEX, Unterarme liegen aneinander). Der TH setzt Widerstände an Ellenbogen und Knie im Sinne einer »Rhythmischen Stabilisation«.

ASTE SL: – Segmentale Stabilisation: Im Gegensatz zu den bisher genannten Übungen werden hierbei die kürzeren Rückenmuskeln mit einbezogen. Der TH hakt sich mit der ulnaren Handkante am entsprechenden Querfortsatz ein, der Patient erhält den Auftrag, gegen die Hand einen statischen Widerstand aufzubauen. Später wird der Hebelarm durch Widerstände an weiter entfernt liegenden Querfortsätzen verlängert.

– »Rhythmische Stabilisation« Skapula-Beckenmuster (PNF).

ASTE Sitz: – Widerstände am Schultergürtel ventral / dorsal (im Sinne der »Rhythmischen Stabilisation«), kombiniert mit dosierten Stauchungsimpulsen.

Als weitere Steigerung muß die Stabilisation der WS in physiologischer Stellung auch bei abgestoppten und beschleunigten Bewegungen der Arme und bei Veränderungen der Einwirkung von Schwerkrafteinflüssen (z. B. Üben mit Oberkörpervorlage) beibehalten werden. Beim Üben alltagstypischer Situationen (z. B. das Anheben eines Gegenstands) kommen Gewichte als kräftigendes Moment hinzu.

Ökonomisierung des Bewegungsverhaltens (rückenschonendes Arbeiten): Die Umstellung des Bewegungsverhaltens beginnt beim Drehen im Bett, das »en bloc« (also ohne rotatorische Komponente in der WS) stattfinden soll. Hierzu stellt der Patient das kontralaterale Bein (= Abdruckmöglichkeit) an und nimmt die Arme in »Kosakenstellung« (s. oben). Der Spannungsaufbau in dieser ASTE ist bereits vorgeübt, Schultergürtel und Becken drehen in gleicher Geschwindigkeit auf die Seite. Das Rutschen zur Seite erfolgt in kleinen Schritten: beide Beine angestellt, Arme in die Unterlage stemmen, dabei das Gesäß leicht abheben und seitlich absetzen, den Oberkörper nachrutschen.

Das Aufsetzen erfolgt aus der SL, wobei das Herausnehmen und Sinkenlassen der Beine aus dem Bett mit dem Abstützen der Arme so koordiniert wird, daß die WS nicht in LATFLEX oder ROT kommt. Der Übergang zum Stand ist häufig schon während der Durchführung kräftigender Maßnahmen eingeübt.

Das Bückverhalten ist ein weiterer Schwerpunkt des Übens. Bei vielen Patienten muß allerdings vorher der M. quadriceps femoris trainiert werden, da statt FLEX der WS die FLEX der Hüft- und Kniegelenke bei physiologischer WS-Stellung zum Bücken eingesetzt wird. Sollen Gegenstände aufgehoben werden, so gilt:

- Den Gegenstand so nah als möglich an den Körper bringen.
- Nie anheben und gleichzeitig Drehbewegungen durchführen.

Erlernen von Entlastungsstellungen – Tips für den Alltag: Durch das Einnehmen von Entlastungsstellungen hat der Patient die Möglichkeit, momentane Überbeanspruchungen auszugleichen und so massiveren Beschwerden vorzubeugen.

Beispiele:

RL: Beine in FLEX auf Kissen ablegen, oder LWS bei Flachlagerung mit Lordosekissen unterstützen.

SL: Oben liegende Extremitäten auf Kissen ablegen.

Stand: Schrittstellung auf Treppenstufe, sich mit der gleichseitigen Extremität (Hand oder Unterarm) auf dem Oberschenkel abstützen (*Abb. 107*).

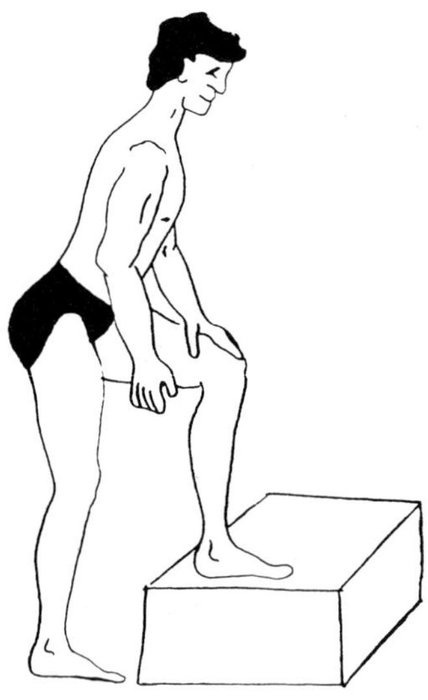

Abb. 107: *Entlastungsstellung bei Nucleus pulposus Prolaps.*

Tips für den Alltag:

- Stellungen häufig wechseln.
- Kleidung so wählen, daß sie die aufrechte Haltung nicht behindert (z. B. keine engen Jeans).

- Gegenstände beim Tragen nahe an den Körper nehmen; nie einseitig tragen, Gewichte gleichmäßig auf beide Seiten verteilen.
- Alle Arbeiten im Stand körpernah durchführen, Gewichtsverlagerungen über Beinaktivität steuern. Schuhe mit weicher Sohle tragen.
- Im Sitz (auch im Auto) auf eine korrekte WS-Stellung achten.
- Liegen auf fester Matratze (sie muß aber die physiologische Stellung der WS zulassen, indem Becken und Schulter etwas einsinken können).
- So flach als möglich liegen, das Kissen nur unter den Kopf legen.

PHYSIOTHERAPIE NACH OPERATION DES NUCLEUS PULPOSUS PROLAPS

Da die Eingriffe inzwischen sehr schonend (mikrochirurgisch) durchgeführt werden können, erfolgt die Mobilisation zügig (ca. 7 Tage postoperativ: Entlassung). Dies bedeutet, daß mit dem Patienten sehr schnell die Veränderung der Bewegungsabläufe eingeübt werden muß. Die Kräftigung der Muskulatur zur Stabilisation der WS ist wichtiges vorbereitendes Ziel hierfür (Maßnahmen s. oben). Es ist daher sehr von Vorteil, wenn bereits präoperativ unter diesen Zielsetzungen behandelt wurde.

Die *Steigerung der Aktivität postoperativ* erfolgt unter Anleitung des Physiotherapeuten und beginnt bereits am 1. Tag mit Bewegungsabläufen im Bett (drehen, rutschen) und dem Aufstehen (über die BL oder SL). Kurzzeitiges Sitzen wird in der Regel ab dem 4. Tag erlaubt, wobei erst »hohes Sitzen« (an der Bettkante bei hochgestelltem Bett oder auf einem Tisch) gemeint ist. Kurzfristiges Sitzen mit 90 Grad Hüftflexion wird erst bei Entlassung erlaubt. Kurz vor Entlassung wird mit dem Bücktraining begonnen. Bei allen Übungen und Bewegungsübergängen müssen ROT, LATFLEX und FLEX der WS als weiterlaufende Bewegungen vermieden werden. Auch nach der Entlassung sollte unter physiotherapeutischer Anleitung weiter geübt werden, was aber ein regelmäßiges selbständiges Üben nicht ersetzen kann.
Patienten nach Bandscheibenoperationen sollten bzgl. des Ausübens von Sportarten im Einzelfall beraten werden. Besonders belastende Sportarten, wie Reiten oder Skifahren, sollten mind. 6 Monate nicht ausgeübt werden. Rückenschwimmen wird als besonders geeignete Sportart angesehen.

Seltenere Formen der Wurzelaffektionen

Degenerative osteochondrotische Veränderungen können zu einer kritischen Einengung der Zwischenwirbellöcher mit Wurzelkompression führen. Aufgrund der ausgedehnten Veränderung bringt eine umschriebene operative Entlastung dann oft keine wesentliche Besserung. Gutartige Tumoren wie Neurinome oder Meningeome können ebenso Ursache eines Nervenwurzelprozesses sein. Hier findet man häufig bereits spinale Kompressionszeichen. Auch bösartige Prozesse, wie Metastasen in Wirbelkörperabschnitten oder auch primär maligne spinale Gliome können zunächst einen »gutartigen« Wurzelprozeß vortäuschen.

ZUR WIEDERHOLUNG

1. Nennen Sie 4 Maßnahmen zur Detonisierung der Schulter-Nackenmuskulatur bei zervikalem Nucleus pulposus Prolaps und bringen Sie diese in eine sinnvolle Reihenfolge.
2. Begründen Sie die Notwendigkeit einer Haltungsschulung bei nachlassender Schmerzsymptomatik im HWS-Bereich und machen Sie 3 Vorschläge bezüglich des Berufsalltags, die die Wahrscheinlichkeit des Wiederauftretens von HWS Beschwerden reduzieren.
3. Nennen Sie die Ursache, durch die es bei manchen Patienten nach Dauerzug-Behandlung der LWS verstärkt zu Beschwerden kommt.
4. Nennen Sie zwei Voraussetzungen, die bei Durchführung kräftigender Maßnahmen für die Rumpfmuskulatur erfüllt sein müssen und beschreiben Sie 4 Übungen zum Spannungsaufbau in gesteigerter Reihenfolge.
5. Nennen Sie 3 Gesichtspunkte der Behandlung, in denen sich konservative und postoperative Behandlung des lumbalen Nucleus pulposus Prolaps unterscheiden.

Borrelienpolyradikulitis

Ätiologie, Krankheitsspektrum und Therapie der durch das Bakterium Borrelia burgdorferi verursachten Erkrankung wurden bereits unter den kombinierten Erkrankungen des Großhirns und Rückenmarks besprochen (Neuroborreliose, S. 263f). Immer dann, wenn eine hartnäckige Zervikobrachialgie- oder Lumboischialgiesymptomatik ohne ein entsprechendes mechanisches Korrelat in der bildgebenden Diagnostik einhergeht, sollte auch an eine entzündliche Genese der Wurzelaffektion gedacht werden. Der Nachweis von positiven IgM- und IgG-Antikörper-Titern gegen Borrelien in Blut und Liquor sowie die deutliche Zellzahlerhöhung im Liquor (bis 2000/3 Zellen) bestätigt dies.

Klinik und Befunde

Im Vordergrund stehen heftige ischialgiforme, asymmetrische Schmerzen. Objektiv finden sich Ausfälle einer isolierten Wurzelaffektion bzw. auch benachbarter Segmente, meist asymmetrisch mit schlaffen Paresen, Muskeleigenreflexabschwächung, im Verlauf auch mit Atrophien. Besonders häufig ist der Befall der Nervenwurzel des N. facialis (oft beidseitig). Richtungsweisend für das entzündliche Geschehen kann die Anamnese mit einem vorangegangenen Zeckenbiß bei zusätzlichem Lokalbefund (Erythema chronicum migrans) um die Stichstelle und der Entwicklung eines meningitischen Beschwerdekomplexes sein.
Die physiotherapeutische Behandlung richtet sich nach den Prinzipien der Behandlung peripherer Paresen.

Guillain-Barré-Syndrom (GBS)

Ätiologie

Hier handelt es sich um einen Krankheitsprozeß, bei dem im Sinne einer Polyradikulopathie viele Nervenwurzeln gleichzeitig betroffen sind. Wahrscheinlich spielen hier aber nicht direkt entzündliche Vorgänge eine Rolle (daher ist die Bezeichnung Polyradikulopathie treffender als der Begriff der Polyradikulitis), sondern toxische, allergische, evtl. auch autoimmunologische Faktoren im Rahmen einer Auseinandersetzung mit einem unspezifischen viralen Infekt. Dieser läßt sich oft in der Vorgeschichte (wenige Wochen zuvor) erheben (Magen-Darm-Infektion, Mumps-, Windpocken-, Zoster-Infektion).

Klinik und Befunde

Leitsymptome der Erkrankung sind symmetrische, von kaudal nach kranial fortschreitende Parästhesien, Hypästhesien sowie sich rasch entwickelnde symmetrisch aufsteigende Paresen bis hin zur kompletten Lähmung der Motorik. Der rasch aufsteigende Lähmungstyp wird auch als »*Landry-Paralyse*« bezeichnet (Ausbildung der kompletten Symptomatik im Verlauf weniger Stunden). Das Krankheitsbild kann sich aber auch langsam über Wochen entwickeln. Die motorischen Ausfälle stehen häufig ganz im Vordergrund der Erkrankung. Oft läßt sich ein sensomotorisches schlaffes Tetraparesesyndrom diagnostizieren. In 20–25% schreitet der Entzündungsprozeß so weit nach kranial fort, daß die Atemmuskulatur mitbetroffen ist. Im Verlauf, teilweise auch schon zu Beginn der Erkrankung finden sich Hirnnervenausfälle. Selten sind Blasenstörungen nachzuweisen.

Diagnostik

Charakteristischerweise zeigt der Liquor keine direkte Entzündungsreaktion mit Zellzahlerhöhung (Pleozytose), aber eine deutliche Vermehrung des Liquoreiweißes als Folge pathologischer Immunproteinbildung (zytalbuminäre Dissoziation). Die peripheren Nervenleitgeschwindigkeiten sind deutlich reduziert, vor allem auch in den proximalen Abschnitten (Wurzelaffektion).

Therapie und Prognose

Das GBS zeigt besonders in leichten Fällen eine rasche und vollständige Remission. Eine ausgeprägte Symptomatik kann aber auch über Wochen und Monate bestehen. In der Phase der Atemlähmung ist der Patient besonders gefährdet durch sekundäre Infektionen, Pneumonie und Thromboembolien. Die Therapie zielt deshalb darauf ab, die beatmungspflichtige Zeit des Patienten (also das Maximum der Erkrankung) zu verhindern oder effektiv zu verkürzen. Therapie der Wahl ist die Plasmaseparation (Plasmapherese), ein Verfahren, bei dem in Analogie zur Dialyse Nierenkranker die kausal verantwortlich gemachten Antikörper durch spezielle Membranen im Blut / Plasma-Austauschverfahren eliminiert werden (hier Entfernung von im Körper sich ansammelnden endogenen toxisch wirkenden Stoffen). In Zusammenarbeit mit den Nephrologen muß dieses Verfahren 5–8mal wiederholt werden, bis eine endgültige Beurteilung der Wirksamkeit möglich ist. Als aktuelle Alternative sind heute intravenös applizierte Immunglobuline zu nennen. Umstritten ist die Effektivität der gleichzeitigen oder isolierten hochdosierten Kortisongabe.

PHYSIOTHERAPIE

Befund

Die sich häufig schnell verändernden Symptome müssen durch regelmäßige Wiederholung der Befundaufnahme dokumentiert werden. Nur so können rechtzeitig prophylaktische Maßnahmen zur Vermeidung von Sekundärkomplikationen in adäquatem Ausmaß durchgeführt werden.

Die erhobenen Befunde entsprechen dem typischen Bild der peripheren Parese.

Sichtbefund: Vor allem bei der Beobachtung des Bewegungsverhaltens und der Atmung bekommt der Therapeut wichtige Hinweise auf *die* Befundpunkte, die genauer überprüft werden müssen.

Quantifizierung funktionsbeeinflussender Strukturen: Sobald der Patient nicht mehr endgradig aktiv bewegen kann, muß das fehlende Bewegungsausmaß passiv und gleichzeitig auch das Endgefühl erfaßt werden. Die *Muskelkraft* ist zu überprüfen, wenn Veränderungen im Bewegungsverhalten sichtbar werden. Regelmäßiges Messen der *Vitalkapazität* (VK) ermöglicht eine grobe Aussage über die Lungensituation.

Stimulus-Reaktions-Probe: Die Oberflächensensibilität wird regelmäßig überprüft, wobei vor allem eine Zunahme von Hypästhesien erkannt werden muß (Dekubitusgefahr). Häufig werden auch Parästhesien angegeben, die als sehr schmerzhaft empfunden werden.

Ziele der Behandlung

Im Stadium zunehmender Paresen oder bei noch ausbleibender Reinnervation

- Vermeidung von Sekundärkomplikationen (Thrombose-, Dekubitus-, Kontraktur- und Pneumonieprophylaxe).

Im Stadium zunehmender Rückbildung

- Muskelkräftigung.
- Förderung von Anpassungsleistungen des Blutkreislaufs an veränderte Ausgangsstellungen.
- Schulung koordinierter Bewegungsabläufe und des Gleichgewichts.

Maßnahmen

Vermeidung von Sekundärkomplikationen: Da die Rückbildungswahrscheinlichkeit der Symptomatik groß ist, hat dieses Ziel eine sehr wichtige Bedeutung. Das Vorgehen zur Thrombose- und Kontrakturprophylaxe ist bei der Behandlung peripherer Paresen beschrieben, ebenso wie Gesichtspunkte der Lagerung zur Dekubitusprophylaxe (S. 129f).

Beachte: Fällt die Innervation der Beinmuskulatur komplett aus, kann durch eine AR-Stellung der Beine in RL Druck auf den N. peronaeus kommen und so eine zusätzliche Schädigung machen (S. 314f).

Pneumonieprophylaxe: Sind aktive Maßnahmen (wie z.B. »Kontaktatmung«, S. 145) nicht mehr durchführbar, ist es günstig, neben passiven

Maßnahmen zur Durchblutungsförderung (z. B. Packegriffe, Hautfalte verschieben), zur Sekretolyse (Vibrationen, Klopfungen) und zur Unterstützung der Ausatmung (Thoraxkompression durch den Therapeuten), die VOJTA-Therapie durchzuführen.

Muskelkräftigung: Die Steigerung der Übungen erfolgt nach den Richtlinien der schlaffen Parese (S. 131f). Das *Bewegungsbad* hat besonders bei Patienten nach ausgeprägter Symptomatik einen motivierenden Effekt, da im Wasser viele Bewegungen möglich sind, die der Patient unter Einwirkung der Schwerkraft nur mit Mühe durchführen kann. Zu beachten ist aber, daß die Wassertemperatur eine Senkung des Muskeltonus bewirkt, wodurch es direkt nach der Behandlung möglich ist, daß Bewegung »an Land« schwieriger ist.

Förderung von Anpassungsleistungen des Blutkreislaufs an veränderte Ausgangsstellungen: Zur Unterstützung des venösen Rückstroms werden bei Lagewechseln in die Vertikale Kompressionsstrümpfe angezogen. Die Aktivierung der »Muskelpumpe« durch endgradiges Bewegen distaler Gelenke vor und direkt nach dem Lagewechsel ist günstig. Das Aufsetzen an die Bettkante erfolgt zu Beginn mit Unterstützung des Therapeuten. Die Füße sollten im Sitz sofort Bodenkontakt haben. In Einzelfällen kann es notwendig werden, mit einem hydraulischen Stehbrett (*Abb. 46*, S. 120) ein stufenweises Aufrichten durchzuführen. Ist ein solches Gerät nicht vorhanden, muß der Therapeut beim Lagewechsel in den Stand ausreichend Unterstützung anbieten (*Abb. 108*).

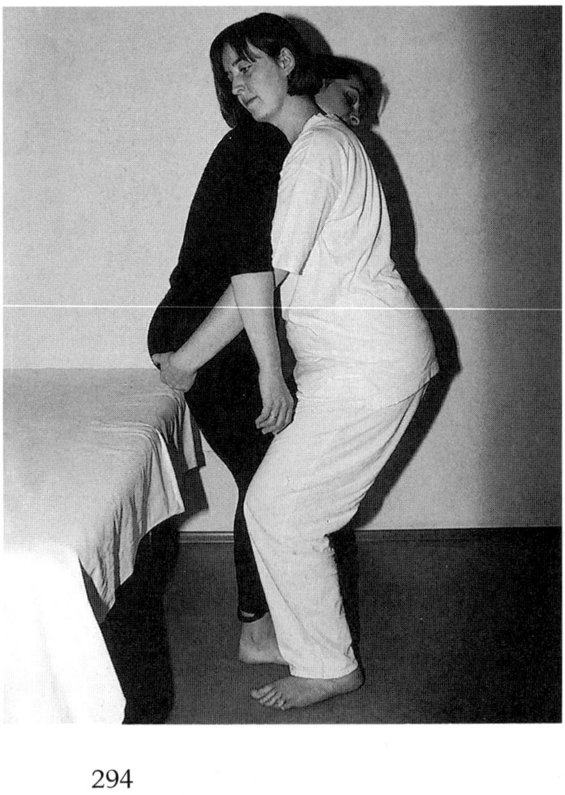

Abb. 108: *Lagewechsel Sitz – Stand mit viel therapeutischer Unterstützung.*

Schulung koordinierter Bewegungsabläufe und Gleichgewichtsschulung: Die Schulung koordinierter Bewegungsabläufe beginnt bereits beim Einsatz von PNF (Technik: »Dynamische Umkehr«) und auch beim Behandeln im Wasser. Dies sollte bei ausreichender Muskelkraft (mind. MW 3) der Rumpf- und proximalen Extremitätenmuskulatur eng mit einer Gleichgewichtsschulung verbunden werden. (Steigerung der Anforderungen durch Verkleinerung und Labilisierung der Unterstützungsfläche.) Auf der Matte kann dies beim Durchführen von Bewegungsübergängen gut erreicht werden. Auch der Gymnastikball bietet hierzu viele Möglichkeiten. (*Abb. 109a und b, 110a bis c*). Zusätzliche plötzlich gesetzte Widerstände fördern die Reaktionsfähigkeit des Patienten.

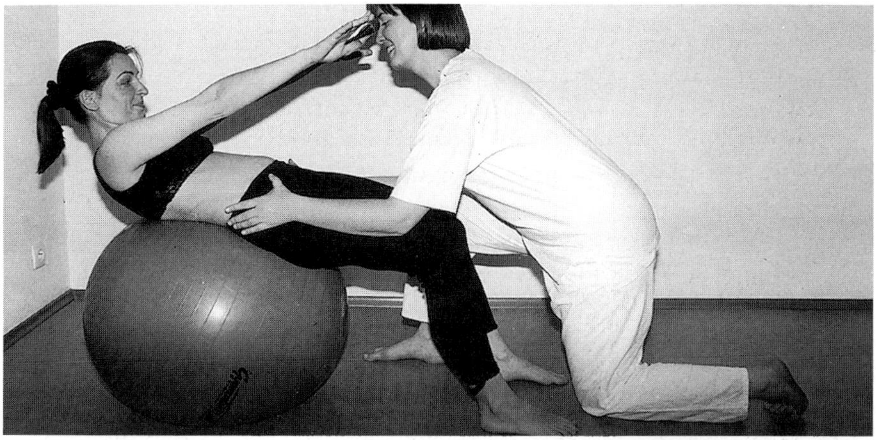

Abb. 109a und b: *Gleichgewichtsschulung auf dem Pezziball: »Das Bett des Fakirs« (nach FBL).*

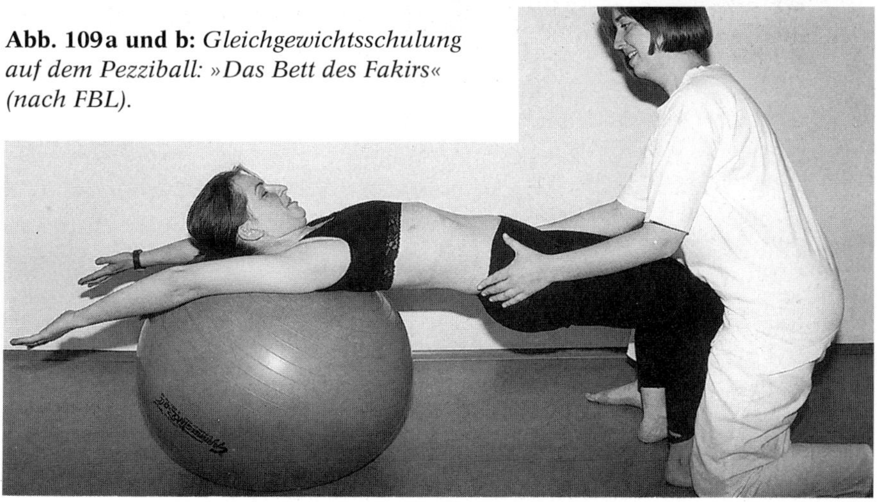

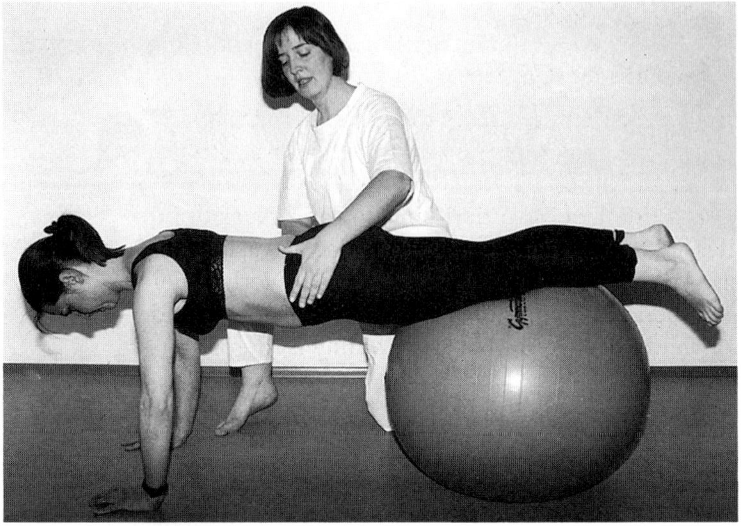

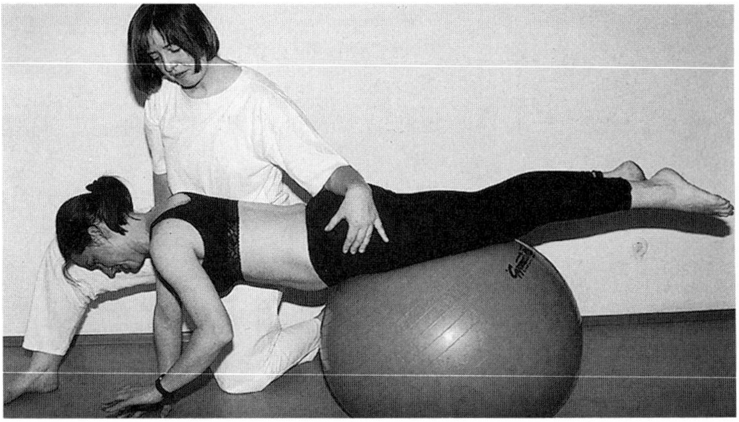

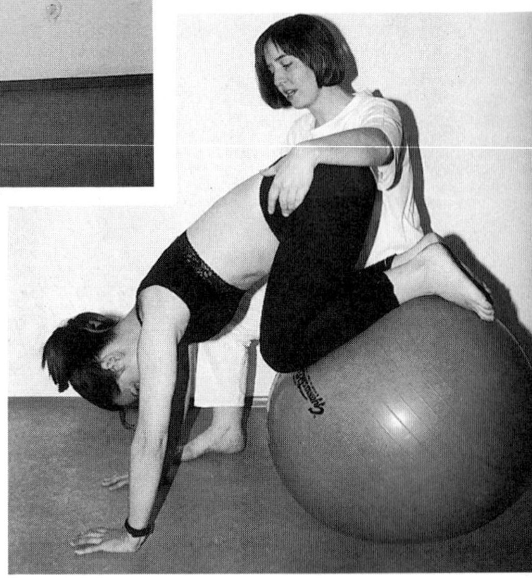

Abb. 110 a bis c:
Gleichgewichtsschulung auf dem Pezziball.

2. PLEXUSSCHÄDIGUNGEN

Obere und untere Armplexusparese

Der Armplexus bildet sich aus den spinalen Segmenten C5–Th1 als Vermischung und Verflechtung der austretenden Spinalnerven *(Abb. 111)*. Ist dieser vollständig gelähmt, z. B. infolge einer Dehnungs-(Traktions-)verletzung nach einem Motorradunfall, so resultiert ein schweres Ausfallbild mit schlaffer Lähmung des gesamten Armes und teilweisem Ausfall der Schultergürtelmuskulatur (*Abb. 50*, S. 127). Es kommen der Verlust der Muskeleigenreflexe, aufgehobene Sensibilität, trophische Störungen und die Unterbrechung der Schweißsekretion hinzu. Sehr häufig ist der Untersucher mit einer kompletten Armplexusschädigung konfrontiert. Aus didaktischen Gründen werden im folgenden Klinik und Befunde bei teilweiser Schädigung des Armplexus besprochen.

Ätiologie, Klinik und Befunde

Obere Armplexusparese (Erb-Lähmung)

Die häufigste Ursache der oberen Armplexusparese ist ein Geburtstrauma. Bei der nach W. ERB benannten oberen Armplexuslähmung ist der aus den Wurzeln C5 und C6 entstammende Anteil geschädigt. Die Folge ist eine

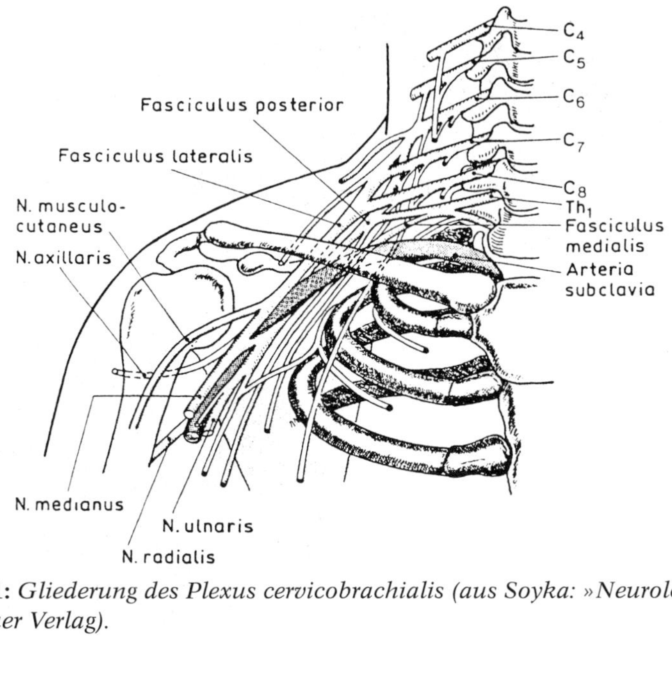

Abb. 111: *Gliederung des Plexus cervicobrachialis (aus Soyka: »Neurologie«, Schattauer Verlag).*

deutliche Parese der die Skapula umgebenden Muskulatur und eine Plegie der Schulterabduktoren, -außenrotatoren und -flexoren, wodurch es leicht zur Subluxationsstellung kommt. Etwas weniger deutlich sind auch die Beuger und die Supinatoren im Ellenbogengelenk beeinträchtigt. Der Bizeps- und der Radiusperiostreflex können fehlen. Es besteht eine Sensibilitätsstörung über dem M. deltoideus und an der Oberarmaußenseite bzw. an der radialen Seite des Unterarms.
Funktionelles Defizit im Alltag: Greifen und andere feinmotorische Funktionen sind nur mit aufliegendem Ellenbogen möglich. Auch bei geringem Gewicht können Gegenstände aufgrund der Schultergelenksituation nicht getragen werden.

Untere Armplexusparese (Klumpke-Lähmung)

Häufigste Ursachen sind: Unfalltraumen (insbesondere Klavikulafraktur), muskuläre Engen, eine Halsrippe (Engpaß in der Skalenuslücke, durch die der untere Armplexus verläuft), neoplastische Lungenspitzenprozesse und lokale Lymphknotenschwellungen bei Mamma-Karzinom. Seltenere Ursachen sind lokale Stich- und Schnittverletzungen sowie die Folge therapeutischer Bestrahlung (bei Mamma-Karzinom).
Hier kommt es zu einem Ausfall des von den Wurzeln C7 bis Th1 gebildeten unteren Armplexus. Es stehen distale Ausfälle mit Plegie der Daumen- und kleinen Handmuskulatur, der Handgelenk- und Fingerflexoren im Vordergrund. Die Extensoren des Handgelenks und der Fingergelenke sind restinnerviert und somit in ihrer Kraft deutlich geschwächt. Die Ellenbogenstreckung ist durch den teilweisen Ausfall der Innervation ebenfalls paretisch. Es läßt sich eine ausgedehnte Sensibilitätsstörung an der ulnaren Hand- und Unterarmseite nachweisen. Da das sympathische Nervengeflecht (in unmittelbarer Nachbarschaft zur Nervenwurzel C8 gelegen) oft mit beeinträchtigt ist, kommt es zu einem charakteristischen Symptomkomplex mit Miosis (S. 34), Enophthalmus und Ptose (S. 36) (Horner-Syndrom).
Funktionelles Defizit im Alltag: Stabilität im Handgelenk ist nicht gegeben, Greiffunktionen und andere feinmotorische Fähigkeiten sind nicht möglich. Die Stabilität des Ellenbogens beim Stützen ist reduziert.

Diagnostik

Häufig ermöglichen bereits die klinischen Ausfälle eine Abgrenzung zu isolierten Wurzelprozessen. Zur weiteren Abgrenzung wichtig ist der pathologische Schweißtest, da die schweißdrüsenversorgenden Fasern sich postradikulär (nach den Nervenwurzeln) in den Plexus einmischen und so bei Wurzelprozessen nicht mit beeinträchtigt sind. Die elektromyographische Diagnostik erlaubt eine Zuordnung entsprechender Denervationsaktivität zu den einzelnen Muskeln und bestimmt das Ausmaß der Schädigung. Bildgebende Verfahren im Bereich der oberen Thoraxapertur schließen die oben erwähnten Lokalprozesse aus.

Therapie

Bei traumatischer Zerreißung kann in spezialisierten Zentren nach ca. 6 Monaten eine neurochirurgische Revision durch Naht der Hüllstrukturen oder, bei erhaltener Kontinuität und starker Narbenbildung, eine Druckentlastung durch Entfernung des Narbengewebes durchgeführt werden. Bei diesem komplexen Schädigungsmuster ist im Unterschied zur scharfen peripheren Nervenverletzung eine akute Revision in den meisten Fällen nicht indiziert. Dann ist eine konservative Behandlung mit entzündungshemmenden Medikamenten und vorübergehender Ruhigstellung des Schultergürtels ausreichend. Überdauern die Ausfallerscheinungen einen Zeitraum von mehr als 18 Monate, ist mit einer weiteren Besserung nicht mehr zu rechnen. Im Langzeitverlauf können Ersatzoperationen wie Arthrodesen und Nervenverpflanzungen das funktionelle Ergebnis verbessern (z. B. Verpflanzung von Interkostalnerven auf den N. musculocutaneus zur Innervation des M. biceps brachii).

PHYSIOTHERAPIE

Befund

Sichtbefund: Bei der oberen Armplexusparese hängt der Arm innenrotiert, eine Subluxationsstellung im Schultergelenk (Atrophie M. deltoideus) wird ebenso wie die Atrophie der Skapulamuskulatur (Scapula alata) sichtbar. Die Skapula steht sehr schnell in Elevation, die Wirbelsäule weist im BWS-Bereich eine konvexe Lateralflexion oder auch eine Translation zur betroffenen Seite auf.
Die untere Armplexusparese führt zur Atrophie der Handmuskulatur, eine Krallenstellung der Finger kann entstehen. Häufig ist die Hand bläulich verfärbt und geschwollen.
Bei der kompletten Armplexusparese summieren sich die oben genannten Symptome.

Tastbefund: Der Tonus der betroffenen Muskulatur ist herabgesetzt, bei der oberen Armplexusparese ist der M. trapezius pars descendens hyperton.

Quantifizierung funktionsbeeinflussender Strukturen: Die passive Beweglichkeit der betroffenen Gelenke ist vorhanden. Ist das Schultergelenk von der Parese betroffen, sind ABD und FLEX stark kontrakturgefährdet (Verklebung des Recessus axillaris). Besteht die Plexusparese bereits längere Zeit, können in allen betroffenen Gelenken Kontrakturen auftreten. Entsprechend den betroffenen Segmenten fällt die Kraft der Muskulatur komplett aus oder ist deutlich reduziert.

Die **Ziele der Behandlung** sind im Syndromteil unter peripherer Parese (S. 128f) dargestellt.

Maßnahmen bei kompletter Armplexusparese

Kontrakturprophylaxe: Wie weit im Schultergelenk bewegt werden darf, wird im akuten Stadium durch ärztliche Verordnung festgelegt. Dies gilt auch für die Lagerung. Vermieden werden soll eine Dehnung des Plexus. Die übrigen Gelenke werden endgradig bewegt, wobei das Bewegen der Hand bald dem Patienten übertragen werden sollte. Bei der Lagerung ist Supination im Unterarm, Dorsalextension im Handgelenk und Fingerextension zu bevorzugen. Bei ausbleibender Reinnervation wird das Bewegen durch den TH meist auf Schulter- und Ellenbogengelenk reduziert. Anmerkung: ein kontraktes Handgelenk kann evtl. Vorteile im Alltag durch die dadurch entstehende Stabilität bringen.

Erhalten der Kontraktionsbereitschaft der Muskulatur: Oft wird nur im Bereich des Schultergürtels die Elektrotherapie eingesetzt, wobei der M. deltoideus als Priorität anzusehen ist.

Die *Kräftigung* der Muskulatur im Bereich des Schultergürtels zielt darauf ab, Muskeln, die aus dem Segment C4 eine Restinnervation haben, zu aktivieren. Die VOJTA-Therapie bietet hierzu optimale Möglichkeiten. Skapulamuster aus PNF sind ebenfalls einsetzbar, bringen aber erst bei deutlicher Reinnervation im Schultergürtel größere Erfolge.

Schulen von Ersatzstrategien/Üben des Umgangs mit Hilfsmitteln/Vermeidung von Sekundärschäden: Ersatzstrategien (Einhändertraining, wenn möglich durch Ergotherapie) können angeboten werden, wobei vieles auch vom Patienten selbst gefunden wird. Beim An- und Ausziehen muß auf den Schutz des Armes geachtet werden (z. B. Oberkörpervorlage beim Ausziehen). Will der Betroffene nicht auf Schnürschuhe verzichten, kann ein Einhänderknoten erlernt werden. Die Fülle der angebotenen Hilfsmittel erfordert eine Auswahl. In vielen Fällen stellt eine rutschfeste Unterlage oder das Festmachen von Geräten am Tisch, die den Einsatz beider Hände erfordern (Nagelfeile, Kartoffelschäler etc.), eine ausrei-

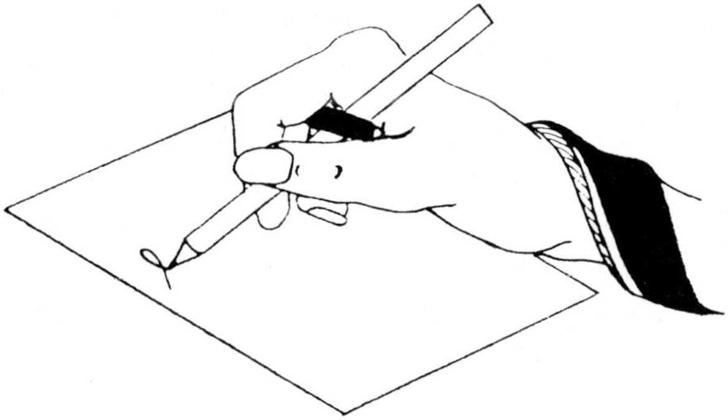

Abb. 112: *Schiene zur Kompensation feinmotorischer Defizite.*

chende Hilfe dar. Bei unterer Armplexusparese können handgelenkstabilisierende Schienen durch Einsteckvorrichtungen für Schreib- oder Eßwerkzeuge die fehlende Feinmotorik teilweise kompensieren (*Abb. 112*).

Zur Vermeidung von *Sekundärschäden* ist von Anfang an auf sich andeutende Haltungsveränderungen einzugehen, wobei dem Patienten als erstes die Veränderung bewußt werden muß, bevor die korrigierte Haltung über Stauchungsimpulse und rotatorisch auf die Wirbelsäule wirkende Widerstände stabilisiert wird. Die korrigierte Haltung muß auch bei Bewegungsabläufen (z. B. bücken) beibehalten werden. Von großer Bedeutung ist außerdem die Detonisierung des M. trapezius pars descendens. Vorbereitend kann »Widerlagerndes Bewegen« in der Frontalebene eingesetzt werden, bevor Teile aus der Entspannungstechnik (S. 223) zur Anwendung kommen. Der zur aktiven Dehnung fehlende Antagonist wird durch passives Dehnen des Therapeuten ersetzt.

Armplexusneuritis

Der Nervenplexus kann hochakut auch entzündlich-allergisch erkranken, wobei oft eine faßbare Ursache oder ein vorausgegangener Infekt fehlt. Im Vordergrund stehen reißende, sehr intensive Schmerzen der Schultern, der sehr bald proximal betonte motorische Schwächen im Schulter-Armbereich folgen. Objektiv findet sich in der betroffenen Region eine Reflexabschwächung, im Verlauf stellen sich Atrophien ein. Ungeklärt ist die deutliche Rechtsbevorzugung der Armplexusneuritis, in 25% der Fälle findet sie sich beidseitig. Der Verlauf gilt als gutartig. Eine supportive Therapie mit Antiphlogistika und Cortison sowie physikalisch-therapeutische Maßnahmen sind angeraten.

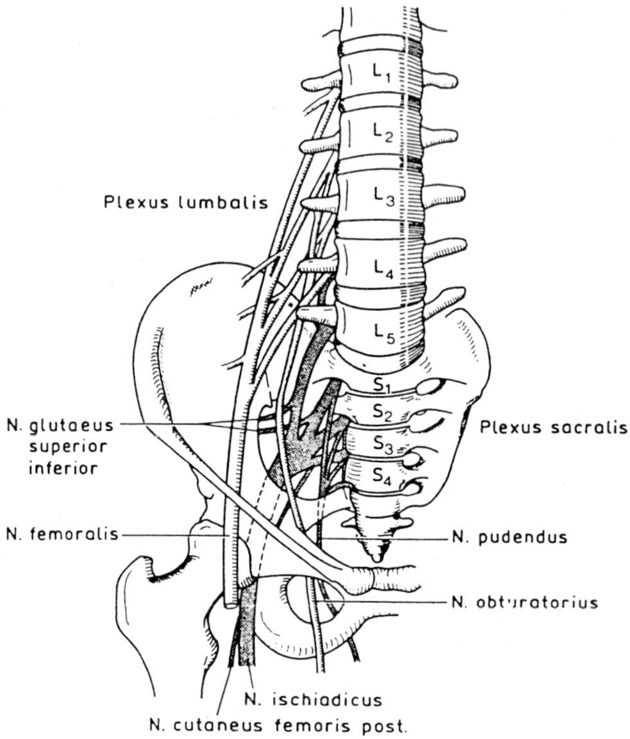

Abb. 113: *Gliederung des Plexus lumbosacralis (aus Soyka: »Neurologie«, Schattauer Verlag).*

Lumbosakrale Plexusschädigung

Schädigungen des Plexus lumbosacralis (Innervation aus den Segmenten L1 bis S4) sind im Unterschied zum Armplexus wesentlich seltener, da er geschützt im Becken verläuft *(Abb. 113)*.

Ätiologie, Klinik und Befunde

Häufigste Ursachen sind traumatische Verletzungen (Beckenringfraktur) im Rahmen von Polytraumen, neoplastische Prozesse im Beckenraum (insbesondere gynäkologische Tumoren) oder auch radiogene Schäden. Da in der Regel nur ein Teil des Plexus geschädigt wird, sind in Abhängigkeit vom genauen Schädigungsort entsprechend Ausfälle der Hüftbeuger, -adduktoren und der Kniestecker (lumbal), bzw. der Hüftextensoren, -ab-

duktoren, der Knieflexoren und der Unterschenkel- und Fußmuskulatur (lumbosakral) mit entsprechenden Sensibilitätsstörungen zu erwarten.
Oft stehen peronaeal (s. unter N. peronaeus, S. 314ff) betonte Ausfälle im Vergleich zu geringer ausgeprägten Störungen im Bereich N. tibialis-versorgter Muskelgruppen im Vordergrund.

Therapeutisch ist im Falle eines Traumas eine frühzeitige knöcherne Dekompression erwünscht. Die operative Revision eines schwer geschädigten Plexus gelingt in aller Regel nicht. In einzelnen Fällen kann die Entfernung eines Tumors im Beckenbereich zu einer Erholung der nervalen Strukturen führen. Ansonsten stehen medikamentöse entzündungshemmende Maßnahmen und Physiotherapie im Vordergrund.

PHYSIOTHERAPIE

Da der Plexus lumbosacralis in der Regel nur partiell geschädigt ist, liegt oftmals keine komplette Lähmung der Muskeln vor (die peripheren Nerven erhalten ihre Innervation aus vielen Segmenten). Es zeigen sich je nach Lokalisation im Befund entsprechend Muskelschwächen und eine Minderung der Sensibilität.
Die Ziele der Behandlung entsprechen denen der peripheren Parese, Maßnahmen sind unter den isolierten Nervenläsionen der unteren Extremität dargestellt (ab S. 311).

3. PERIPHERE NERVENSCHÄDIGUNGEN

Ätiologie

Als häufigste Ursachen für die Schädigung einzelner peripherer Nerven sind umschriebene Verletzungen durch Stich, Schnitt, Zerreißung in Folge einer Fraktur, akute Druckschädigungen durch eine ungünstige Lagerung (oft bei N. peronaeus) und chronisch mechanische Schädigungen durch anatomische Engen (z. B. Karpaltunnelsyndrom) zu nennen. Seltener finden sich ischämische und entzündliche Prozesse oder lokal komprimierende Tumoren.

Klinik und Diagnostik

In Abhängigkeit von den Faseranteilen des jeweiligen peripheren Nervs werden rein motorische, rein sensible oder sensomotorische Ausfälle beobachtet. Die motorische Schädigung zeigt immer das Bild einer peripher

schlaffen Parese mit Ausbildung von Atrophien. Die sensiblen Ausfälle lassen sich peripheren Nerveninnervationsgebieten zuordnen. Man findet zusätzlich einen Ausfall der Schweißsekretion im sensiblen Ausbreitungsgebiet. Als Zeichen einer beginnenden Reinnervation kann man über Beklopfen des Nervenstamms Parästhesien nachweisen (HOFFMANN-TINEL-Klopfzeichen).
Die Elektromyographie und die It-Kurve zeigen nach einem Intervall von 2–3 Wochen Denervierungszeichen in der betroffenen Muskulatur. Die Einteilung der peripheren Nervenläsion kann nach ihrem Schweregrad in Neurapraxie, Axonotmesis und Neurotmesis (S. 57) erfolgen.

Therapie und Prognose

Es kommen eine operative Dekompression (bei Lokalprozessen), eine Revision gegebenenfalls mit primärer Wundversorgung oder eine »Sekundärnaht« (die Hüllstrukturen des Nervs werden vernäht, nicht die Nervenfasern) nach einigen Wochen oder Monaten sowie unterstützende medikamentöse entzündungshemmende, abschwellende Maßnahmen in Frage.
Kompressionsneuropathien haben in der Regel eine günstige Prognose.

Anmerkung:

Im folgenden werden einzelne ausgewählte periphere Nervenschädigungen vorgestellt, wobei sich in Klammern angegeben jeweils die zugehörigen spinalversorgenden Segmente finden. Bei sämtlichen peripheren Nervenschädigungen kann, wie im Syndromteil (»periphere Parese«) beschrieben, vorgegangen werden. Bei den einzelnen Lähmungsbildern wird in diesem Abschnitt auf besonders zu beachtende Bereiche hingewiesen. Übungsvorschläge sind als Anregungen gedacht und keinesfalls vollständig.

N. thoracicus longus (C5–C7)

Dieser rein motorische Nerv kann durch Tragen eines Korsetts oder beim Tragen schwerer Lasten geschädigt werden. Er versorgt den M. serratus anterior, der das Schulterblatt am Thorax fixiert. Gleichzeitig ermöglicht er FLEX und ABD des Armes, indem er den unteren Schulterblattwinkel nach lateral und ventral zieht. Das Lähmungsbild zeigt typischerweise das Abstehen des medialen Skapularands *(Scapula alata),* was bei FLEX des Armes noch deutlicher wird. ABD und FLEX des Armes über die Horizontale sind nur über Kompensationsmechanismen möglich (vermehrte EXT oder LATFLEX der Wirbelsäule).

Therapie

PHYSIOTHERAPIE

Übungsbeispiele zur Kräftigung

Bis MW 2

ASTE Sitz – Arme auf einen Tisch in 70 Grad FLEX aufgelegt,
Skapula an den Thorax anlegen, der Therapeut setzt an der Skapula Widerstände.
Skapula auf dem Thorax in alle Richtungen bewegen.

Ab MW 3

ASTE RL – Arm in 90 Grad FLEX
Arm zur Decke schieben.
PNF: Skapula-Armmuster: Anteriore Depression – EXT / ADD / IR (auch ASTE Sitz möglich).

ASTE Vierfüßlerstand – Skapulae sind am Thorax angelegt
Üben von Gewichtsverlagerungen (rechts / links, vorne / hinten).
Verkleinerung der Unterstützungsfläche (Abheben Arm / Bein).

N. musculocutaneus (C5–C6)

Traumatische Verletzungen und Kompressionssyndrome durch Tragen schwerer Lasten sind Hauptursachen für eine Schädigung. Der Nerv innerviert M. biceps brachii – M. coracobrachialis – M. brachialis, so daß bei Läsion die Kraft der Ellenbogenbeugung und Supination deutlich eingeschränkt ist. Bei Mitbeteiligung des sensiblen Endastes finden sich Sensibilitätsstörungen an der radialen Volarseite des Unterarmes.

Therapie

PHYSIOTHERAPIE

Übungsbeispiele bei ausbleibender Reinnervation zur Kräftigung kompensatorisch arbeitender Muskeln:

PNF – Armmuster (angegeben wird jeweils die Endstellung)
EXT / ADD / IR – Ellenbogen FLEX
EXT / ABD / IR – Ellenbogen FLEX
FLEX / ADD / AR – Ellenbogen FLEX
FLEX / ABD / AR – Ellenbogen FLEX.

N. axillaris (C5–C6)

Dieser Nerv wird häufig bei Schulterluxation oder durch eine Humerusfraktur geschädigt. Er innerviert den M. deltoideus mit seinen drei Anteilen (pars clavicularis, acromialis et spinalis), der als wichtigste Funktionen im Schultergelenk abduziert und flektiert und die EXT unterstützt. Zusätzlich versorgt er den M. teres minor, der als Außenrotator im Schultergelenk arbeitet. Die Sensibilität im proximalen lateralen Oberarmbereich ist gestört.

Therapie

PHYSIOTHERAPIE

Beachte: Der Ausfall des M. deltoideus (*Abb. 114*) kann durch Auftrainieren anderer Muskeln teilweise kompensiert werden (FLEX durch M. biceps brachii caput longum, M. coracobrachialis, M. pectoralis major; EXT durch M. triceps brachii; ABD durch M. supraspinatus). Da der M. deltoideus aber eine erhebliche Bedeutung für die Sicherung des Humeruskopfes in der Pfanne hat, ist die *Luxationsgefahr* besonders in der Phase direkt nach der Läsion groß. Beim Üben müssen Kompensationsversuche über den M. trapezius pars descendens und über LATFLEX der WS zur gesunden Seite unbedingt vermieden werden, da es sonst zur Entwicklung von Asymmetrien und WS-Beschwerden kommt.

Übungsbeispiele

Kräftigung des M. deltoideus bei MW 2 im Schlingentisch (Armaufhängung in Nullstellung):

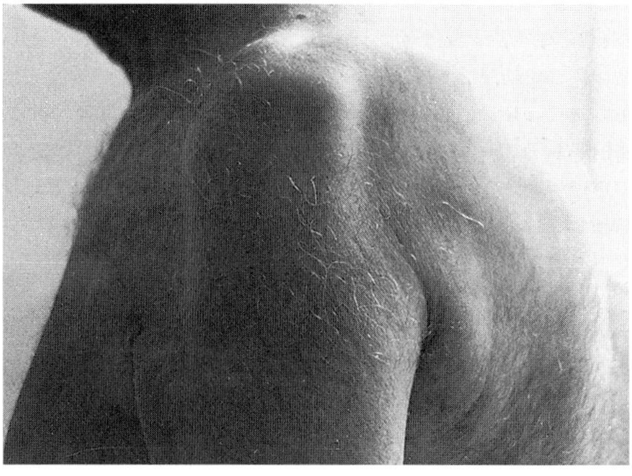

Abb. 114: *Atrophie des M. deltoideus bei Läsion des N. axillaris.*

Pars acromialis – ASTE RL Bewegen des Arms in ABD/ADD, die Skapula wird durch den Patienten aktiv in DEPR/ADD gehalten.

Pars clavicularis et spinalis – ASTE SL Bewegen des Arms in EXT/FLEX, die Skapulaposition in DEPR/ADD kann durch zusätzlichen taktilen Reiz am Angulus caudalis erleichtert werden.

N. medianus (C5–Th1)

Der aus sämtlichen Segmenten des Plexus brachialis versorgte sensomotorische Nerv kann in verschiedenen Etagen seines Verlaufs geschädigt werden. Am häufigsten werden Schädigungen im Handgelenkbereich beobachtet, meist durch Schnitt- oder Stichverletzungen und durch das häufigste mechanische Kompressionssyndrom, das sog. *Karpaltunnelsyndrom.* Hier wird der N. medianus in dem sehr engen Kanalraum, den er mit den Sehnen der langen Fingerbeuger teilt, chronisch mechanisch geschädigt.

Sein motorischer Teil innerviert im einzelnen:

M. pronator teres
M. pronator quadratus
M. palmaris longus
M. flexor carpi radialis
M. flexor pollicis longus
M. abductor pollicis brevis
M. opponens pollicis
M. flexor pollicis brevis (Caput superficiale)
M. flexor digitorum superficialis 3.–5. Finger
M. flexor digitorum profundus 2.–3. Finger
Mm. lumbricales 1 und 2

Als Symptome bei proximaler Schädigung resultieren eine Pronationsschwäche sowie eine Beugeschwäche der Finger 1–3 (»Schwurhand« bei Faustschluß, *Abb. 115b*). Gleichzeitig kommt es zur Verminderung der Sensibilität im Bereich der Finger 1–3 sowie des 4. Fingers halbseitig. Die Schwäche der Daumenabduktion führt zum sog. »Flaschenzeichen« (Umfassen einer Flasche oder eines Glases gelingt nur unvollständig). Folgen des Karpaltunnelsyndroms sind initial sehr hartnäckige, nächtlich betonte Parästhesien im Innervationsgebiet des Nerven. Bei chronischer Schädigung kann es zu Atrophien der kleinen Handmuskeln kommen.

Therapie

Führt eine konservative Behandlung mit Ruhigstellung des Handgelenks und lokalen Cortisoninjektionen bei Karpaltunnelsyndrom nicht zur Abhilfe, ist eine operative Revision und Erweiterung des Karpaltunnels durch Spaltung des Ligamentum carpi transversum die Methode der Wahl.

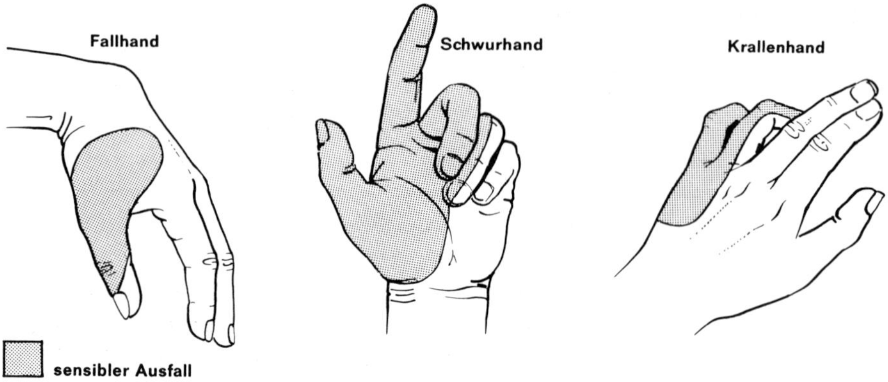

a) *N. radialis-Schaden* **b)** *N. medianus-Schaden* **c)** *N. ulnaris-Schaden*

Abb. 115a bis c: *Charakteristisches sensomotorisches Ausfallmuster nach peripheren Handnervenverletzungen (aus DELANK, 1994).*

PHYSIOTHERAPIE

Beachte: Als Kontrakturprophylaxe muß der Patient im Bereich des Daumens und zum Erhalten der Beweglichkeit in die Pronation zum Bewegen angeleitet werden. Eine Schiene, die den Daumen in Oppositionsstellung bringt, ermöglicht ein Greifen mit den Fingern 4 und 5.
Feinmotorische Leistungen sind bei Reinnervation erst ab MW 3 zu erreichen. Durch den Ausfall der Pronatoren sind auch beim Einsatz von Handschienen im Alltag Kompensationsmechanismen des Schultergürtels und der WS zu erwarten.

N. ulnaris (C7–Th1)

Der N. ulnaris ist der am häufigsten peripher geschädigte Nerv, wobei Hauptschädigungsort der Ellenbogenbereich ist, da er dort oberflächlich entlang des Epicondylus medialis zieht. Als Schädigungsursache spielen vor allem Frakturen neben chronisch mechanischen Prozessen, z. B. bei einseitiger beruflicher Tätigkeit mit Aufstützen des Ellenbogens, aber auch bei Patienten mit Kachexie oder Anorexia nervosa (Magersucht), eine Rolle. Die Differentialdiagnose zum C8-Syndrom ist bei der Ulnarisparese schwierig.

Sein motorischer Anteil innerviert:

M. flexor carpi ulnaris
M. flexor digitorum profundus 3. + 4. Finger
M. palmaris brevis
M. abductor digiti minimi
M. flexor digiti minimi brevis
M. opponens digiti minimi
Mm. interossei volares et dorsales
M. adductor pollicis
M. flexor pollicis brevis
Mm. lumbricales 3 und 4

Als charakteristisches Lähmungsbild zeigt sich beim Versuch, eine Faust zu machen, die »Krallenhand« (*Abb. 115c*) mit einer Hyperextension der Fingergrundgelenke und Flexion der Mittel- und Endgelenke. Der Daumen ist oft im Grundgelenk hyperextendiert. Durch den Ausfall des M. adductor pollicis kann ein Blatt Papier zwischen Daumen und Zeigefinger nur über den Einsatz des kompensatorisch arbeitenden M. flexor pollicis longus gehalten werden (Froment-Zeichen). Im Vordergrund steht für den Patienten der Ausfall feinmotorischer Fähigkeiten, vor allem der Verlust der Greiffunktion.
Der Ausfall der Sensibilität betrifft die verbliebenen $1\frac{1}{2}$ ulnaren Finger, wobei sich eine strenge Grenze zum Versorgungsbereich des N. medianus genau in der Mitte des 4. Fingers zeigt.

Therapie

Therapeutisch ist oft eine operative Revision im Ellenbogenbereich erforderlich. Die vielfach durchgeführte Volarverlagerung des N. ulnaris bringt nicht immer den erwünschten Effekt.

PHYSIOTHERAPIE

Beachte: Als Kontrakturprophylaxe ist der Patient zum passiven Bewegen der Finger und des Daumensattelgelenks anzuleiten. Bei Reinnervation ist vor allem Geschicklichkeit / Feinkoordination, z. B. beim Aufsammeln kleiner Gegenstände usw. (Ergotherapie) zu trainieren.

N. radialis (C5–C8)

Häufigste Lähmungsursachen sind Druckschädigungen (»Parkbanklähmung«) und Frakturen im Humerusschaftbereich.
Er innerviert vorwiegend die Strecker des Unterarms, der Hand und der Finger, im einzelnen:

M. triceps brachii
M. anconaeus
M. brachioradialis
M. extensor carpi radialis longus et brevis
M. extensor carpi ulnaris
M. supinator
M. extensor digitorum communis
M. extensor digiti minimi
M. abductor pollicis long.
M. extensor pollicis longus et brevis
M. extensor indicis proprius

Das dominierende Lähmungsbild ist die »Fallhand« (*Abb. 115a*). Obwohl die Finger- und Handgelenkflexoren nicht von der Lähmung betroffen sind, ist ein physiologisches, kraftvolles Greifen nicht möglich, da fast allen Greifformen eine Stabilisation des Handgelenks in leichter Dorsalextension zugrunde liegt. Außerdem erfordert das Greifen größerer Gegenstände zuerst ein Öffnen der Hand. Ein Ausfall des M. triceps brachii findet sich nur bei proximalen Läsionen, z. B. bei Humerusschaftfrakturen (N. radialis umschlingt oberflächlich den Humerus). Die Sensibilitätsstörung betrifft nur ein kleines Areal der dorsalen Handfläche zwischen 1. und 2. Finger und ist zu vernachlässigen.

Therapie

Bei Radialisschädigung im Oberarmbereich ist eine operative Revision unumgänglich. Als prognostisch günstig gelten reine Kompressionsschädigungen, z. B. die sog. »Parkbanklähmung«, bei der Patienten längere Zeit z. B. im Schlaf oder im Alkoholrausch auf dem betroffenen Arm gelegen haben.

PHYSIOTHERAPIE

Beachte: Die Supination, eine wichtige Bewegungskomponente bei feinmotorischen Leistungen, muß durch passives Bewegen endgradig erhalten bleiben. Einer Verkürzung der langen Fingerflexoren muß vorgebeugt werden.

Beispiel Eigendehnung der Fingerflexoren

Handstütz auf fester Unterlage, im Handgelenk langsam weiter in die D'EXT bewegen.

Um das Greifen aus einer funktionell günstigeren Position zu ermöglichen, muß das Handgelenk durch eine Schiene in leichter D'EXT (*Abb. 112,*

S. 301) – ohne Einsteckvorrichtung) gehalten werden. Die Finger sollen dabei frei beweglich bleiben. Als Erstversorgung eignet sich eine individuell angefertigte Gipsschiene, die mit einer Binde angewickelt wird. Das Überwiegen der Flexoren wirkt sich auch noch bei MW 3 der Extensoren funktionell während des Faustschlusses aus. Das Handgelenk wird dabei in Palmarflexion gezogen, wodurch das Heben und Tragen von Gegenständen erschwert ist. Für diese Tätigkeiten ist es dann noch indiziert, eine Schiene zur Stabilisation anzulegen.

N. femoralis (L2–L4)

Da der Nerv im Leistenbereich das kleine Becken verläßt, spielen hier ursächlich Lokalprozesse, Tumoren und Hämatome eine Rolle. Außerdem ist der Nerv häufig isoliert bei einer diabetischen Neuropathie betroffen.

Der motorische Anteil des Nervs innerviert:

M. iliopsoas	M. sartorius
M. pectineus	M. quadriceps femoris

Ein Ausfall des N. femoralis führt zu einer Plegie der Kniestrecker mit Verlust des Patellarsehnenreflexes. Gleichzeitig ist die Kraft in die Hüftbeugung deutlich eingeschränkt. Sensibilitätsstörungen bestehen ventral und medial an Ober- und Unterschenkel. Im chronischen Stadium resultiert eine oft deutlich sichtbare Oberschenkelatrophie (*Abb. 116*). Bei verschiedenen Bewegungsabläufen werden durch den Ausfall bedingte Kompensationsmechanismen deutlich: Beim Aufstehen aus dem Sitzen wird das betroffene Bein passiv durch Abstützen der Hand auf dem Oberschenkel in die EXT gebracht.

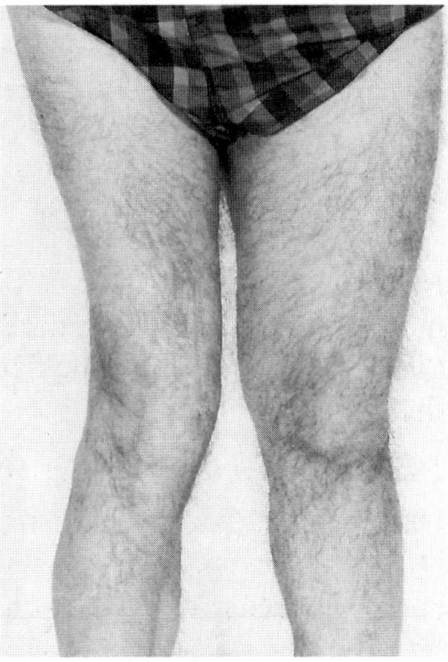

Abb. 116: *Oberschenkelatrophie rechts bei Parese des N. femoralis.*

Beim Gehen zeigt die Standbeinphase eine Rekurvation des Kniegelenks (Kniebeschwerden sind als Spätfolge häufig). Ohne diese Kompensation ist eine Belastung des Kniegelenks aber nicht erreichbar. In der Spielbeinphase wird das Bein aufgrund mangelnder Hüftflexion durch Aktivierung des M. quadratus lumborum (LATFLEX der LWS) nach vorne gesetzt. Treppensteigen (auf- und abwärts) ist bei komplettem Ausfall des N. femoralis nur im Nachstellschritt möglich.
Schwierig kann die Differentialdiagnose zu einer lumbalen radikulären Irritation L3/L4 sein. Hier hilft das EMG weiter.

Therapie

PHYSIOTHERAPIE

Beachte: Eine noch vorhandene Teilinnervation des M. psoas major und weitere im Hüftgelenk flexorisch arbeitende Muskeln (M. tensor fasciae latae, ventrale Muskelfasern der Mm. glutaei med. et min.) können bei ausbleibender Reinnervation auch nach intensiver Kräftigung nur unzureichend kompensatorisch wirken. Die endgradige Hüftflexion muß daher durch passives Bewegen erhalten bleiben.

Übungsbeispiele zur Kräftigung

MW 2:

Für Hüftflexion: ASTE SL oder Schlingentisch Beinaufhängung ASTE SL (*Abb. 52*, S. 132)
TH unterstützt das betroffene (oben liegende) Bein, Kniegelenk in FLEX: in Hüftflexion bewegen, dabei Haltewiderstände einbauen.

Für Knieextension: ASTE RL
PNF: EXT/ADD/AR mit Knie EXT (mit Widerstand des TH)
EXT/ABD/IR mit Knie EXT (mit Widerstand des TH)

MW 3: ASTE RL

Für Hüftflexion: PNF: FLEX/ADD/AR mit Knie FLEX
FLEX/ABD/IR mit Knie FLEX

Für Knieextension: PNF: FLEX/ADD/AR mit Knie EXT
FLEX/ABD/IR mit Knie EXT

Das erreichbare Bewegungsausmaß ist bei beiden Mustern von der Dehnbarkeit der Mm. ischiocrurales abhängig.

ASTE Sitz auf dem Pezziball
Therapeutische Übung »Cowboy« aus FBL.

MW 4: ASTE Sitz

PNF: FLEX/ADD/AR mit Knie EXT
FLEX/ABD/IR mit Knie EXT
Technik: Agonistische Umkehr (durch ASTE erfolgt der Bewegungsweg hauptsächlich in Knie- und Sprunggelenk)

Auf dem Pezziball: Therapeutische Übung »Coctailparty« aus FBL

Alltagsbelastung – Training des M. quadriceps femoris vor allem beim langsamen Treppensteigen (aufwärts: konzentrisch; abwärts: exzentrisch).

Mit dem Ziel der *Gangschulung* kann erst ab MW 4 sinnvoll gearbeitet werden. Da die Kniegelenkmuskulatur in der Standbeinphase noch nicht genügend Stabilität bietet, muß zur Verhinderung einer Rekurvation durch Unterarmgehstützen (beidseits) Gewicht abgenommen werden. Bis MW 3 ist eine das Kniegelenk in Deblockierung stabilisierende Schiene als Schutz notwendig. Da Schuhe für die Spielbeinphase ein Gewicht darstellen, werden auch bei MW 3 Kompensationsmechanismen eingesetzt.

N. ischiadicus (L4–S3)

Dieser längste und kräftigste Nerv wird am häufigsten durch direkte Traumen und Traktionsverletzungen sowie durch Frakturen im Hüftgelenkbereich, Luxation des Hüftgelenks, seltener auch durch neoplastische Lokalprozesse geschädigt. Eine unsachgemäß durchgeführte intramuskuläre Injektion in den M. glutaeus maximus kann zu der gefürchteten und leicht vermeidbaren »Spritzenlähmung« führen.

Der N. ischiadicus innerviert mit seinen proximalen Ästen:
M. adductor magnus
M. semitendinosus
M. semimembranosus
M. biceps femoris (Caput breve: N. peronaeus,
Caput longum: N. tibialis).

mit seinen distalen Abschnitten die gesamte Unterschenkel- und Fußmuskulatur über die beiden Hauptäste, den *N. peronaeus* und den *N. tibialis,* die im Detail weiter unten näher beschrieben sind. Auffällig ist, daß unabhängig von der Schädigungsart der N. peronaeus (der sich im gesamten Verlauf des Nerven abgrenzen läßt) empfindlicher reagiert als der N. tibialis.

Therapie

PHYSIOTHERAPIE

Beachte: Der Ausfall der Mm. ischiocrurales kann im Hüftgelenk teilweise durch den M. glutaeus maximus, im Kniegelenk teilweise durch den M. gastrocnemius kompensiert werden. Eine Rekurvation im Kniegelenk während des Gehens ist bei komplettem Ausfall jedoch nicht zu verhindern.
Die Überstreckbarkeit im Hüftgelenk muß auch bei inkompletter Lähmung durch passives Bewegen und eventuelles Dehnen des M. iliopsoas und des M. rectus femoris erhalten bleiben.

1. Beispiele zur Dehnung

M. iliopsoas: ASTE RL an der Bettkante, Thomas-Handgriff (nicht zu dehnendes Bein in maximaler Hüft FLEX mit beiden Händen halten).

M. rectus femoris: ASTE BL an der Bankkante, hohe Bank; das nicht zu dehnende Bein wird auf den Boden in maximaler Hüft FLEX aufgestellt. Das Knie des zu dehnenden Beins wird in FLEX genommen, eine FLEX des Beckens in den Hüftgelenken darf dabei nicht entstehen.

2. Beispiel zur Kräftigung bei MW 3

PNF: EXT/ABD/IR (aus Knie EXT in FLEX kommend).

N. peronaeus (L4–S2)

Die N. peronaeus-Lähmung ist eine der häufigsten peripheren Paresen und wird aufgrund der lokalen Beziehung des Nervs zum Fibulaköpfchen besonders nach Frakturen oder durch eine Druckschädigung (Übereinanderschlagen der Beine, unsachgemäße Lagerung von Patienten während Narkosen, Druck durch Gipsmanschetten) beobachtet.
Sein Hauptstamm (N. peronaeus communis) unterteilt sich in N. peronaeus profundus und superficialis.
Der N. peronaeus profundus innerviert den
M. tibialis anterior
M. extensor digitorum longus et brevis

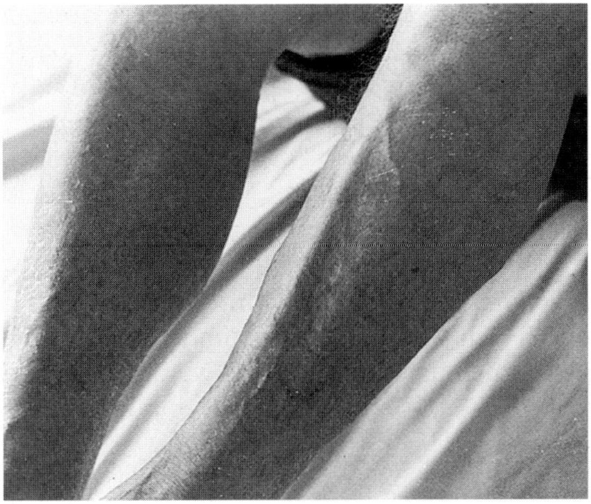

Abb. 117: *Atrophie des M. tibialis anterior bei N. peronaeus-Parese.*

M. extensor hallucis longus et brevis
M. peronaeus tertius
Der N. peronaeus superficialis versorgt den M. peronaeus longus et brevis.

Sensible Ausfälle finden sich am lateralen Unterschenkel und auf dem Fußrücken.
Bei N. peronaeus-Parese wird vor allem die Atrophie des M. tibialis anterior (*Abb. 117*) deutlich. Funktionell führt die Parese zum charakteristischen Befund eines »Fallfußes«, der in der Spielbeinphase durch typische Mechanismen kompensiert wird: Um nicht dauernd über die Fußspitze zu stolpern, wird das Bein bei jedem Schritt in Hüft- und Kniegelenk vermehrt angehoben (»Steppergang«, *Abb. 118*). Im Übergang zur Standbeinphase wird zuerst die Zehenspitze aufgesetzt, so daß nicht von Abrollphasen gesprochen werden kann. Der laterale Kapsel-Band-Apparat ist muskulär nicht gesichert, ein Umknicken nach lateral ist leicht möglich.

Therapie

PHYSIOTHERAPIE

Beachte: Gleicht der Patient statt mit »Steppergang« die fehlende D'EXT durch LATFLEX der LWS aus, so muß dies unbedingt korrigiert werden, da als Folge dieses Mechanismus oft Rückenbeschwerden auftreten.
Dekubitusgefährdet sind besonders das Fibulaköpfchen, der laterale Malleolus und das Großzehengrundgelenk (besonders bei Tendenz zum Hallux valgus).

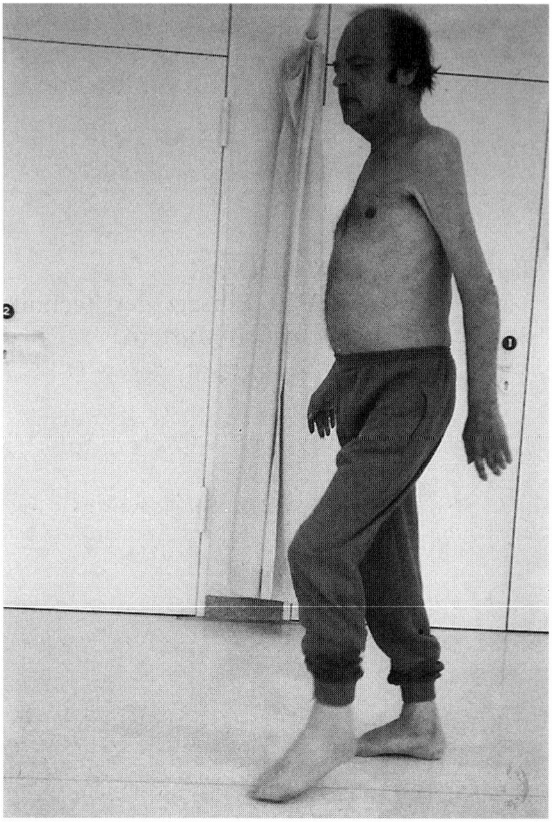

Abb. 118: *Steppergang bei N. peronaeus-Parese.*

Die D'EXT im oberen Sprunggelenk muß auf jeden Fall erhalten bleiben, damit bei Reinnervation ein physiologisches Gangbild wieder erreicht werden kann. Solange die betroffene Muskulatur den MW 3 nicht überschreitet, benötigt der Patient als Hilfsmittel zum Gehen z. B. eine Finnische Feder (*Abb. 85*, S. 229). Da dieses Hilfsmittel den Fuß starr in Nullstellung hält und pronatorische / supinatorische Komponenten nicht zuläßt, muß außer der D'EXT vor allem die Pronation durch passives Bewegen erhalten bleiben. Ist der Grad der Schädigung noch nicht absehbar, kann bis zur Verordnung eines Hilfsmittels der Fuß in D'EXT / Eversion gewickelt werden (*Abb. 119*). In Einzelfällen muß bei starker Verkürzungstendenz des M. gastrocnemius eine Nachtlagerungsschiene den Fuß in D'EXT halten. In den meisten Fällen ist es zum Erhalten der Dehnbarkeit ausreichend, den Muskel regelmäßig zu dehnen, z. B. im Bett den Fuß flach ans Bettende stellen, das Kniegelenk dabei strecken. Außerdem

sollten Schuhe ohne Absätze getragen werden, der Fuß soll beim Sitzen immer ganz aufgestellt werden (Kniegelenk mehr als 90 Grad FLEX).
Bei Reinnervation (bis einschl. MW 3) muß der Patient regelmäßig selbst üben, um die Muskelkraft zu erhalten, da im Alltag durch die Schiene die Muskulatur nicht eingesetzt wird.

Übungsbeispiele zum Erhalten der Kraft

MW 2

Für M. tibialis anterior:	ASTE RL	PNF: FLEX/ADD/AR FLEX/ABD/IR Einsatz der Technik »Pivot« bei beiden Mustern.
	ASTE SL:	Endgradiges Bewegen in die D'EXT bei leichter Knie FLEX.
Für Mm. peronaei:	ASTE RL:	Den Fuß aus P'FLEX in Pronation bewegen.

Für beide Bewegungsrichtungen: isoliertes Üben der Fußkomponenten der PNF-Beinpattern FLEX/ADD/AR und EXT/ABD/IR. Die Füße werden reziprok aktiviert.
Ab MW 3 soll der Betroffene viel barfuß gehen. In der Behandlung kann nun begonnen werden, die Reaktionsfähigkeit der gesamten Fußmuskula-

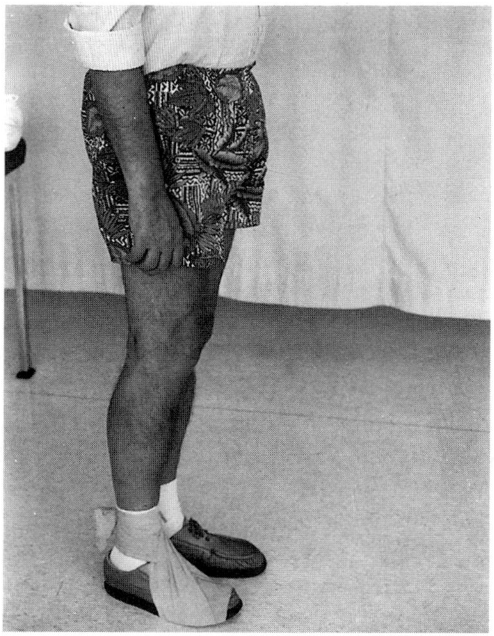

Abb. 119: *Stabilisation des Sprunggelenks durch Wickeln.*

tur zu schulen, um das Wiedereinbeziehen paretischer Muskulatur in alltagstypischen Situationen zu erreichen. Auch die Auslösung von Gleichgewichtsreaktionen (*Abb. 26a–d,* S. 80) ist hier sinnvoll einsetzbar. Dies erfolgt zuerst unter geringer Belastung (*Abb. 53a und b,* S. 133), bei weiterer Verbesserung auch im Stand bzw. Einbeinstand. Als weitere Steigerungen können der Einsatz von Weichbodenmatten, des Minitrampolins oder auch des Schaukelbretts empfohlen werden.

N. tibialis (L4–S3)

Der Nerv ist besser als der N. peronaeus im hinteren Teil der Kniekehle geschützt, kann hier aber durch lokale Traumen, Stichverletzungen geschädigt werden. Ein Engpaßsyndrom im Fußgelenkbereich (Tarsaltunnelsyndrom) führt in Analogie zum Karpaltunnelsyndrom an der Hand zu einem unangenehmen Schmerzsyndrom mit Parästhesien im Bereich der Fußsohle.

Motorisch versorgt er:

M. triceps surae	M. flexor digitorum longus et brevis
M. tibialis posterior	M. flexor hallucis longus et brevis
M. popliteus	M. abductor hallucis
M. plantaris	M. adductor hallucis
Mm. lumbricales	M. abductor digiti minimi
Mm. interossei	M. quadratus plantae

Bei Lähmung des N. tibialis führt dies durch den Ausfall der Plantarflexoren zum eingeschränkten Zehenspitzengang, die Fußspreizung ist behindert. Der Ausfall der kleinen Fußmuskeln bewirkt eine Abflachung der Fußgewölbe, es kommt zum Hackenfuß. Das Abrollen in der Standbeinphase ist unmöglich, was sich besonders durch fehlenden Abdruck im Übergang zur Spielbeinphase zeigt. Der Achillessehnenreflex ist entweder abgeschwächt oder er fehlt. Die Sensibilitätsstörungen umfassen den dorsalen Unterschenkel bis zur Ferse und die Fußsohle.

Therapie

PHYSIOTHERAPIE

Beachte: Das Fußgewölbe muß bis zum Wiedererlangen ausreichender Innervation durch Einlagen unterstützt werden. Die Ferse ist besonders dekubitusgefährdet und muß regelmäßig entlastet werden.

Die Beweglichkeit der Fußwurzel-, Mittelfuß- und Zehengelenke kann

durch den Einsatz von Techniken der Manuellen Therapie (Zehnertest, Gleiten, Traktion) erhalten werden.
Durch das Fehlen des M. triceps surae muß der Patient über Aktivierung der Mm. ischiocrurales erlernen, eine Rekurvation im Kniegelenk zu verhindern.

Übungsbeispiele

MW 3

Zum Einbeziehen der betroffenen Muskulatur in alltagstypische Situationen kann wie bei der N. peronaeus Parese vorgegangen werden. Des weiteren ist das Üben der Zehengreifarbeit mit kleineren Gegenständen (Steinchen, Seil, Stoff, Papier) günstig. Ein Widerstand zur Steigerung der Kraft kann erzeugt werden, indem der TH versucht, den mit den Zehen gehaltenen Gegenstand herauszuziehen.

HIRNNERVENSCHÄDIGUNGEN

Analog zu den beschriebenen peripheren Nervenläsionen im Extremitätenbereich kann es auch zu Schädigungen der Hirnnerven in ihrem peripheren Abschnitt (Beginn im Hirnnervenkerngebiet im Hirnstamm) kommen. Exemplarisch sollen die Läsionen des oft betroffenen N. facialis und des N. trigeminus beschrieben werden.

N. facialis

Ätiologie

Der N. facialis kann mechanisch (Schädelbasisfraktur, Lokalprozesse der Schädelbasis), entzündlich (Borreliose, Zoster oticus, Poliomyelitis) oder ohne richtungsweisenden Befund (sog. »idiopathische« oder »rheumatische« Fazialisparese) geschädigt werden. Beim Zoster oticus handelt es sich um eine virale Infektion im Bereich der Hirnnerven VII und VIII mit lokaler Ausbreitung. Hier weisen Bläschen im inneren Gehörgang, evtl. auch Schädigungen weiterer Hirnnerven und der Nachweis entzündlicher Veränderungen im Liquor auf die Ursache hin.

Klinik und Befunde

Das Lähmungsbild der peripheren Fazialisparese ist häufig ausgeprägter als bei zentraler Schädigung, da es hier zum vollständigen ipsilateralen Ausfall der mimischen Muskulatur kommt. Dies macht sich besonders am Auge durch den fehlenden Schluß bemerkbar (s. auch *Abb. 10*, S. 37).

Wie bei der zentralen Fazialisparese ist des weiteren funktionell vor allem der Mund betroffen, Essen und Trinken ist erschwert. Bei Mitschädigung der Geschmacksfasern (Chorda tympani) ist das Geschmacksempfinden in den vorderen $\frac{2}{3}$ der Zunge beeinträchtigt. In Abhängigkeit von der Läsionshöhe kann z. B. auch die Tränensekretion mitbetroffen sein.

Diagnostik

Meist handelt es sich um ein harmloses Krankheitsbild, bei dem weitere diagnostische Maßnahmen nicht erforderlich sind. In seltenen Fällen müssen eine entzündliche Genese durch Lumbalpunktion und mechanische Prozesse durch Spezialaufnahmen der Schädelbasis ausgeschlossen werden. Bezüglich der prognostischen Einschätzung und zur Festlegung des Ausmaßes der Schädigung des N. facialis können das EMG, weiterhin die Durchführung des sog. Blinkreflexes und eine Facialis MEP (Motorisch evoziertes Potential) weiterhelfen.

Therapie

Bei einer schweren Schädigung im Rahmen eines Schädelhirntraumas kann eine akute operative Dekompression erwogen werden. In Fällen, bei denen sich kein spezifischer Erreger nachweisen läßt, aber Entzündungsvorgänge für eine Anschwellung des N. facialis in seinem knöchernen Abschnitt (idiopathische Fazialisparese) angenommen werden, wird die hochdosierte, im Verlauf dann ausschleichende Cortisonbehandlung empfohlen. Das betroffene Auge wird durch eine Augenklappe und Salbe vor dem Austrocknen geschützt, bis ein ausreichender Lidschlag wieder möglich ist.

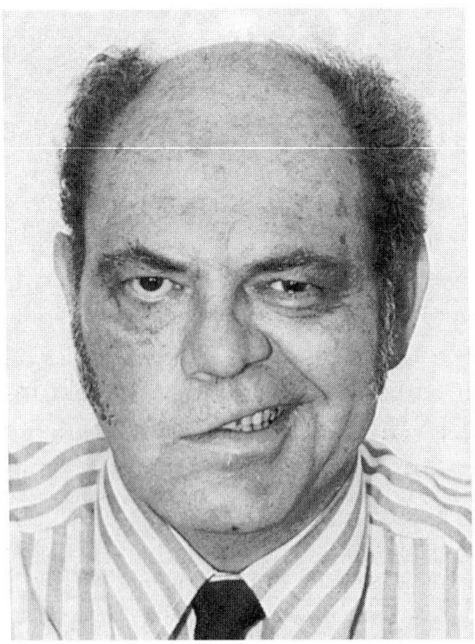

Abb. 120: *Periphere Fazialisparese rechts.*

PHYSIOTHERAPIE

Befund

Der *Sichtbefund* in Ruhe und bei Aktivität zeigt Asymmetrien (betroffene Seite »hängt«), wobei diese sich im Mundbereich besonders beim Sprechen verstärken (*Abb. 120*). Bei der genauen Beobachtung der mimischen Muskulatur kann auf der betroffenen Seite die Stirn nicht gerunzelt werden. Das Auge kann nicht geschlossen werden, beim Versuch des Schließens ist das Drehen des Bulbus nach kranial sichtbar *(Bell-Phänomen)*. Der Lidschlag fehlt, Nase rümpfen, die Wangen aufblasen und pfeifen ist ebenfalls nicht möglich.

Im weiteren Verlauf können bei inkompletter Reinnervation als Form einer Defektheilung *Mitbewegungen* sichtbar werden. Dies bedeutet, daß bei willkürlicher Anspannung eines Muskels sich ein anderer unwillkürlich mit kontrahiert (Bsp.: Zuckungen des Auges beim Sprechen).

Quantifizierung funktionsbeeinflussender Strukturen: Die Kraft einzelner Muskeln ist nur schwer zu bewerten. Wichtig aber ist die Festlegung, welche Muskeln innerviert sind.
Wichtige Muskeln zur Überprüfung sind:

M. frontalis	Stirn runzeln, Augenbrauen hochziehen
M. orbicularis oculi	Auge schließen
M. orbicularis oris	Mund spitz machen
M. buccinator	Wangen aufblasen
M. zygomaticus major, M. risorius	lachen

Ziele der Behandlung

- Durchblutungsförderung.
- Wiedererlangen symmetrischer Gesichtszüge in Ruhe und bei Bewegung und einer differenziert einsetzbaren Mimik.

Maßnahmen

Durchblutungsförderung: Hierzu können thermische Reize (Wärmekompressen, Kurzzeiteis), aber auch Techniken aus der klassischen Massage (Streichungen, Zirkelungen, Knetungen – immer von kaudal nach kranial vorgehend) eingesetzt werden. Massagegriffe stellen darüber hinaus einen günstigen Einstieg in die Behandlung dar, da mit einem sehr empfindsamen Teil des Körpers gearbeitet wird und die Muskulatur außerdem vorbereitend tonisiert werden kann. Im späteren Verlauf können Massagegriffe auch zur Detonisierung der betroffenen Muskulatur während Übungspausen zum Einsatz kommen. Elektrotherapeutische Maßnahmen finden inzwischen nur noch selten Anwendung, da man ihnen negative Auswirkungen im Regenerationsprozeß zuschreibt (s. auch S. 131).

Anmerkung: Dies gilt besonders auch für die Reizstrombehandlung der mimischen Muskulatur, die früher häufig zum Erhalten der Kontraktionsfähigkeit eingesetzt wurde.

Wiedererlangen symmetrischer Gesichtszüge in Ruhe und bei Bewegung und einer differenziert einsetzbaren Mimik: Solange keine oder nur minimale Innervation vorhanden ist, wird die betroffene Seite durch den TH in die Endstellung mitbewegt. Die gesunde Seite wird durch Widerstände kräftig aktiviert. Der Patient versucht, über Vorstellungen wie z. B. »ärgerlich schauen«, »erstaunt schauen«, »sie schnuppern an einem Parfum« usw. die passiv geführte Bewegung mitzuempfinden (*Abb. 121*). Kurzzeiteis kann, besonders wenn minimale Innervation vorhanden ist, als innervationsfördernde Maßnahme hilfreich sein.

Schon in dieser Phase wird der Patient zum selbständigen Üben vor dem Spiegel angeleitet. Die betroffene Seite muß dann von ihm passiv mitbewegt werden.

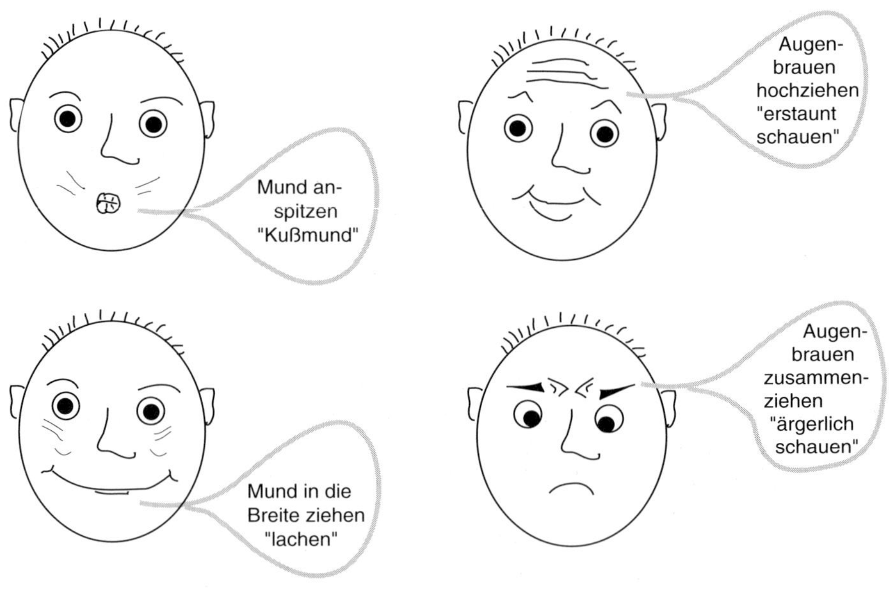
Mund an-
spitzen
"Kußmund"
Augen-
brauen
hochziehen
"erstaunt
schauen"
Mund in die
Breite ziehen
"lachen"
Augen-
brauen
zusammen-
ziehen
"ärgerlich
schauen"

Abb. 121: *Übungsanleitung für Patienten.*

Ist die Innervation deutlicher, kann der TH auch für die betroffene Seite Widerstände (z. B. PNF) setzen. Besonders im Mundbereich muß die Aktivität der gesunden Seite nun zurückgehalten werden, da sonst die Symmetrie nicht gewährleistet ist. Der Patient übt jetzt vor allem selektives Bewegen einzelner Muskeln ohne deutliche Irradiation vor dem Spiegel.
Bei guter Reinnervation wird es wichtig, das schnelle und differenzierte Aktivieren einzelner Muskeln zu üben. Hierzu soll sich der Betroffene verschiedene mimische Ausdrucksformen in schneller Abfolge vorstellen und diese ausdrücken.

Trigeminusneuralgie

Neuralgien sind gekennzeichnet durch plötzliches Einschießen heftigster Schmerzen, die nach sekundenlanger Dauer langsam wieder abklingen.

Ätiologie, Klinik und Befunde

Während früher in den meisten Fällen die Ursache der Trigeminusneuralgie unklar blieb (idiopathische Trigeminusneuralgie), können bildgebende Verfahren in zunehmendem Umfang Lokalprozesse im Bereich der Austrittszone des Nervs im Hirnstamm (kleine Tumoren, z. B. Neurinome, Meningeome oder den Nerv komprimierende Gefäßschlingen) nachweisen.
Bei der Trigeminusneuralgie handelt es sich um eine Schmerzsymptomatik, die meist den Bereich des 2. und 3. Trigeminusastes betrifft. Diese Attacken können durch Reize getriggert werden (z. B. Sprechen und Kauen, leichte Berührung der Haut, gelegentlich schon leichter Luftzug). Aufgrund der Heftigkeit der Schmerzen vermeiden die Patienten oft das Sprechen oder halten ein warmes Tuch schützend vor die betroffene Gesichtsseite.

Therapie

Neben einer rein symptomatischen Behandlung mit Carbamazepin kann heute in vielen Fällen durch eine operative Revision und Dekompression wirksam geholfen werden (Operation nach Janetta).
Eine erfolgversprechende Behandlung mit krankengymnastischen Maßnahmen ist bisher nicht bekannt.
Gelegentlich müssen differentialdiagnostisch seltenere Neuralgien im Gesichtsbereich (Sluder-Neuralgie, Nasociliarisneuralgie, Glossopharyngeusneuralgie) ausgeschlossen werden.

Zosterinfektion und postherpetische »Zoster-Neuralgie«

Ätiologie, Klinik und Befunde

Ursächlich spielt hier das Windpocken-Virus (Varizella-Zoster-Virus) eine Rolle. Es handelt sich in den meisten Fällen um eine Zweitinfektion mit dem Varizellen-Virus bei Immunschwäche, so daß dieses Krankheitsbild gehäuft bei immunsuppressiver Therapie und im höheren Lebensalter, gelegentlich aber auch ohne erkennbare Ursache auftritt. Charakteristischerweise findet sich ein Befall des peripheren Nervensystems im Bereich der spinalen thorakalen Nervenwurzeln (Gürtelrose), aber auch der Wurzelaustrittszone des N. trigeminus. Komplizierend können eine Myelitis, Enzephalitis sowie eine Vaskulitis hinzutreten. Beim typischen Bild der akuten Zosterinfektion zeigen die Patienten zuerst allgemeine Infektionszeichen mit Fieberreaktion und Störung des Allgemeinbefindens. Rasch entwickelt sich ein ziehender, reißender Schmerz mit Projektion in das befallene Segment. Innerhalb weniger Tage treten dann charakteristische wäßrige Bläschen im betroffenen Dermatom auf, die im Verlauf austrocknen und narbig abheilen. Als Folge der Zoster-Infektion kann die Trigeminus-Neuralgie und auch der Zoster oticus mit peripherer Fazialisparese auftreten.

Therapie und Verlauf

Während bei jüngeren Patienten die Schmerzen unter einer Therapie mit dem Virostatikum Aciclovir zurückgehen, findet man besonders bei älteren Patienten einen Übergang zu chronischen, sehr hartnäckigen Schmerzen (»**Zoster-Neuralgie**« im engeren Sinne). Therapeutisch kommen hier Carbamazepin, sowie trizyklische Antidepressiva (wirken schmerzdistanzierend) zur Anwendung. Gelegentlich helfen auch hochdosierte lokale Aspirinsalben. Bei Persistenz müssen diagnostisch auch Lokalprozesse im Bereich der entsprechenden Wirbelkörpersegmente ausgeschlossen werden.

Eine erfolgversprechende Behandlung mit krankengymnastischen Maßnahmen ist bisher nicht bekannt.

4. POLYNEUROPATHIEN (PNP)

Der Begriff der Polyneuropathien umschreibt eine große heterogene Gruppe von Erkrankungen des PNS, bei dem es meist zur diffusen Schädigung einzelner Abschnitte, entweder der peripheren Nerven, des Plexus, gelegentlich auch der Nervenwurzeln kommt. Oft sind die Ausfallerscheinungen ausgedehnt und symmetrisch. Das Krankheitsspektrum der Polyneuropathien kann man bezüglich ihrer Ätiologie, ihres klinischen Manifestationsschwerpunktes und ihrer neuroanatomischen Veränderungen in Untergruppen klassifizieren. Bezüglich neuroanatomischer Veränderungen kann man grob schematisch eine Einteilung in zwei Gruppen vornehmen. Eine Gruppe, bei der primär ein Untergang der Markscheiden zu beobachten ist (primär demyelinisierende PNP, z. B. diabetische PNP), die andere Gruppe, bei der primär axonale Strukturveränderungen den Prozeß bestimmen (z. B. alkoholtoxische PNP). Auch ohne Gewebebiopsie weisen deutlich reduzierte Nervenleitgeschwindigkeiten bereits auf eine demyelinisierende Form der PNP hin.

Am meisten verbreitet ist die *Klassifikation*, die als Kriterium die zugrunde liegende *Ätiologie* benutzt.
Folgende Gruppen können differenziert werden:

- Polyneuropathie bei Stoffwechselstörungen:
  Diabetes mellitus, Urämie, Leberzirrhose, Gicht.
- Polyneuropathie bei Mangel- und Fehlernährung:
  Komapatient, Dritte Welt-Erkrankung.
- Polyneuropathie bei Vitamin B12-Resorptionsstörungen.
- Polyneuropathie bei Infektionserkrankungen:
  Lepra, Diphtherie, Botulismus, Typhus, Mononukleose.
- Polyneuropathie bei Arteriopathien (Gefäßerkrankungen):
  Immunvaskulitis (z. B. Periarteriitis nodosa), Arteriosklerose.
- Polyneuropathie bei exogen-toxischen Störungen:
  Alkohol, Blei, Arsen, Thallium, Lösungsmittel, medikamentös (Isoniazid, Zytostatika, Furadantoin).
- Polyneuropathie als Paraneoplasie.
- Polyneuropathie im Rahmen immunologischer Prozesse (z. B. nach Impfungen). Das bereits näher beschriebene Guillain-Barré-Syndrom (S. 291 f) kann als immunologisch bedingte proximale Sonderform der Polyneuro-(Radikulo)pathie aufgefaßt werden.
- Polyneuropathie mit genetischem Defekt:
  Hereditäre motorische und sensible Neuropathie (HMSN).
- Neuropathie mit Neigung zu Drucklähmungen.

Von allen Polyneuropathien sind diabetogene und äthyltoxische Formen mit Abstand die häufigsten, die jeweils etwa ⅓ aller diagnostizierten Polyneuropathieformen ausmachen.

Klinik und Befunde

Polyneuropathien lassen sich auch bezüglich ihrer klinischen *Manifestationsschwerpunkte* einteilen:

- distal symmetrische Polyneuropathie
- Schwerpunktspolyneuropathie (asymmetrisch, z. B. auf eine Extremität begrenzt)
- Multiplextyp (verschiedene periphere Nerven polytop betroffen)
- Mononeuropathie (z. B. Femoralisneuropathie)
- kraniale Neuropathic (isolicrtc Hirnnervenausfälle)
- autonome Neuropathie (mit Herzrhythmusstörungen, Blasenfunktionsstörungen, Impotenz).

Bevor die häufigste Form, die distal symmetrische PNP besprochen wird, soll auf einige sehr seltene Sonderformen hingewiesen werden bezüglich der ätiologischen Untergruppen. Die Botulismus-PNP (als Folge einer Vergiftung mit Botulinum-Toxin aus verdorbenen Lebensmitteln) führt zu rein motorischen Lähmungen im Bereich der Hirnnerven. Bei der serogenetischen immunologischen PNP findet sich ein Schwerpunkt im proximalen Schulter- und Armbereich (meist sehr schmerzhaft). Bei der Blei-PNP sind klinisch vor allen Dingen die Hand- und Fingerstrecker betroffen. Lösungsmittel-Polyneuropathien (insbesondere Tricresylphosphat) zeigen charakteristischerweise eine Mitbeteiligung des Rückenmarks mit Entwicklung spastischer Zeichen. Eine Thallium-PNP geht mit Haarausfall und typischen Veränderungen an den Fingernägeln einher (Mees-Streifen). Paraneoplastische Polyneuropathien und auch die durch das Tuberkulostatikum Isoniazid verursachte PNP führen zu hartnäckigen, distal symmetrischen, schmerzhaften Mißempfindungen. Polyneuropathien bei Vaskulitiden (z. B. Periarteriitis nodosa) imponieren meist als Multiplextyp (s. oben).
Bei der extrem seltenen kleinen Gruppe genetisch bedingter Polyneuropathien soll als bekanntestes Beispiel die CHARCOT-MARIE-TOOTH-Erkrankung (eine Form der neuralen Muskelatrophie) mit rascher Entwicklung von Steppergang (S. 315), »Storchenbeinen«, assoziierter Fußdeformität und Hinterstrangzeichen genannt sein. Da hier eine Verbesserung der Symptomatik nicht erwartet werden kann, muß vor allem an die Verordnung von Hilfsmitteln zur Stabilisierung muskulär nicht mehr versorgter Gelenke gedacht werden.

Die *diabetische Polyneuropathie* zeigt wahrscheinlich das größte klinische Spektrum von Ausfallerscheinungen. Hier können sowohl Mononeuropathien (meist N. femoralis), als auch autonome Neuropathien, kraniale Neuropathien oder die distal symmetrische Polyneuropathie als häufigste Form vorkommen.
Im folgenden wird das Bild der **distal symmetrischen diabetischen Polyneuropathie** beschrieben:

- Symmetrische, distal betonte, socken- und handschuhförmige Sensibilitätsstörung in Form von Hypästhesien/-algesien und unangenehmen Parästhesien (»Ameisenlaufen«, burning feet).
- Distal betonte schlaffe Paresen mit Muskeleigenreflexabschwächung und im Verlauf oft deutlichen Atrophien.
- Vegetative und trophische Störungen (schlechte Ulcusheilung).

In schweren Fällen einer sensibel akzentuierten PNP kann eine Gangunsicherheit mit pathologischem Romberg-Test und auffälligem Blindgang resultieren (sensible Ataxie S. 172ff). Die subjektive Beeinträchtigung ist häufig am stärksten durch die nachts brennenden Füße (burning feet), die Muskelunruhe (restless legs) oder begleitende Wadenkrämpfe.
Bei ganz im Vordergrund stehender nächtlicher »restless-legs«-Symptomatik muß differentialdiagnostisch auch an eine neue Krankheitsgruppe gedacht werden, die ihre Ursache in einer Störung des extrapyramidalen motorischen Systems hat. Entsprechend helfen hier nur L-Dopa-Präparate. Den distal symmetrischen Polyneuropathietyp kann man außer beim Diabetes mellitus sehr häufig bei alkoholtoxischen Ursachen, bei den meisten medikamentös verursachten Polyneuropathien, bei paraneoplastischen Syndromen und bei Vitamin-Mangel-Polyneuropathien finden.

Diagnostik

Das oben beschriebene typische klinische Bild erlaubt bereits häufig die Verdachtsdiagnose. Reduzierte Nervenleitgeschwindigkeiten oder chronisch neurogene Veränderungen im EMG bestätigen dieses. In einzelnen Fällen ist eine bioptische Klärung (meist Biopsie des N. suralis) erforderlich. Eine Lumbalpunktion sollte zum Ausschluß einer entzündlichen Genese immer erfolgen.
Im klinischen Alltag kommen gestufte Abklärungsprogramme zur Anwendung, die auch seltene Stoffwechselstörungen, Infektionen und Paraneoplasien erfassen.

Therapie und Verlauf

Das Ausmaß der diabetogenen Polyneuropathie ist abhängig von einer optimalen medikamentösen Einstellung der zugrundeliegenden Stoffwechselstörung. Bei toxischen Polyneuropathien ist bei entsprechender Restriktion eine Rückbildung zu beobachten. Oft sind jedoch Ausfälle bleibend. Den günstigsten Verlauf der Polyneuropathie kann man bei den infektionsbedingten Formen erkennen.
Die Therapie beschränkt sich meist auf symptomatische Maßnahmen, wobei verschiedene Medikamente die Wadenkrämpfe und Parästhesien positiv beeinflussen (Carbamazepin, Chinidinsulfat, Magnesium). Bei schweren Polyneuropathien, die mit kompletter Lähmung einzelner Körperabschnitte einhergehen, können Komplikationen (Dekubitus, Beinvenenthrombose, Lungenembolie) den Behandlungsverlauf negativ beeinflussen.

PHYSIOTHERAPIE

Bei im Vordergrund stehenden Lähmungserscheinungen kann vorgegangen werden wie unter dem »Syndrom der peripheren Parese« (S. 125ff) beschrieben. Bei weniger ausgeprägten Lähmungserscheinungen stehen das schnelle Erreichen der Maximalkraft (auch in Muskelsynergien, bei PNF den Schwerpunkt auf den Bewegungsbeginn legen) bzw. das Schulen der Reaktionsfähigkeit der Muskulatur in Alltagssituationen (S. 133f) im Vordergrund. Hierbei wird vor allem die feine Kraftabstufung zur Gleichgewichtserhaltung geübt, was dem Patienten große Mühe macht. Liegt ein Diabetes mellitus der PNP zugrunde, kann Eis aufgrund der meist vorhandenen Durchblutungsstörungen (gestörte Gefäßreaktion) nicht eingesetzt werden. Diese Durchblutungsstörungen reduzieren durch die Mangelernährung die Ausdauerleistungen der Muskulatur.
Stehen Sensibilitätsstörungen im Vordergrund, so kann bzgl. der sensiblen Ataxie (die sich vor allem an der unteren Extremität auswirkt) vorgegangen werden werden, wie unter dem »Hinterstrangsyndrom« (S. 172ff) beschrieben. Die von vielen Patienten beschriebenen Parästhesien können meist nur unzureichend physiotherapeutisch behandelt werden. Behandlungsversuche können aus dem Bereich der Elektrotherapie (Stangerbad, diadynamische Ströme) unternommen werden, ebenso wie ein Entspannungstraining, durch das die Beschwerden im Empfinden des Patienten eher in den Hintergrund treten sollen.

5. MUSKELERKRANKUNGEN (MYOPATHIEN)

Das periphere motorische Nervensystem findet seinen Abschluß im Zielorgan Muskel. Myopathien zeigen ähnliche Ausfallsymptome, wie sie bereits bei den peripheren Nervenerkrankungen beschrieben sind. Erkrankungen, bei denen eine gestörte Übertragung vom Nerv zum Muskel (Neurotransmission) vorliegt, können ebenfalls unter die Myopathien gefaßt werden (Myasthenia gravis).
Die klinischen Leitsymptome der Myopathien sind: muskuläre Schwäche, Abschwächung von Muskeleigenreflexen, Entwicklung von Atrophien; *keine* Sensibilitätsstörungen.

Störung der Neurotransmission: Myasthenia gravis

Ätiologie

Es handelt sich um eine Autoimmunerkrankung, bei der in der Thymusdrüse produzierte Antikörper (IgG-Globuline) die Acetylcholinrezeptoren an der motorischen Endplatte blockieren und damit eine normale neuromuskuläre Übertragung (bei der Acetylcholin sich an die Rezeptoren anbindet) behindern. Die Myasthenia gravis kann in jedem Lebensalter auftreten, Frauen sind häufiger betroffen.

Klinik und Befunde

Folge der Rezeptorblockierung ist eine krankhafte Ermüdbarkeit der Muskulatur, die sich auf nahezu alle Muskelgruppen ausdehnen (Myasthenia gravis) aber auch Schwerpunkte setzen (rein okuläre Form) kann. Im Tagesverlauf findet man eine zunehmende Ermüdung der belasteten quergestreiften Muskeln, hier vor allem der Augenmuskeln mit zunehmender Ptose oder Doppelbildern (Diplopie). Es kommt zu Schluck- und Sprechstörungen. Viele Patienten geben an, daß im Tagesablauf ihre Bewegungen mühsamer werden, nach mehrfacher Wiederholung nicht mehr möglich sind. Charakteristischerweise kommt es zu einer raschen Erholung unter Ruhebedingungen. Der Befall der Atemmuskulatur bedeutet eine ärztliche Notfallsituation, gegebenenfalls mit der Aufnahme auf die Intensivstation. In der klinischen Untersuchungssituation lassen sich Paresen erzeugen durch Belastung (z.B. wiederholter Faustschluß oder Leseprobe). Bei chronischen Formen können auch umschriebene oder generalisierte Atrophien und Muskeleigenreflexdifferenzen nachweisbar sein.

Diagnostik

Diagnostisch beweisend ist der sog. »positive Tensilon-Test«. Hier führt die intravenöse Gabe des Cholinesterasehemmstoffes Tensilon zu dem Effekt, daß das Acetylcholin im synaptischen Spalt nicht so rasch abgebaut wird, vermehrt den Rezeptoren zur Verfügung steht und so die konkurrierenden Antikörper verdrängen kann. Dies äußert sich in rascher klinischer Befundbesserung (z. B. Ptose rückläufig) und kann auch elektromyographisch dokumentiert werden.
Heute besteht zusätzlich die Möglichkeit, die Antikörper gegen die Acetylcholinrezeptoren in spezialisierten Labors bestimmen zu lassen (in 90% bei Myasthenie positiv). Mittels CT kann in einzelnen Fällen der hyperplastische, die Antikörper produzierende Thymustumor dargestellt werden.

Therapie

Bei leichten Formen reicht die Gabe eines oralen Cholinesterasehemmstoffes (Mestinon) aus. Bei dramatischen Verläufen kann sich die notfallmäßige Indikation zur Plasmapherese ergeben, bei der rasch die kausal verantwortlichen Autoimmunantikörper eliminiert werden (s. auch S. 292). Bei chronisch-rezidivierenden Verlaufsformen muß eine Langzeittherapie mit Cortison und Immunsuppressiva erwogen werden. Eine besonders günstige Prognose ergibt sich für Patienten, bei denen die Diagnose im jüngeren Alter gestellt wird und sich gleichzeitig eine operable Thymushyperplasie nachweisen läßt. Hier führt die Thymektomie oft zur vollständigen Heilung.

PHYSIOTHERAPIE

Da die Ermüdbarkeit der Muskulatur durch physiotherapeutische Techniken *nicht* verändert werden kann, ist die Hauptzielsetzung das Erlangen eines ökonomischen Bewegungsverhaltens.
Die *Befundaufnahme* beschränkt sich daher im Wesentlichen auf

- eine Befragung über die momentane Leistungsfähigkeit der Muskulatur,
- die Beobachtung des Bewegungsverhaltens,
- das Erfassen der Gelenkbeweglichkeit.

Ökonomisches Bewegungsverhalten bedeutet in diesem Fall, daß mit möglichst wenig Kraftaufwand ein Bewegungsablauf in einer angemessenen Zeit durchgeführt werden kann. Dies kann auch beinhalten, daß Veränderungen der Wohnung (Anbringen von Haltegriffen, Sitzerhöhungen usw.) notwendig werden.

Beispiele für ökonomisches Bewegungsverhalten
- Einleiten des Drehens auf die Seite durch Abdruck des angestellten, kontralateralen Beins.
- Aufsetzen aus der SL durch Abdrücken der Arme bei gleichzeitigem Rausschwingen der Beine.

Inwieweit bei Bewegungsabläufen in höheren Positionen Ökonomie erreicht werden kann, hängt vor allem vom Ausmaß der Betroffenheit einzelner Körperteile ab. So ist z. B. Gehen mit Rollator zur Gewichtsentlastung der Beine möglich, wenn die obere Extremität ausreichend Stützaktivität aufbauen kann.

Entzündliche Muskelerkrankungen: Polymyositis

Ätiologie, Klinik und Befunde

Bei der Polymyositis handelt es sich um eine entzündliche Erkrankung der Muskulatur mit histologischen Zeichen der Gewebsentzündung. Diese Erkrankung tritt ätiologisch meist eigenständig auf, gelegentlich auch mit Hautveränderungen (Kollagenosen), oder im Rahmen von zugrunde liegenden Tumorleiden (paraneoplastisch). Klinisch stehen rasch progrediente Paresen der proximalen Muskelgruppen, starke lokale Schmerzen, Gelenkschwellungen, Ödementwicklung und allgemeine Fieberreaktionen im Vordergrund. Neben dieser akuten Verlaufsform ist als häufigere Variante eine chronische Form bekannt, die oft schmerzlose, zunächst proximal, später auch nach distal übergreifende Paresen bis hin zur Muskulatur im Schlundbereich aufweist. Im Verlauf kommt es zu Atrophien, Kontrakturen und pseudomyasthenen Beschwerden.

Diagnostik und Therapie

Diagnostisch richtungsweisend sind hochgradig beschleunigte Blutsenkungsgeschwindigkeit, eine deutliche Erhöhung des Muskelenzyms Kreatinkinase im Serum, myopathische Veränderungen des EMG sowie die Ergebnisse der Muskelbiopsie (mit lokalen Entzündungsinfiltraten). Die Therapie der Wahl ist eine längerfristige Behandlung mit Cortison.

PHYSIOTHERAPIE

Im akuten Stadium der Erkrankung muß überlegt werden, in welchem Ausmaß Prophylaxen durchführbar sind. Bei der Kontrakturprophylaxe sollte unterhalb der Schmerzgrenze bewegt werden, was das Entstehen von Kontrakturen manchmal nicht vermeiden läßt. Gelagert werden soll möglichst in Nullstellung der Gelenke. Atemtherapeutische Maßnahmen können für eine gleichmäßige Belüftung sorgen (»Kontaktatmung«) und so einer Pneumonie vorbeugen.

Bei *eher chronischen Verläufen* kann unter Abnahme der Schwerkraft, z. B. im Schlingentisch oder im Bewegungsbad, meist ein größeres schmerzfreies Bewegungsausmaß erreicht werden. Inwieweit Kontrakturen auf Dauer erfolgreich behandelbar sind, hängt von der Progredienz der Erkrankung ab.

Degenerativ-metabolische Muskelerkrankungen

Progressive Muskeldystrophie (Dystrophia musculorum progressiva)

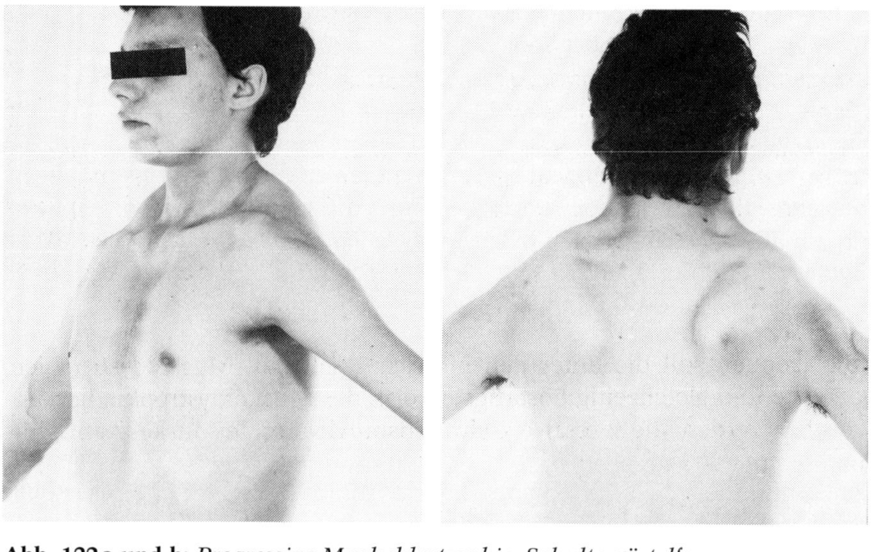

Abb. 122a und b: *Progressive Muskeldystrophie, Schultergürtelform.*

Es handelt sich hier um eine Gruppe degenerativer Muskelerkrankungen mit unterschiedlichem Erbgang, bei denen ein genetisch bedingter Membrandefekt der Muskelfasern angenommen wird. Daraus resultiert ein unkontrollierter Kalziumeinstrom ins Zellinnere, der zum Zelltod der Muskelfaser und zu weiteren Stoffwechselentgleisungen führt. Bezüglich des Verteilungstyps der muskulären Ausfälle (Beckengürtel-, Schultergürtelform, *Abb. 122a und b*), des Erbmodus, des Erkrankungsalters und der Prognose werden verschiedene Unterformen unterschieden, die aus *Tabelle 11* hervorgehen.

Tab. 11: Übersicht über einzelne Muskeldystrophien.

Muskeldystrophie – Verteilungstyp –	**Erbmodus**	**Erkrankungsalter (Lebensjahr)**	**Prognose**
Typ Duchenne (maligne) ↑ Beckengürtel-Form ↓	x-chromosomal	1.–3.	rasch progredient Exitus vor 20. Lj.
Typ Becker (benigne)	x-chromosomal	10.–20.	langsam progredient gutartig
Fazioskapulare Form (Landouzy-Dejerine)	autosomal dominant	10.–30.	normal
Skapuloperoneale Form	autosomal dominant	20.–40.	normal
Rumpfgürtelform a) aszendierend b) deszendierend	autosomal rezessiv und sporadisch	variabel 10.–40.	Lebenserwartung offen, Arbeitsfähigkeit meist deutlich eingeschränkt

Im folgenden soll die unter den insgesamt seltenen Muskeldystrophien häufigste und gleichzeitig bösartigste Form der Muskeldystrophie herausgegriffen werden, die rezessive x-chromosomal vererbte Muskeldystrophie vom Typ Duchenne.

Rezessive X-chromosomale Muskeldystrophie nach Duchenne

Klinik und Befunde

Aufgrund des Erbmodus sind ausschließlich Jungen betroffen, Frauen fungieren dagegen als Überträgerinnen (Konduktorinnen) des erkrankten X-Chromosoms und weisen allenfalls leichte klinische Zeichen auf. Die Erkrankung ist insgesamt selten mit einer Häufigkeit von 160–280 Erkrankungsfällen pro 1 Million männlicher Geburten.
Der Erkrankungsbeginn läßt sich meist um das 2. bis 5. Lebensjahr erkennen mit zunehmend unsicherem Gehen, erschwerter Rumpfkontrolle, Schwierigkeiten beim Aufrichten und Problemen beim Treppensteigen. Klinisch findet sich zu diesem Zeitpunkt eine meist symmetrisch ausgeprägte Parese der Beckengürtel- und meist auch schon der Schultergürtelmuskulatur. Im weiteren Verlauf können sich Atrophien entwickeln, teilweise aber wirken die Muskeln trotz einer schon nachweisbaren hochgradigen Parese wenig atrophisch. Hier handelt es sich um *Pseudohypertrophien* (»Gnomenwaden«) durch einen Ersatz des untergegangenen Muskelgewebes mit Binde- und Fettgewebe (Ersatzlipomatose). Die rein motorischen Störungen und daraus resultierenden Kompensationsmechanismen führen zu bereits historisch beschriebenen charakteristischen Zeichen:

Gower-Zeichen: Der Betroffene benutzt zum Hochkommen vom Boden den Vierfüßlerstand und klettert dann mit den Händen schrittweise an den Beinen entlang nach oben.

Trendelenburg-Zeichen: Absinken des Beckens zur Spielbeinseite aufgrund der Schwäche der Glutaealmuskulatur. Es resultiert ein watschelnder Gang, der durch zusätzliche Hinkmechanismen verstärkt sein kann (v. a. *Duchenne-Hinken*: Verlagerung des Oberkörpers auf die Standbeinseite).

Frühzeitig findet sich ein Verlust der Muskeleigenreflexe, es kommt zu einer zunehmenden Immobilität, ohne Behandlung entwickeln sich Kontrakturen. Der Verlust der Gehfähigkeit ist um das 10. Lebensjahr zu erwarten. Im weiteren Verlauf kommt es zu kardialen Symptomen (zunehmende Herzmuskelschwäche).

Diagnostik

Laborchemisch weist die hochgradige Erhöhung des muskelspezifischen Enzyms Kreatinkinase auf den rasch progredienten Muskelabbau hin. Auch die Ausscheidung des Muskelabbauproduktes Kreatin im Urin ist

deutlich erhöht. Elektromyographisch läßt sich der typische Befund eines »myopathischen Musters« (kleine, oft polyphasisch aufgesplitterte Potentiale, noch erhaltenes maximales Aktivitätsmuster) darstellen. Auch im EKG finden sich zunehmende Störungen der elektrischen Erregung. Die Diagnose muß durch die Biopsie eines betroffenen Muskels abgesichert werden. Hier zeigt sich histologisch der typische beschriebene Untergang des Muskelgewebes.
Eine genetische Aufklärung und Beratung kann im Sinne einer Primärprophylaxe zur Identifizierung von genetischen Merkmalsträgerinnen führen.

Therapie und Verlauf

Die Prognose für die Duchenne-Form ist äußerst ungünstig. Mit dem Tod ist meist im Alter von 20–30 Jahren entweder als Folge der Herzinsuffizienz mit primärem Herzversagen oder der zunehmenden Immobilisation mit komplizierenden Pneumonien, Harnwegsinfekten usw. zu rechnen. Eine kausale Therapie ist nicht bekannt.
Therapeutisch wird momentan jedoch versucht, eine Verlängerung der Steh- und Gehfähigkeit zu erreichen, indem die Überstreckbarkeit (in Hüft- und Kniegelenk) bzw. die endgradige Beweglichkeit der Gelenke (v.a. Hüft-ADD, D'EXT im oberen Sprunggelenk) durch frühzeitige operative Maßnahmen wiedererlangt wird. Dies geschieht auf dem Hintergrund, daß noch intakte Muskeln schon bei geringgradigen Kontrakturen kompensatorisch Mehrarbeit leisten müssen, was ihren Abbau wiederum begünstigt (Forschungsarbeiten von Dangain, Vroba, Rideau). Die postoperative Ruhigstellung mit Gips beträgt nur wenige Tage, das Kind kann (mit Tapeverbänden versorgt) unter entsprechender Anleitung schnell mobilisiert werden, so daß die Risiken durch die Immobilisation gering sind.
Sind die Kinder nicht mehr gehfähig, erfolgt die Versorgung mit Elektrorollstühlen. Aktives Rollstuhlfahren würde die Armmuskulatur überlasten und den Muskelabbau dort beschleunigen. Die in dieser Phase rasch zunehmenden Skoliosen werden heute i.a. operativ korrigiert (z.B. durch Einsetzen parallel zur Wirbelsäule verlaufender Metallstäbe, die mehrfach an der WS verankert werden). Dies verbessert die Sitzhaltung im Rollstuhl und auch die Lungenfunktion deutlich. Eine Therapie mit Korsett bzw. Sitzschalen kann ein Fortschreiten der Skoliose nicht aufhalten und stellt dazu noch eine Einschränkung der Lungenfunktion dar.

PHYSIOTHERAPIE

Befund

Sichtbefund: Ist das Kind noch steh- und gehfähig, fallen im Stand die Tendenz zum Spitzfuß, eine Hypertrophie der Waden und eine vermehrte FLEX des Beckens mit Hyperlordose der LWS auf. Gehen ist mit Hinkmechanismen möglich (s. oben), ein Abrollen der Füße erfolgt nicht. Sitzen die Kinder im Rollstuhl, so werden ohne Operation schnell skoliotische Fehlhaltungen und darauffolgend Skoliosen sichtbar.
Anhand des Bewegungsverhaltens beim Spiel kann die noch vorhandene Kraft einzelner Muskelgruppen eingeschätzt werden, eine Quantifizierung stellt sich oft als schwierig dar.
Der Atembefund ist von Beginn an wichtig, da diese Kinder vor allem in der Rollstuhlphase oft keine Atemnot empfinden. Sind Interkostalmuskeln bereits geschwächt, kann man bei der Einatmung im Bereich der Interkostalräume Einziehungen sehen. Ist das Diaphragma betroffen, ist abdominale Atmung kaum noch möglich.

Quantifizierung funktionsbeeinflussender Strukturen: Die Gelenkbeweglichkeit der unteren Extremitäten muß regelmäßig exakt erfasst werden, um rechtzeitig eine Operationsindikation (s. o.) zu stellen.

Ziele der Behandlung

- Pneumonieprophylaxe.
- Kontrakturprophylaxe.
- Erhalten vorhandener Selbständigkeit.
- Beratung bei der Auswahl von Hilfsmitteln.

Maßnahmen

Pneumonieprophylaxe: Hierbei sollten möglichst Übungen durchgeführt werden, die die Betreuer zu Hause mit dem Kind in spielerischer Form verwirklichen können. So fördern z. B. Gähnen, Riechen und Schnuppern die Einatmung, Singen, Blasen und Pfeifen die Ausatmung. Stellt sich bei Lungenfunktionsmessungen oder auch in der klinischen Beobachtung heraus, daß bereits eine Schwäche und Ermüdung der Atemmuskulatur eingetreten ist, werden aktive Übungen deutlich reduziert, da die Muskulatur dann nicht mehr trainierbar ist. Konzentrationsstörungen, ständige Müdigkeit bei nächtlicher Schlaflosigkeit, morgendliche Kopfschmerzen können indirekte Zeichen einer Unterbeatmungssituation sein. Passive Techniken zur Unterstützung der Atmung und zur Durchblutungsverbesserung (Dehnlagen, Packegriffe, Arm- und Beinzüge im Atemrhythmus, manuelle Kompression, Vibrationen und Erschütterungen) aus unterschiedlichen ASTE treten dann in den Vordergrund. In dieser Phase kann auch eine zeitweilige Entlastung der Atemmuskulatur durch intermittierende Beatmung hilfreich sein.

Kontrakturprophylaxe: Dieses Ziel kann durch Physiotherapie (Manuelle Therapie: Gleiten, Traktion) fast immer nur im Ansatz erreicht werden. Vor allem endgradige Kontrakturen sind in der Regel nicht zu vermeiden. Es ist erforderlich, daß täglich die Gelenke so endgradig als möglich bewegt werden, was bedeutet, daß betreuende Personen angeleitet werden müssen, diese Aufgaben zu übernehmen.

Erhalten vorhandener Selbständigkeit: Dies beinhaltet vor allem das Fördern der Bewegungsfreude des Kindes. Nur so kann zusätzlichen Inaktivitätsatrophien, die zu einem frühzeitigen Verlust der Selbständigkeit beitragen, vorgebeugt werden. Günstig ist hier auch der Einsatz von Schlingentisch oder Bewegungsbad.
Von der Vorstellung, daß bei Muskeldystrophie nur Ganzkörperisometrie (nach TEIRICH-LEUBE) durchgeführt werden darf, wird heute mehr und mehr abgegangen. Man weiß inzwischen, daß nicht die Muskeldehnung, die bei Antagonistenanspannung entsteht, schädigt, sondern passive Dauerdehnung. Wenn ein Kind nur noch wenig dynamisch üben kann, bietet die Ganzkörperisometrie aber die Möglichkeit, eventuell noch mögliche statische Anspannungen der Muskulatur abzurufen. Dies kann beim Betroffenen das Gefühl vermeiden, daß er »aufgegeben« wird. Ein positiver Effekt der meist zusätzlich durchgeführten Klopf-Druck Massage konnte bisher nicht nachgewiesen werden.

Beratung bei der Auswahl von Hilfsmitteln: Hier sind vor allem Hilfsmittel wichtig, die die Pflege des Betroffenen erleichtern: Lifter, höhenverstellbares Bett, Toilettenstuhl usw.. Kleinere Veränderungen am Rollstuhl, z. B. Rollstuhltisch, Veränderung der Lage des Bedienungselements, können den völligen Verlust der Selbständigkeit hinauszögern.

Dystrophia myotonica (Curschmann-Steinert)

Ätiologie und Pathogenese

Es handelt sich um die zweithäufigste vererbte Muskelerkrankung, die autosomal dominant vererbt wird und sich meist zwischen dem 20. und 30. Lebensjahr manifestiert. Hauptmerkmal dieser degenerativen Muskelerkrankung ist die *Myotonie* (= Verzögerung der Muskelerschlaffung nach Muskelkontraktion). Für dieses Verhalten der Muskeln ist ein genetisch vermittelter Membrandefekt inzwischen bewiesen.

Klinik und Befunde

Lähmungserscheinungen und Atrophien finden sich als erstes in distalen Muskelgruppen (Unterarme und Unterschenkel), im Verlauf breiten sich diese dann über Rumpf und Schultergürtel bis zum Kopfbereich aus. Oft wird die mimische Muskulatur früh befallen, die schlaffen Gesichtszüge, häufig verbunden mit einer Stirnglatze, werden als »Facies myopatica« bezeichnet. Es kommt zur Ptose, oft auch zur muskulären Schwäche der Schlund- und Sprechmuskulatur. Geprüft auf myotone Reaktionen wird wie folgt: Beklopfen der Zunge führt zu einer lokalen Versteifung einzelner Muskelfasern (Perkussionsmyotonie). Nach Aufforderung zu festem Händedruck läßt sich die Faust nur zäh öffnen. Forcierter Augenschluß führt zu nur sehr zögerlichem, deutlich behindertem Augenöffnen (usw.). Assoziiert sind häufig endokrine Begleitstörungen (Hypomenorrhoe, Hodenatrophie, Potenzstörungen). Viele Patienten entwickeln eine Linsentrübung (Katarakt) und zeigen Zeichen intellektueller Beeinträchtigung.

Diagnose

Elektromyographisch läßt sich der eindrückliche Befund von raschen myotonen Entladungsmustern nachweisen. Im Serum findet sich weniger deutlich wie bei der Muskeldystrophie eine Kreatinkinaseerhöhung. Die Muskelbiopsie zeigt in den betroffenen Muskelgruppen den umschriebenen Muskelabbau.

Therapie

Eine kausale Therapie ist nicht bekannt. Die lästigen myotonen Kontrakturen sprechen gelegentlich auf membranstabilisierende Medikamente (z. B. Lokalanästhetika) gut an. Der Verlauf ist chronisch progredient bei leicht eingeschränkter Lebenserwartung um 5–10 Jahre. Die Physiotherapie hat als Ziel vorwiegend eine Kontrakturprophylaxe.

Mitochondriale Myopathien und weitere seltene Formen der Muskelerkrankungen

Die zunehmenden Möglichkeiten der Molekularbiologie und -genetik haben im vergangenen Jahrzehnt dazu geführt, daß zahlreiche den Myopathien zugrunde liegende Enzymdefekte nachgewiesen werden konnten. Um diesen Entwicklungen Rechnung zu tragen, sei deshalb die Gruppe der sog. »mitochondrialen Myopathien« erwähnt, bei der das Mitochondrium als Kraftwerk und Energielieferant der Muskelzelle erkrankt ist. Diese Veränderungen beschränken sich dann nicht nur auf Muskelgewebe, auch die mitochondriale Funktion im Gehirn kann gestört sein, so daß unter diese möglicherweise gar nicht so seltenen Erkrankungen auch Encephalomyopathien (z. B. mit begleitenden epileptischen Störungen) zu fassen sind.

Weitere seltene Ursachen degenerativ-metabolischer Myopathien sind Lähmungen, die aufgrund von endokrinen Störungen (z. B. Hyperthyreose), Elektrolytstörungen (vor allem Störungen des Kaliumstoffwechsels) und im Rahmen von Glykogen- und Lipid-Speicherkrankheiten auftreten.

Abkürzungen

TH	Therapeut
ASTE	Ausgangsstellung
RL	Rückenlage
BL	Bauchlage
SL	Seitlage
FE	Frontalebene
SE	Sagittalebene
TE	Transversalebene
RE	Rechts
LI	Links
WS	Wirbelsäule
HWS	Halswirbelsäule
BWS	Brustwirbelsäule
LWS	Lendenwirbelsäule
EXT	Extension
FLEX	Flexion
LATFLEX	Lateralflexion
ABD	Abduktion
ADD	Adduktion
ROT	Rotation
IR	Innenrotation
AR	Außenrotation
DEPR	Depression
D'EXT	Dorsalextension
P'FLEX	Plantarflexion

PNF	Propriozeptive neuromuskuläre Fazilitation
FBL	Funktionelle Bewegungslehre (KLEIN-VOGELBACH)
MFT	Muskelfunktionstest
MW	Muskelwert
A.	Arteria
M.	Musculus
N.	Nervus
ZNS	Zentrales Nervensystem
RM	Rückenmark
PNS	Peripheres Nervensystem
MER	Muskeleigenreflex
PBZ	Pyramidenbahnzeichen
EEG	Elektroenzephalographie
EMG	Elektromyographie
ENG	Elektroneurographie
VEP	Visuell Evozierte Potentiale
AEP	Akustisch Evozierte Potentiale
SEP	Somatosensibel Evozierte Potentiale
MEP	Motorisch Evozierte Potentiale
CT	Computertomographie
MRT	Magnetresonanztomographie

Literatur

Arns, Hüter-Becker, A.: Krankengymnastik bei neurologischen Erkrankungen, 3. Auflage. Pflaum Verlag (1983), München.

Ashworth, B.: Preliminary trial of carisoporodol in multiple sklerosis. Practioner (1996). 192: 540–542.

Bäzner, H., Oster, M., Hennerici, M.: Quantitative gait analysis in 215 patients with cerebellar ataxia, Parkinson's disease an Subcortical Vascular Encephalopathie with Computerdynographie (CDG). Movement Disorders 11, Suppl. 1, (1996). 91.

Bamert, A., Furrer, Y., Schär, H., Schmid, M. und andere: Die Funktionskrankheiten des Bewegungsapparates nach Dr. med. Alois Brügger. Zeitschrift Krankengymnastik (1987). 39: 226–242.

Bänsch, S.: Atemtherapie bei neuromuskulären Erkrankungen. Zeitschrift Krankengymnastik (1992). 44: 716–726.

Benecke, R., Noth, J.: Ursachen und Therapie spastischer Syndrome – Standortbestimmung. Zeitschrift Nervenheilkunde 8 (1986). 5: 106–114.

Böck, G.: Erfahrungen mit einer Selbsthilfegruppe. Zeitschrift Krankengymnastik (1988). 40: 912–917.

Böck, G.: Krankengymnastik für Parkinsonpatienten mit dem Gymnastikstab – Anleitung zum Selbstüben. Zeitschrift Krankengymnastik (1988). 40: 918–919.

Bold, R., Block, R.: Stemmführungen nach R. Brunkow, 5. Auflage. Enke Verlag (1989), Stuttgart.

Brandt, Th., Dichgans, J., Diener H.: Therapie und Verlauf neurologischer Erkrankungen. Verlag W. Kohlhammer (1993), Stuttgart.

Braun, E., Pape, A., Witt, H., Blankenburg, W., Paeslack, V.: Krankengymnastik – Taschenlehrbuch in 12 Bänden. Band 10: Psychiatrie, Querschnittlähmungen, 2. Auflage. Thieme Verlag (1990), Stuttgart.

Brügger, A.: Erkrankungen des Bewegungsapparates und seines Nervensystems, Gustav Fischer Verlag (1977).

Brügger, A.: Gesunde Körperhaltung im Alltag. Herausgeber: Forschungs- und Schulungszentrum Dr. Brügger, Zürich (1988).

Brunnstrom, S.: Movement therapy in hemiplegia: a neurophysical approach. Harper and Row (1979), New York.

Davies, P. M.: Hemiplegie. Springer Verlag (1986), Berlin, Heidelberg.

Davies, P. M.: Im Mittelpunkt. Springer Verlag (1991), Berlin, Heidelberg.

Delank, H.-W.: Neurologie, 6. Auflage. Ferd. Enke Verlag (1994), Stuttgart.

Dietz, V.: Spastik: Therapie der gesteigerten Reflexe oder der Bewegungsstörung. Zeitschrift Der Nervenarzt (1990). 61: 581–586.

Dietz, V., Colombo, G., Jensen, L., Baumgartner, L.: Locomotor capacity of spinal cord in paraplegic patients. Ann. Neurol. (1995). 37: 574–582.

Dressler, D., Barth, K.: Botulinum Toxin – ein neues Medikament zur lokalen Muskelentspannung. Zeitschrift Krankengymnastik (1993). 45: 129–134.

Duus, P.: Neurologisch-topische Diagnostik, 2. Auflage. Thieme Verlag (1980), Stuttgart.

Editorial: Spasticity, The Lancet II (1989). 23/30: 1488–1490.

Eickhof, C.: Zum Stellenwert der Krankengymnastik bei der Therapie Parkinsonkranker. Zeitschrift Nervenarzt (1985). 56: 703–708.

Eickhof, C.: Kennt das Gehirn keine Muskeln? Zeitschrift Krankengymnastik (1988). 40: 920–922.

Eisenschenk, A., Stoboy, H.: Thermographische Kontrolle physikalisch-therapeutischer Methoden. Jahrbuch Krankengymnastik 1986/87: 165- 177.

Feldkamp, M.: Das zerebralparetische Kind. Pflaum Verlag (1996), München.

Feldkamp, M.: Krankengymnastische Behandlung der Infantilen Zerebralparese. Pflaum Verlag (1989), München.

Forst, R., Forst, I.: Krankengymnastik nach operativer Kontrakturbehandlung bei Duchenne-Muskeldystrophie. Zeitschrift Krankengymnastik (1990). 42: 138–142.

Forst, R., Forst, I.: Orthopädische Behandlung von Muskelkranken. Zeitschrift Krankengymnastik (1992). 44: 710–713.

Freivogel, S.: Motorische Rehabilitation nach Schädelhirntrauma. Pflaum Verlag (1997), München.

Fries, W., Liebenstund, I.: Krankengymnastik beim Parkinson-Syndrom. 2. Aufl., Pflaum Verlag (1998), München.

Gerner, H. J.: Zur klinischen Rehabilitation der Querschnittgelähmten – Hat das Guttmannsche Konzept noch Gültigkeit? Zeitschrift Rehabilitation (1992). 31: 143–146.

Gerstenbrand, F.: Das traumatische appallische Syndrom. Springer Verlag (1987), Heidelberg.

Gillert, O.: Elektrotherapie, 3. Auflage. Pflaum Verlag (1995), München.

Groher, W.: Lumbale Bandscheibenleiden. W. Zuckschwerdt Verlag (1988), München.

Haase, H., Ehrenberg, H., Schweizer, M.: Lösungstherapie in der Krankengymnastik. Pflaum Verlag (1985), München.

Haupt, W. F., Nowak, A.: Elektrostimulation bei peripheren Nervenläsionen. Erwartungen und nachgewiesene Wirkungen. Zeitschrift Krankengymnastik (1990). 42: 145–146.

Herdlitschka, M., Schupp, W.: EMG-Biofeedback in der neuromuskulären Rehabilitation. Zeitschrift Krankengymnastik (1991). 43: 33–39.

Hesse, S., Schewe, H., Strohmeyer, K.: Verordnung von Sprunggelenkorthesen für Patienten mit Hemiparese. Zeitschrift Krankengymnastik (1993). 45: 827–834.

Hopf, Ch., Reitter, B.: Konzept der operativen Behandlung der neuromuskulären Skoliose bei Muskeldystrophie Duchenne. Zeitschrift Krankengymnastik (1992). 44: 706–708.

Janzen, R. W. C., Liebenstund, I.: Krankengymnastik. Taschenlehrbuch in 12 Bänden. Band 9: Neurologie. Thieme Verlag (1983), Stuttgart.

Kahle, W.: Taschenatlas der Anatomie – Band 3: Nervensystem und Sinnesorgane, 6. Auflage. Thieme Verlag (1991), Stuttgart.

Klein-Vogelbach, S.: Funktionelle Bewegungslehre, 4. Auflage, Springer Verlag (1990), Heidelberg.

Klein-Vogelbach, S.: Therapeutische Übungen zur funktionellen Bewegungslehre, 3. Auflage. Springer Verlag (1992), Heidelberg.

Klein-Vogelbach, S.: Ballgymnastik zur funktionellen Bewegungslehre, 3. Auflage. Springer Verlag (1990), Heidelberg.

Knott, M., Voss, D. E.: Komplexbewegungen. Gustav Fischer Verlag (1970), Stuttgart.

Laser, T.: Lumbale Bandscheibenleiden. W. Zuckschwerdt Verlag (1988), München.

Liebenstund, I.: Die Fazialislähmung und ihre krankengymnastische Behandlung. Zeitschrift Krankengymnastik (1989). 41: 227–236.

Madersbacher, H.: Neurologie – Neue Schwerpunktbildung in der Rehabilitation des Querschnittgelähmten. Zeitschrift Rehabilitation (1992). 31: 147–150.

Nacimento, W.: Morphologische Studien zur Pathophysiologie der Spastik. Monatsschrift Kinderheilkunde (1995): 143, 914.

Neander, K. D., Birkenfeld, R., Flohr, H. J., Geldmacher, V.: Welchen Einfluß hat die Methode »Eisen und Fönen« auf die Hautdurchblutung als Dekubitusprophylaxe? Zeitschrift Krankengymnastik (1990). 42: 150–157.

Noth, J.: Trends in the pathophysiology and pharmacotherapy of spasticity. J. Neurol. (1991). 238: 131–139.

Noth, J.: Pathophysiologie der Spastik. TW Neurologie, Psychiatrie (1996). 10, 3, 207.

Pape, A.: Aktuelle Gesichtspunkte zur Sitzhaltung im Rollstuhl. Zeitschrift Krankengymnastik (1986). 38: 705–709.

Peterson, E.: Ein neues Konzept der krankengymnastischen Behandlung extrapyramidal-motorischer Bewegungsstörungen am Beispiel des Tortikollis spasmodicus. Zeitschrift Krankengymnastik (1985). 37: 827–844.

Piorreck, S., Freivogel, S.: Verlauf nach Schädelhirntrauma bei Kindern und Jugendlichen. Zeitschrift Krankengymnastik (1989). 41: 362–364.

Plate, M.: Eine krankengymnastische Behandlung der Ataxie. Zeitschrift Krankengymnastik (1978). 30: 389–392.

Poeck, K.: Neurologie, 9. Auflage. Springer Verlag (1994), Berlin.

Pohlmann-Eden, B., Hoch, D., Cochius, J., Hennerici, M.: Stroke and Epilepsy: Critical Review of the Literatur. Cerebrovsac Dis. 1996; 6: 332–338.

Pohlmann-Eden, B., Dingethal, K., Bender, H., Koelfen, W.: How reliable is the predictive vaslue of SEP patterns in severe brain damage with special regard to the bilateral loss of cortical responese? Intensive Care Medicine 23 (1997) 301–308.

Prosiegel, M.: Neuropsychologische Störungen und ihre Rehabilitation, 2. Aufl. Pflaum Verlag (1998), München.

Schaller, E., Mailänder, P., Berger, A.: Operatives Vorgehen bei Plexus-brachialis-Verletzungen. Zeitschrift Orthopädie Technik (1990) Nr. 6: 366–368.

Scheid, W.: Lehrbuch der Neurologie, 4. Auflage. Thieme Verlag (1980), Stuttgart.

Schwörer, C.: Der apallische Patient, 2. Auflage. Gustav Fischer Verlag, (1992).

Soyka, D.: Neurologie. Compact Lehrbuch, 5. Auflage. Schattauer Verlag (1997), Stuttgart.

Speckmann, E. J.: Einführung in die Neurophysiologie, 3. Auflage (1991). Wissenschaftliche Buchgesellschaft Darmstadt (1991).

Stöhr, M., Brandt, Th., Einhäupl, K. M.: Neurologische Syndrome in der Intensivmedizin. Kohlhammer Verlag (1990), Stuttgart.

Sullivan, P. E., Markos, P. D., Minor, A. D.: PNF – Ein Weg zum therapeutischen Üben. Gustav Fischer Verlag (1985), Stuttgart.

Vojta, V., Peters, A.: Das Vojta-Prinzip, 1992.

Weiss, S., Naumann, Th., Jeschke, H. A.: Duchenne-Patienten: Eine Randgruppe in der krankengymnastischen Versorgung. Zeitschrift Krankengymnastik (1990) 42: 275–282.

Wenk, W.: Der Schlingentisch in Praxis und Unterricht, 3. Aufl. Pflaum Verlag (1998), München.

Wernig, A., Müller, S.: Die Lokomotionstherapie am Laufband bei Querschnittslähmung. Neurol. Rehab. I (1995); 6–16.

Wötzel, C., Wehner, C., Pöllmann, W., König, N.: Therapie der Multiplen Sklerose, Pflaum Verlag (1997), München.

Sachregister